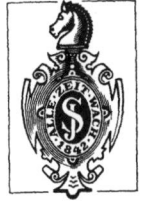

Neurologischer Diagnosenschlüssel der internationalen Klassifikation der Krankheiten der WHO (ICD-NA)

Herausgeber und Übersetzer
der deutschen Ausgabe
Peter Berlit

Veröffentlicht für Studienzwecke

Springer-Verlag
Berlin Heidelberg New York
London Paris Tokyo

Priv.-Doz. Dr. med. PETER BERLIT
Leitender Oberarzt der Neurologischen Klinik
im Klinikum Mannheim der Universität Heidelberg
Theodor-Kutzer-Ufer
D-6800 Mannheim 1

Die englische Ausgabe wurde 1987 von der World Health Organization unter dem Titel
Application of the International Classification of Diseases to Neurology (ICD-NA) veröffentlicht. © World Health Organization 1987

CIP-Kurztitelaufnahme der Deutschen Bibliothek
World Health Organization:
Neurologischer Diagnosenschlüssel der internationalen Klassifikation der Krankheiten der
WHO (ICD-NA) : veröff. für Studienzwecke / Hrsg. u. Übers. d. dt. Ausg. Peter Berlit. –
Berlin ; Heidelberg ; New York ; London ; Paris ; Tokyo : Springer, 1987
Einheitssacht.: Application of the international classification of diseases to neurology
(ICD-NA) ⟨dt.⟩

ISBN-13: 978-3-540-17873-6   e-ISBN-13: 978-3-642-72716-0
DOI: 10.1007/978-3-642-72716-0

NE: Berlit, Peter [Hrsg.]; HST

Dieses Werk ist urheberrechtlich geschützt. Die dadurch begründeten Rechte, insbesondere die der Übersetzung, des Nachdrucks, des Vortrags, der Entnahme von Abbildungen und Tabellen, der Funksendung, der Mikroverfilmung oder der Vervielfältigung auf anderen Wegen und der Speicherung in Datenverarbeitungsanlagen, bleiben, auch bei nur auszugsweiser Verwertung, vorbehalten. Eine Vervielfältigung dieses Werkes oder von Teilen dieses Werkes ist auch im Einzelfall nur in den Grenzen der gesetzlichen Bestimmungen des Urheberrechtsgesetzes der Bundesrepublik Deutschland vom 9. September 1965 in der Fassung vom 24. Juni 1985 zulässig. Sie ist grundsätzlich vergütungspflichtig.
Zuwiderhandlungen unterliegen den Strafbestimmungen des Urhebergesetzes.
© Springer-Verlag Berlin Heidelberg 1987

Die Wiedergabe von Gebrauchsnamen, Handelsnamen, Warenbezeichnungen usw. in diesem Werk berechtigt auch ohne besondere Kennzeichnung nicht zu der Annahme, daß solche Namen im Sinne der Warenzeichen- und Markenschutz-Gesetzgebung als frei zu betrachten wären und daher von jedermann benutzt werden dürften.
Produkthaftung: Für Angaben über Dosierungsanweisungen und Applikationsformen kann vom Verlag keine Gewähr übernommen werden. Derartige Angaben müssen vom jeweiligen Anwender im Einzelfall anhand anderer Literaturstellen auf ihre Richtigkeit überprüft werden.

Vorwort

Aufgrund einer Initiative der Weltgesundheitsorganisation kam 1984 eine Besprechung zustande, auf der die Klassifikation der Erkrankungen des Nervensystems in Beziehung zur neunten Revision der internationalen Klassifikation der Krankheiten (1975) und der in Vorbereitung befindlichen zehnten Auflage besprochen wurde. Es wurde festgestellt, daß eine ausführliche Klassifikation für die Verwendung bei Morbiditätsstatistiken, für die Erfassung von Diagnosen im Krankenhaus und für wissenschaftliche Arbeiten auf dem Gebiet der Neurologie erforderlich ist. Der neurologische Diagnosenschlüssel der Internationalen Klassifikation der Krankheiten stellt eine derartige detailliertere Klassifikation zur Verfügung.

Diese Ausgabe wird vornehmlich für die Verwendung bei wissenschaftlichen Studien publiziert; sie sollte jedoch auf verschiedenen Gebieten der neurologischen Wissenschaften Anwendung finden, um so ihre Nützlichkeit zu zeigen. Kommentare zur Anwendung der Klassifikation sind erwünscht und sollten geschickt werden an: Neurosciences Programme, Division of Mental Health, World Health Organisation, 1211 Geneva 27, Schweiz.

DANKSAGUNG

Die Publikation dieses Buches wäre nicht möglich gewesen ohne die aktive Mithilfe der im folgenden genannten Experten, die bereitwillig ihre Zeit und ihr berufliches Wissen zur Verfügung stellten:

Dr. M. BAHEMUKA, Nairobi, Kenya;
Dr. V. CHANDRA, National Institute of Neurological and Communicative Disorders and Stroke, National Institutes of Health, Bethesda, MD, USA;
Dr. M. E. CRUZ, Fundación Eugenio Espejo, Quito, Ecuador;
Dr. J. F. DARTIGUES, Centre hospitalier universitaire, Bordeaux, France;
Dr. S. LEIBOWITZ, Guy's Hospital Medical School, London, England;
Dr. J. M ORGOGOZO, Centre hospitalier universitaire, Bordeaux, France;
Dr. B. S. SCHOENBERG, National Institute of Neurological and Communicative Disorders and Stroke, National Institutes of Health, Bethesda, MD, USA;
Dr. D. SEITZ, Allgemeines Krankenhaus St. Georg, Hamburg, Federal Republic of Germany;
Dr. V. SMIRNOV, Institute of Neurology, Academy of Medical Sciences of the USSR, Moscow, USSR.

Vorwort zur deutschen Ausgabe

Der vorliegende neurologische Diagnosenschlüssel basiert auf der 9. Revision der internationalen Klassifikation der Krankheiten. Dem Wunsch der Weltgesundheitsorganisation – in deren Auftrag die englische Fassung erstellt wurde – entsprechend erfolgte eine Übersetzung, die sich streng an den Text der englischen Orginalausgabe hält. Dies führt dazu, daß einerseits manche Begriffe verwandt werden, die im Deutschen nicht gebräuchlich sind, andererseits die deutsche Nomenklatur gelegentlich nur in Unterbegriffen auftaucht. Da aber der vorliegende Diagnosenschlüssel in erster Linie Grundlage für die Durchführung multinationaler Studienprojekte sein soll, ist es unerläßlich, auch in unseren Breiten nicht vorkommende Krankheitsbilder ausführlich zu erfassen. Gelegentliche Unstimmigkeiten in der Nomenklatur, die dem Übersetzer auffielen, konnten aus demselben Grunde nicht abgeändert werden, da sonst die Übereinstimmung mit der Orginalausgabe nicht mehr gewährleistet gewesen wäre. Als Beispiel für eine Situation, in der eine Änderung des Textes sinnvoll gewesen wäre, können die unter 356 erfaßten hereditären und idiopathischen peripheren Neuropathien gelten, bei denen die Nomenklatur der hereditären motorischen und sensiblen Polyneuropathien widersprüchlich ist.

Der M-Schlüssel zur Erfassung der Morphologie von Tumoren wurden dem Buch „Tumor-Histologie-Schlüssel, ICD-O-DA" Springer-Verlag 1978, entnommen, der E-Schlüssel zur Erfassung von äußeren Ursachen bei Verletzungen und Vergiftungen entstammt der vom Bundesministerium für Jugend, Familie und Gesundheit herausgegebenen 9. Revision der internationalen Klassifikation der Krankheiten, Verletzungen und Todesursachen (ICD) 1979. Auch hier entspricht der Auszug aus den genannten Werken der englischsprachigen Vorlage – es wurde die hierzu vorliegende Übersetzung im wesentlichen übernommen. Dies geschah, um eine Übereinstimmung mit der Gesamtausgabe des ICD zu gewährleisten, obwohl an einigen Stellen eine andere Nomenklatur bzw. Übersetzung wünschenswert gewesen wäre.

Verbesserungsvorschläge des vorliegenden neurologischen Diagnosenschlüssels können zu meinen Händen gesandt werden. Sie werden gesammelt und rechtzeitig vor Erstellung der 10. Revision der internationalen Klassifikation der Krankheiten an die Weltgesundheitsorganisation weitergeleitet.

Mannheim, Herbst 1987   Peter Berlit

Inhaltsverzeichnis

I.	Infektiöse und parasitäre Erkrankungen	1
II.	Tumoren	15
III.	Ernährungsbedingte und metabolische Erkrankungen und immunologische Krankheitsbilder	26
IV.	Erkrankungen des Blutes und der blutbildenden Organe	36
V.	Psychische Erkrankungen	37
VI.	Erkrankungen des Nervensystems und der Sinnesorgane	55
VII.	Erkrankungen des Kreislaufsystems	87
VIII.	Erkrankungen des respiratorischen Systems	98
IX.	Erkrankungen des Verdauungssystems	100
X.	Erkrankungen des urogenitalen Systems	102
XI.	Komplikationen von Schwangerschaft, Geburt und Wochenbett	104
XII.	Erkrankungen der Haut und des subkutanen Gewebes	106
XIII.	Erkrankungen des Haltungsapparates und des Bindegewebes	107
XIV.	Kongenitale Anomalien	112
XV.	Bestimmte Zustände, die ihren Ursprung in der perinatalen Periode haben	117
XVI.	Symptome, Zeichen und schlecht definierte Krankheitsbilder	121
XVII.	Verletzungen und Vergiftungen	128

Auszug aus dem Tumor-Histologie-Schlüssel der internationalen Klassifikation der Krankheiten (ICD-O, M-Schlüssel) 145

Auszug aus der Zusatzklassifikation der äusseren Ursachen bei Verletzungen und Vergiftungen (E-Schlüssel) 165

Index 193

Einführung

Wann immer eine größere Anzahl von Daten erfaßt werden soll, ist ein System zur Klassifikation und Kodierung erforderlich. Die Kodierung ist besonders dort wichtig, wo Daten automatisch erfaßt oder analysiert werden sollen.

Der neurologische Diagnosenschlüssel der internationalen Klassifikation der Krankheiten (ICD-NA) soll die Grundlage für eine derartige Klassifikation und Kodierung darstellen. Innerhalb des Rahmens der neunten Revision der Internationalen Klassifikation der Krankheiten (ICD-9) will der ICD-NA eine zweckmäßige Kodierungshilfe all denen zur Verfügung stellen, die mit den Erkrankungen des Nervensystems befaßt sind. Der ICD-NA leitet sich direkt aus der neunten Revision der ICD ab und umfaßt alle diejenigen Erkrankungen und Symptome, die das Nervensystem betreffen, sich hier manifestieren oder Verbindungen zum Nervensystem und seinen Nachbarstrukturen haben.

Die Klassifikation und die Terminologie, die in der neunten Revision der ICD verwandt werden, wurden ausgeweitet. Grundsätzlich können die Daten, die mit dem ICD-NA erfaßt werden, durch einfache Zusammenfassung in die ICD übertragen werden. Es wird empfohlen, den ICD-NA in Verbindung mit der neunten Revision der ICD zu verwenden.

Die Gründe, warum nicht die ICD alleine verwandt werden sollte, sind:

1. daß die Erkrankungen und Symptome von größerem Interesse für Neurologen und Neurochirurgen und andere Wissenschaftler auf neurologischem Fachgebiet nur ungenügend unterteilt sind, und
2. daß diese Erkrankungen und Symptome so über die ganze ICD verstreut sind, daß es für Neurologen und Neurochirurgen sehr schwierig ist, den Diagnosenschlüssel praktisch anzuwenden.

Die Ziele des ICD-NA sind:

1. Die Aufmerksamkeit der neurologischen Fachdisziplinen auf die wünschenswerte detaillierte Diagnose für jeden Patienten zu lenken, wobei eine ausführliche und durchgängige Klassifikation der neurologischen Erkrankungen und der neurologischen Manifestationen anderer Erkrankungen verwandt wird.
2. Ein verbessertes standardisiertes Erfassungssystem für neurologische Erkrankungen und Symptome zur Verfügung zu stellen.
3. Das Sammeln von epidemiologischen Daten und Vergleiche der Prävalenz neurologischer Erkrankungen sowohl auf nationaler als auch auf internationaler Ebene zu ermöglichen. Der Schlüssel wird hoffentlich auch die Sammlung von epidemiologischen Daten zu selteneren neurologischen Erkrankungen auf diesem Wege ermöglichen.

Darüberhinaus soll die Klassifikation dazu dienen, Forschungen über die Verbreitung von neurologischen Erkrankungen und die Identifikation von Risikofaktoren voranzubringen. Eine solche Information wird dringend gebraucht, um nationale Programme zur Prävention und Kontrolle von Erkrankungen zu unterstützen.

Der ICD-NA wird hoffentlich wertvoll für eine Vielzahl von Benutzern sein, sowohl für Regierungsstellen, die mit der Erfassung von statistischen Daten unter relativ wenigen Hauptüberschriften beschäftigt sind, als auch für den individuell tätigen Arzt, der eine praktische Handhabe für das Erfassen klinischer Daten für Wissenschafts- und Unterrichtszwecke benötigt. Der ICD-NA kann auf einige wenige breitgefaßte Kategorien beschränkt werden, er kann aber auch in Teilgebiete erweitert werden, für die der Benutzer ein spezielles Interesse hat. Schließlich stellt der ICD-NA eine Methode der Klassifkation dar, welche internationale Zuammenarbeit und Informationsaustausch ermöglicht.

HANDBUCH DER INTERNATIONALEN KLASSIFIKATION VON KRANKHEITEN, VERLETZUNGEN UND TODESURSACHEN (ICD)

Sowohl der Leser als auch der Benutzer seien auf die neunte Revision der ICD verwiesen im Hinblick auf die Grundprinzipen, den historischen und aktuellen Hintergrund und die Beschreibung der Klassifikation. Die folgende Beschreibung gibt lediglich diejenigen Punkte wieder, die essentiell für die Benutzung des ICD-NA sind.

Die ICD ist eine systematische Krankheitsklassifikation unter Zustimmung der zuständigen Regierungen. Sie wird breit für nationale Mortalitäts- und Morbiditätsstatistiken benutzt und wird alle zehn Jahre revidiert. Die neunte Revision kam am 1. Januar 1979 zur Anwendung und enthält zwei Bände. Der 1. Band enthält einen erläuternden Text und die tabellarische (zahlenmäßige) Präsentation der Klassifikation. Der 2. Band listet alle Namen der Klassifikation in alphabetische Reihenfolge. Die taxonomische Philosophie der ICD ist etwa eklektisch, da eine konsequent systematische Klassifikation nicht tatsächlich praktikabel ist, nachdem doch verschiedene nationale Ansichten zur Krankheitsklassifikation und Terminologie bestehen. Das Klassifikationsschema der ICD wurde für den ICD-NA zugrundegelegt. Die ICD enthält auch eine kodierte Nomenklatur für die Morphologie von Tumoren; in dem vorliegenden Buch ist ein Extrakt dieser Nomenklatur enthalten.

Nicht jedes Symptom erhält eine spezielle Rubrik oder Nummer, jedoch gibt es für jedes Symptom eine Kateogrie, unter der es subsummiert werden kann; dies wurde durch die Methode von selektiven Gruppenbildungen erreicht. Die Festlegung, welche Zustände als definitive Kategorien spezifiziert wurden, wurde im Prinzip abhängig gemacht von der Häufigkeit, Wichtigkeit und exakten Charakterisierung des Krankheitszustandes. Es wurde ein Dezimalsystem der Bezifferung verwandt, bei dem die festen Kategorien der Klassifikation durch drei Ziffern gegeben sind. In vielen Fällen geben die ersten beiden Ziffern der dreistelligen Zahl wichtige Gruppen an. Die dritte Ziffer unterteilt jede Gruppe in Kategorien, die spezielle Krankheitseinheiten repräsentieren oder aber ein Krankheitsbild oder ein Symptom auf einer wichtigen Ebene – zum Beispiel der der anatomischen Zugehörigkeit – klassifizieren. Es wurde weiterhin die dreistellige Systematik nicht der Reihe nach durchnumeriert, vielmehr wurden die Zahlen so geordnet, daß der Zusammenfassungscharakter der ersten beiden Ziffern erhalten werden konnte, wo immer dies sinnvoll erschien. Es dürfen keine zusätzlichen dreistelligen Kategorien in die Klassifikation eingeführt werden, es sei denn, die Liste wird aufgrund internationaler Übereinkunft revidiert.

Die ICD enthält auch eine vierte Ziffer, die für ausführlichere Studien über Krankheitsursachen und Erfassung von Behinderungen zur Verfügung steht. Es wurde versucht, sowohl die diagnostischen Begriffe, die in Standard- oder offiziellen Nomenklaturen verwandt werden, als auch diejenigen Fachausdrücke, die in verschiedenen Ländern gewöhnlich benutzt werden, zu erfassen. Diese Begriffe wurden als Einschlußkriterien zusammengefaßt. Wenn ein gewisses Risiko besteht, daß ein Krankheitszustand falsch klassifiziert wird, wird eine

Kreuzreferenz zu relevanten Kategorien unter der Überschrift „Ausschlußkriterien" gegeben. Die letzten zwei Schlüsselnummern der vierten Ziffer (.8 und .9) tragen sehr oft die Bezeichnung „andere" und „unspezifiziert". „NAS" ist eine Abkürzung für „nicht anderweitig spezifiziert" und bedeutet dasselbe wie „unspezifiziert" oder „ohne nähere Angabe".

Der ICD-NA

Der ICD-NA hat wie der ICD-Schlüssel einen tabellarischen (numerischen) Abschnitt und einen ausführlichen alphabetischen Index. Im tabellarischen Teil wurden großzügig Einschluß- und Ausschlußkriterien zusammengestellt, wobei die Ausschlußkriterien die entsprechenden Klassifikationsnummern enthalten, damit der Benutzer soviel Unterstützung wie möglich hat, die richtige Kategorie für jeden diagnostizierten Krankheitszustand zu finden. In Ergänzung wurden spezielle Bemerkungen für die Klassifikation und Querverweise (in runden Klammern) hinzugefügt, um die Benutzung zu erleichtern.

Das System der Klassifikation und Kodierung der ICD-9 wurde im ICD-NA beibehalten, um eine Kompatibilität zu gewährleisten. Da seit der 9. Revision der ICD mehrere Jahre verstrichen sind, werden einige Begriffe dem Neurologen obsolet erscheinen. In solchen Fällen wurden die Begriffe aus Kompatibilitätsgründen beibehalten, es wurde jedoch eine erklärende Bemerkung in eckigen Klammern hinzugefügt, um ihre Benutzung möglichst einzuschränken.

Bezifferungssystem des ICD-NA

Jede Hauptgruppe im ICD-NA entspricht einer Kategorie der dreistelligen Systematik der ICD-9. Die Bezeichnungen der Kodierungs-Nummern, Gruppen und Hauptabschnitte bleiben genau dieselben wie diejenigen, die in der ICD-9 angegeben sind. Der gesamt ICD-NA basiert auf fünf- und sechsstelligen Kodierungsnummern, die auf folgende Weise mit den drei- und vierstelligen Kodierungsnummern der ICD in Beziehung stehen: die ersten drei oder vier Ziffern einer jeden ICD-NA-Kodierungsnummer sind diejenigen der ICD-9. Die meisten der fünften Ziffern und sämtliche sechsten Ziffern hingegen sind ausschließlich für den ICD-NA erstellt worden. Die fünfte und sechste Ziffer ermöglicht eine genauere Spezifikation innerhalb der breiter gefaßten 3- und 4-stelligen Kategorien. Bei der Erstellung des ICD-NA wurden bestimmte Begriffe zu denen, die in der ICD-9 zur Verfügung stehen, hinzugefügt. Die Bezeichnungen in der ICD-9 und ihre Kodierung wurden jedoch nicht verändert. Aus diesem Grunde stimmen auf der 4-Ziffern-Ebene die Kodierungen des ICD-NA mit den korrespondierenden in der ICD-9 überein. Dieses Bezifferungssystem ermöglicht es, die Beziehung zwischen der ICD-NA-Kategorie und der übergeordneten Gruppe im ICD-Schlüssel direkt von der Kodierungszahl abzuleiten und soll auf diesem Wege Vergleiche zwischen Statistiken, die aufgrund des ICD-NA erstellt wurden und zum Beispiel nationalen Moribiditätsstatistiken auf der Basis des IC-9-Schlüssels ermöglichen. Es gibt eine ergänzende Systematik für die Klassifikation von äußeren Ursachen von Verletzungen und Vergiftungen (E-Schlüssel) und ein spezielles System zur Kodierung der Morphologie von Neoplasmen (M-Schlüssel). Diese Schlüssel wurden von der ICD-9 übernommen, wobei ausschließlich diejenigen Gruppen übernommen wurden, die für die Neurologie wichtig sind. Die Rubriken der E- und M-Schlüssel sind nicht im Index des ICD-NA enthalten.

BENUTZUNG DER VERSCHIEDENEN SYMBOLE INNERHALB DES SCHLÜSSELS

Die neunte Revision der ICD und damit auch der ICD-NA enthalten insofern eine Erneuerung, als sie zwei Codes für eine genauere diagnostische Beschreibung enthalten: es werden sowohl Informationen über eine lokalisierte Manifestation oder Komplikation, als auch über generalisierte Prozesse als Grunderkrankung erfaßt. Einer dieser Codes – mit einem Kreuz (†) gekennzeichnet – findet sich in dem Teil der Klassifikation, in dem die diagnostische Einordnung in Verbindung zur Grunderkrankung auf der Basis der ICD-Prinzipien erfolgt; der andere Schlüssel – mit einem Sternchen (*) gekennzeichnet – findet sich in dem Abschnitt der Klassifikation, der im Zusammenhang mit dem Organ steht, zu dem die Manifestation oder Komplikation gehört. So hat die tuberkulöse Meningitis ihren Kreuz-Code (013.0†) im Abschnitt für infektiöse und parasitäre Erkrankungen, und ihren Stern-Code (320.4*) in dem Abschnitt Nervensystem und Sinnesorgane.

Der Stern-Code sollte ausschließlich ergänzend benutzt werden. Er soll niemals verwandt werden, um eine Grunderkrankung als Todesursache zu kodieren (ausschließlich der Kreuz-Code soll für diesen Zweck verwandt werden). Hingegen kann der Stern-Code – bei der Kodierung von Morbidität und Multikausalität von Morbidität oder Mortalität Verwendung finden. Jede Veröffentlichung von Daten, die auf dem Stern-Code basieren – gleichgültig ob sie aufgrund der mehrstelligen Systematik oder einer Kurzsystematik erstellt wurden – sollen klar gekennzeichnet werden: „Basiert auf dem ICD-(ICD-NA) Stern-Code". Durch die Verwendung der oben genannten Symbole stehen Ziffern zur Verfügung, die es ermöglichen auch neurologische Manifestationen generalisierter Erkrankungen oder Zustandsbilder zu erfassen. Alle Sternchen- und Kreuz-Code-Zahlenpaare werden aufeinander quer verwiesen. Ein Bindestrich zeigt eine Stelle innerhalb einer Kodierung an, die keine Zahl enthält. So ist zum Beispiel die Ziffer für spontane intrazerebrale Blutung 431.-1; der Bindestrich zeigt an, daß in der ICD-9 an der entsprechenden Stelle keine Ziffer enthalten ist.

Ein großes X zeigt einen Platz innerhalb einer Kodierungsnummern an, der eine Ziffer enthalten sollte. Die aktuelle Ziffer, die an dieser Stelle eingefügt werden muß, ergibt sich aus den Hinweisen unter der entsprechenden Kapitelüberschrift. So ist zum Beispiel der Kodierungsnummer für eine Thrombose der hirnversorgenden extrakraniellen Gefäße 443.X4. Die Zahl, die anstelle des „X" eingesetzt werden muß, gibt die im speziellen Falle betroffene Arterie an.

INDEX

Der Index zu diesem Buch ist die alphabetische Liste aller Begriffe der Klassifikation des ICD-NA, in Verbindung mit der korrespondierenden ICD-NA-Ziffer. Die Begriffe sind generell in der Form „Hauptwort, Adjektiv" aufgeführt. So wird „tuberkulöse Meningitis" aufgeführt im Index als „Meningitis, tuberkulöse". Alle Syndrome, Erkrankungen usw. sind alphabetisch unter dem korrespondierenden Eigennamen aufgeführt. Zum Beispiel läßt sich das Guillain-Barré-Syndrom im Index unter Guillain-Barré finden.
Der Leser wird davor gewarnt, den Index für Kodierungszwecke zu verwenden.
Der soll lediglich eine Hilfe sein, die richtige Stelle in der Klassifikation zu

finden, um den passenden Schlüssel zu erhalten. Die Klassifikation enthält oft erläuternde Bemerkungen über das Krankheitsbild und spezielle Richtlinien, zu Einschluß- und Ausschlußkriterien, die bedacht werden müssen, um den korrekten Schlüssel zu wählen. Schließlich sei der Leser daran erinnert, daß die Begriffe, die im Index zur Verfügung gestellt werden, nicht ausführlich sind. Aus Platzgründen ist es nicht möglich, jedes Synonym für alle gelisteten Zustandsbilder anzugeben. Es wurde jedoch versucht die am häufigsten benutzten Begriffe zu erfassen. „NAS" ist die Abkürzung für „nicht andernorts klassifiziert" und wird hinzugefügt nach Begriffen, die in unvollständigen oder unspezifischen Kategorien klassifiziert sind und nach Begriffen, die in sich selbst wenig gut definiert sind, als eine Warnung, daß spezifizierte Formen des Krankheitsbildes anders klassifiziert werden.

Empfohlene Benutzung des ICD-NA

(1) Bis der Benutzer mit dem ICD-NA vertraut ist, sollte er den Index und die Hauptüberschriften und jeweils die Einschluß- und Ausschlußkriterien lesen, bevor er eine Diagnose erfaßt.

(2) Üblicherweise werden die Ziffern 8 und 9 in der ersten oder zweiten Stelle hinter dem Komma für „andere" oder „unspezifizierte" Krankheitszustände reserviert. Die Klassifikation „andere" wird für Krankheitsbilder verwandt, die zwar spezifiziert, aber nicht weitergehend klassifiziert sind. Die Klassifikation „unspezifiziert" wird verwandt, wenn eine Diagnose unterlassen wurde oder wenn es nicht möglich ist zu spezifizieren.

(3) Wenn es wünschenswert ist, einen Fall zu verschlüsseln, bei dem die Diagnose unsicher ist, muß die passende Kategorie für die Hauptgruppe oder Lokalisation der Erkrankung verwandt werden mit der Klassifikation „unspezifiziert".

(4) In Fällen, wo eine Diagnose nicht gestellt wurde, sollte die Verschlüsselung die Ursache, Art oder Lokalisation der Läsion so kurz wie möglich anzeigen.

(5) Es wurde Vorsorge dafür getroffen, daß neurologische Manifestationen einer generalisierten Erkrankung erfaßt werden können. Solche Manifestationen werden durch einen (*)-Schlüssel angezeigt und haben einen korrespondierenden (+)-Schlüssel, um die Ätiologie anzuzeigen. Alle Sternchen- und Kreuzschlüsselpaare werden aufeinander quer verwiesen.

(6) Synonyme werden in Parenthese angegeben, wenn einige Kontroversen oder Unsicherheiten in Bezug auf die Benutzung bestehen, - aber die Bezeichnung außerhalb der Klammern sollte vorgezogen werden. Es wird gehofft, daß in nicht zu langer Zukunft ein gemeinsamer Versuch einer Standardisierung der Nomenklatur unternommen wird, welche die Angabe von Synonymen überflüssig macht.

(7) Bei der Verschlüsselung von Tumoren sollte bei denen, die eine genauere histologische Spezifizierung benötigen, der M-Schlüssel auf den Seiten 000–000 verwandt werden.

(8) Lediglich diejenigen Krankheitsbilder, die auf irgendeine Weise Beziehungen zum Nervensystem und seinen Erkrankungen haben, sind im ICD-NA enthalten. Wenn ein gewünschter Begriff im ICD-NA fehlt, sollte die Gesamtversion der ICD-9 benutzt werden. Es wurde jede Anstrengung unternommen, um sicherzustellen, daß solche Umstände nur selten auftreten.

I. INFEKTIÖSE UND PARASITÄRE ERKRANKUNGEN

Schließt ein: Erkrankungen, die generell als anstecken oder übertragbar bekannt sind sowie einige wenige Erkrankungen unbekannter aber möglicherweise infektiöser Genese.
Schließt aus: Akute Infektionen des Respirationstraktes (460-466), Influenza (487.-). Träger oder mögliche Träger eines infektiösen Organismus. Bestimmte umschriebene Infektionen.
Beachte: Kategorien für „Spätfolgen von infektiösen und parasitären Erkrankungen" befinden sich unter 137.- bis 139.-.

INTESTINALE INFEKTIÖSE ERKRANKUNGEN (001-009)

Schließt aus: Wurmerkrankungen (120-129)

001 Cholera

002 Typhus und Paratyphus
    002.0 *Typhus*

003 Andere Salmonelleninfektionen
    003.2 *Lokalisierte Salmonelleninfektionen*
        Meningitis† (320.7*)

004 Shigellose

005 Sonstige bakterielle Lebensmittelvergiftung
    005.1 *Botulismus*

006 Amoebiasis
    006.5 *Amoebenhirnabszess*

TUBERKULOSE (010-018)

Schließt ein: Infektion durch Mycobacterium tuberculosis (menschliches, bovines).
Schließt aus: Kongenitale Tuberkulose (771.2).

010 Tuberkulöse Erstinfektion
    010.8 *Sonstige progressive tuberkulöse Erstinfektion*

013 Tuberkulose der Meningen und des zentralen Nervensystems

- 013.0† *Tuberkulöse Meningitis (320.4*)*
  Tuberkulose der Meningen (zerebral, spinal)
  Tuberkulöse:
    Leptomeningitis
    Meningoenzephalitis
  Schließt aus: Tuberkulome der Meningen (013.1)
  - 013.00† Akut
  - 013.01† Chronisch
  - 013.09† Unspezifiziert
- 013.1† *Tuberkulom der Meningen (349.2*)*
- 013.8† *Andere*
  Tuberkulom des Gehirns (348.8*)
  Tuberkulose des Gehirns (348.8*)
  Tuberkulöser Hirnabszess (324.0*)
  Tuberkulöse Myelitis (323.4*)
- 013.9 *Unspezifiziert*

015 Tuberkulose der Knochen und Gelenke

- 015.0† *Wirbelsäule*
  Pott-Krankheit (730.4*)
  Tuberkulöse Spondylitis (720.8*)
  - 015.00† Nervenkompression
  - 015.01† Wurzelkompression
  - 015.02† Kompression des Rückenmarkes
  - 015.9† Unspezifiziert

ZOONOTISCHE BAKTERIELLE ERKRANKUNGEN (020–027)

020 Pest

- 020.2 *Septikämie*

022 Anthrax

- 022.3 *Anthraxseptikämie*

023 Brucellose

Schließt ein: Maltafieber
Mittelmeerfieber
undulierendes Fieber
- 023.0 *Brucella melitensis*
- 023.1 *Brucella abortus*
- 023.2 *Brucella suis*
- 023.9 *Unspezifiziert*

027 Andere zoonotische bakterielle Erkrankungen

027.0† *Listeriose*
Schließt aus: Kongenitale Listeriose (771.2)
Schließt ein: Infektion durch Listeria monocytogenes
Meningitis (320.7*) durch Listeria monocytogenes
Meningoenzephalitis (320.7*) durch Listeria monocytogenes
Septikämie durch Listeria monocytogenes

ANDERE BAKTERIELLE ERKRANKUNGEN (030-041)

030 Lepra

Schließt ein: Hansen-Krankheit
Infektion durch Mycobacterium leprae

030.0 *Lepromatös (L-Typ)*
Lepromatöse Lepra (makulös, diffus, infiltrierend, nodulär, neuritisch)
030.1 *Tuberkuloid (T-Typ)*
Tuberkuloide Lepra (makulös, makuloanästhetisch, major, minor, neuritisch)
030.2 *Indeterminiert (Gruppe I)*
Indeterminierte Lepra (makulös, neuritisch)
030.3 *Borderline (Gruppe B)*
Borderline oder dimorphe Lepra (infiltrierend, neuritisch)
030.8 *Andere*
030.9 *Unspezifiziert*

031 Erkrankungen durch andere Mykobakterien

031.8 *Andere*

032 Diphtherie

Schließt ein: Infektion durch Corynebacterium diphtheriae
032.8 *Andere*
Neurologische Komplikationen
Schließt ein: Hirnnervenlähmungen

033 Keuchhusten

034 Streptokokken-Angina und Scharlach

036 Meningokokken-Infektion

- **036.0†** *Meningokokken-Meningitis (320.5*)*
  Zerebrospinales Fieber (durch Meningokokken)
  Meningitis:
    zerebrospinal
    epidemisch
- **036.1†** *Meningokokkenenzephalitis (323.4)*
- **036.2** *Meningococcaemia*
  Meningokokkensepsis
- **036.3†** *Waterhouse-Friderichsen-Syndrom, durch Meningokokken (255.5*)*
- **036.8** *Andere*
  Neuritis nervi optici durch Meningokokken† (377.3*)

037 Tetanus

Schließt aus: Tetanus:
  als Komplikation bei Abort (634-638)
  als Komplikation bei ektoper Schwangerschaft oder Mole (639.0)
  Tetanus neonatorum (771.3)
  Tetanus im Wochenbett (670)

038 Sepsis

Schließt aus: Sepsis während der Geburt (659.3)
  Sepsis nach ektoper Schwangerschaft oder Mole (639.0)
  Sepsis nach Infusion, Injektion, Transfusion oder Impfung (999.3)
  Postoperative Sepsis (998.5)
  Sepsis post partum oder im Wochenbett (670)
  Sepsis als Komplikation bei Abort (634-638)
- **038.0** *Streptokokkensepsis*
- **038.1** *Staphylokokkensepsis*
- **038.2** *Pneumokokkensepsis*
- **038.4** *Sepsis durch andere gramnegative Keime*
- **038.8** *Andere spezifizierte Sepsis*
  Schließt aus: Sepsis durch:
    Anthrax (022.3)
    Gonokokken (098.8)
    Herpes (054.5)
    Meningokokken (036.2)
    Pest (020.2)
- **038.9** *Unspezifizierte Sepsis*
  Septikämie NAS
  Schließt aus: Bakteriämie NAS (790.7)

039 Aktinomykose

040 Andere bakterielle Erkrankungen

Schließt aus: Bakteriämie NAS (790.7)
Bakterielle Infektion NAS (041.9)

040.2 *Whipple-Krankheit*
Intestinale Lipodystrophie
040.8 *Andere bakterielle Erkrankungen*
Tropische Pyomyositis† (728.0*)

041 Bakterielle Infektion bei an anderer Stelle klassifizierten Zustandsbildern und solchen unklaren Ursprunges

Schließt aus: Bakteriämie NAS (790.7)
Septikämie (038.-)

041.0 *Streptokokken*
041.1 *Staphylokokken*
041.2 *Pneumokokken*
041.3 *Friedländer-Bakterien*
041.4 *Escherichia coli*
041.5 *Haemophilus influenzae*
041.6 *Proteus (mirabilis, morganii)*
041.7 *Pseudomonas*
041.8 *Andere*
Aerobacter aerogenes
Eaton-Agent
Mima polymorpha
Mykoplasmen
Pleuropneumonie ähnlicher Organismus (PPLO)
Sonstige Kokken, die nicht anderenorts klassifiziert sind
041.9 *Bakterielle Infektion, unspezifiziert*

POLIOMYELITIS UND ANDERE NICHT VON ARTHROPODEN ÜBERTRAGENE VIRALE INFEKTIONEN DES ZENTRALEN NERVENSYSTEMS (045-049)

045† Akute Poliomyelitis (323.2*)

045.0† *Akute paralytische Poliomyelitis, bulbär (323.2*)*
Kinderlähmung (akut), bulbär
Poliomyelitis (akut) (anterior), bulbär
Polioenzephalitis (akut) (bulbär)
Polioenzephalomyelitis (akut) (anterior) (bulbär)
045.1† *Akute Poliomyelitis mit anderem Lähmungstyp (323.2*)*
Kinderlähmung:
akut atrophisch, spinal, paralytisch
Poliomyelitis (acuta), anterior, epidemisch, mit Paralyse (außer bulbär)
045.2† *Akute nichtparalytische Poliomyelitis (323.2*)*
Poliomyelitis (acuta), anterior, epidemisch, nicht paralytisch

045.9† Akute Poliomyelitis, unspezifiziert (323.2*)
Kinderlähmung
Poliomyelitis (acuta), anterior, epidemisch, unspezifiziert
keine Angabe ob paralytisch oder nichtparalytisch

046 Slow virus-Infektionen des zentralen Nervensystems

046.0† Kuru (323.0*)
046.1† Jakob-Creutzfeldt-Erkrankung (331.5*)
Subakute spongioforme Enzephalopathie
046.2† Subakute sklerosierende Panenzephalitis (SSPE) (323.1*)
Dawson-Einschlußkörper-Enzephalitis
Sklerosierende Leukoenzephalitis van Bogaert
046.3† Progressive multifokale Leukoenzephalopathie (331.6*)
Multifokale Leukoenzephalopathie NAS
046.8 Andere
046.9 Unspezifiziert

047 Meningitis durch Enteroviren

Schließt ein: Meningitis: abakteriell, aseptisch, viral
Schließt aus: Meningitis durch:
Adenoviren (049.1†, 321.7*)
Arthropodenübertragene Viren (060-066†, 321.7*)
Leptospiren (100.8†, 321.8*)
Herpes simplex-Virus (054.7†, 321.4*)
Varizellen-Zoster-Virus (053.0†, 321.3*)
Lymphozytäre Choriomeningitis (049.0†, 321.6*)
Mumps (072.1†, 321.5*)
Poliomyelitis (045.-†, 321.7*)
jede andere Infektion, die anderenorts spezifisch klassifiziert ist

047.0† Coxsackie-Viren (321.1*)
047.1† ECHO-Virus (321.2*)
047.8† Andere (321.7*)
047.9† Unspezifiziert (321.7*)
Virale Meningitis NAS

048 Andere Enterovirus-Erkrankungen des zentralen Nervensystems

Boston Exanthem

049 Andere nichtarthropodenübertragene virale Infektionen des zentralen Nervensystems

049.0† Lymphozytäre Choriomeningitis (321.6*)
Lymphozytische:
Meningitis (serös)
Meningoenzephalitis (serös)
049.1† Meningitis durch Adenoviren (321.7*)

049.8 *Andere*
Enzephalitis:
Akut:
Einschlußkörperchen† (323.4*)
nekrotisierende† (323.4*)
epidemische† (323.4*)
lethargica† (323.4*)
Rio Bravo† (323.4*)
von Economo-Krankheit† (323.4*)
049.9 *Unspezifiziert*
Virale Enzephalitis NAS† (323.4*)

VIRALE INFEKTIONEN MIT BEGLEITEXANTHEM (050-057)

Schließt aus: Arthropodenübertragene Viruserkrankung (060-066)

050 Pocken

050.0 *Variola major*
Haemorrhagische (pustulöse) Pocken
Maligne Pocken
Purpura variolosa

052 Windpocken

Varicella (Meningitis, postinfektiöse Enzephalitis)

053 Herpes zoster

Schließt ein: Zoster
Gürtelrose
053.0† *Mit Meningitis (321.3*)*
053.1† *Mit anderen Komplikationen von seiten des Nervensystems*
Zoster oticus (351.1*)
Postherpetisch:
Polyneuropathie (357.4*)
Trigeminusneuralgie (350.0*)

054 Herpes simplex

054.3† *Herpes-Meningoenzephalitis (323.4*)*
Herpesenzephalitis
Herpes B-Erkrankung
054.7† *Mit anderen Komplikationen*
Meningitis durch Herpes simplex† (321.4*)

055 Masern

Schließt ein: Morbilli, Rubeola
055.0† *Enzephalitis nach Masern (323.6*)*

056	**Röteln**
	Schließt aus: Kongenitale Röteln (771.0)
056.0	Mit neurologischen Komplikationen Enzephalomyelitis† (323.4*)
057	**Andere virale Exantheme**

ARTHROPODENÜBERTRAGENE VIRUSERKRANKUNGEN (060-066)

060	**Gelbfieber**
061	**Dengue-Fieber**
	Schließt aus: haemorrhagisches Fieber durch Dengue-Virus (065.4)
062†	**Durch Moskitos übertragene Virusenzephalitis (323.3*)**
062.0†	*Japanische Enzephalitis* (323.3*)
062.1†	*Westliche Pferde-Enzephalitis* (323.3*)
062.2†	*Östliche Pferde-Enzephalitis* (323.3*) Schließt aus: Venezuelanische Pferde-Enzephalitis (066.2)
062.3†	*St.Louis-Enzephalitis* (323.3*)
062.4†	*Australische Enzephalitis* (323.3*) Australische Arboenzephalitis Australische X-Krankheit
062.5†	*Kalifornische Virus-Enzephalitis* (323.3*) Enzephalitis: kalifornische, La Crosse, Tahyna-Fieber
062.8†	*Andere* (323.3*) Enzephalitis durch Ilheus-Virus
063†	**Zeckenübertragene Virus-Enzephalitis (323.3*)**
	Schließt ein: Biphasische Meningoenzephalitis
063.0†	*Russische Frühlings-Sommer (Taiga)-Enzephalitis* (323.3*)
063.1†	*Louping ill* (323.3*)
063.2†	*Zentraleuropäische Enzephalitis, Frühsommer-Meningoenzephalitis* (323.3*)
063.8†	*Andere* (323.3*) Langat-Enzephalitis Powassan-Enzephalitis
063.9†	*Unspezifiziert* (323.3*)
064†	**Durch andere und unspezifizierte Arthropoden übertragene Virusenzephalitis (323.3*)**
	Arthropodenübertragene Virusenzephalitis, unbekannter Vektor Negishivirusenzephalitis Schließt aus: Virusenzephalitis NAS (049.9)

066 Andere arthropodenübertragene Viruserkrankungen

066.2 *Venezuelanische Pferde-Enzephalitis*

ANDERE ERKRANKUNGEN DURCH VIREN UND CHLAMYDIEN (070-079)

070† Virushepatitis (573.1*)

Schließt aus: Zytomegalievirushepatitis (078.5†, 573.1*)
070.0† *Virushepatitis A mit hepatischem Koma (573.1*)*
070.2† *Virushepatitis B mit hepatischem Koma (573.1*)*
070.4† *Andere spezifizierte Virushepatitis mit hepatischem Koma (573.1*)*
070.6† *Unspezifizierte Virushepatitis mit hepatischem Koma (573.1*)*

071 Rabies Tollwut
Lyssa

072 Mumps

072.1† *Mumps-Meningitis (321.5*)*
072.2† *Mumps-Enzephalitis (323.4*)*
Mumps-Meningoenzephalitis

074 Spezifische Erkrankungen durch Coxsackie-Viren

Schließt aus: Coxsackie-Virus:
Infektion NAS (079.2)
Meningitis (047.0†, 321.1*)
074.1 *Epidemische Pleurodynie*
Bornholm-Krankheit
Epidemische Myalgie, Myositis

078 Andere Erkrankungen durch Viren und Chlamydien

078.5 *Zytomegalie*
Schließt aus: Kongenitale Zytomegalie-Infektion (771.1)
078.8 *Andere*
Epidemische(s)(r): zervikale Myalgie, Vertigo† (386.1*), Erbrechen

079 Virusinfektionen bei Zustandsbildern, die anderenorts klassifiziert sind oder solchen unbekannten Ursprungs

079.0 *Adenoviren*
079.1 *Echoviren*
079.2 *Coxsackie-Viren*
079.3 *Rhinoviren*
079.8 *Andere*
079.9 *Unspezifiziert*

Rickettsiosen und andere arthropodenübertragene Erkrankungen (080-088)

Schließt aus: Arthropodenübertragene Virus-Erkrankungen (060-066)

080 Durch Läuse übertragenes (epidemisches) Fleckfieber

Fleckfieber: klassisch, epidemisch, exanthematisch NAS, durch Läuse übertragen

081 Andere Formen des Fleckfiebers

082 Zeckenübertragene Rickettsiosen

083 Andere Rickettsiosen

084 Malaria

Schließt aus: Kongenitale Malaria (771.2)
Beachte: Die Subkategorien 084.0-084.6 sind bei den aufgelisteten Zuständen mit ernsten Komplikationen (084.8, 084.9) nicht zu verwenden
084.0 *Malaria tropica, Plasmodium falciparum*
084.1 *Malaria tertiana, Plasmodium vivax*
084.2 *Malaria quartana, Plasmodium malariae*
084.3 *Plasmodium ovale*
084.4 *Andere Malariaformen*
084.5 *Mischinfektion*
084.6 *Unspezifizierte*
084.7 *Induzierte Malaria*
 durch Therapiemaßnahmen induzierte Malaria
084.8 *Schwarzwasserfieber*
 Haemoglobinurisches Fieber (biliär)
084.9 *Andere ernste Komplikationen der Malaria*
 084.90 Zerebrale Malaria
 084.98 Andere

086 Trypanosomiasis

Schließt ein: Mit Meningoenzephalitis† (323.4*), mit Meningitis† (321.81*)
Schließt aus: Psychose sekundär nach Trypanosomiasis (293.1)
086.1 *Chagas-Krankheit mit anderer Organbeteiligung*
086.5 *Afrikanische Trypanosomiasis, unspezifiziert*
 Schlafkrankheit NAS

SYPHILIS UND ANDERE GESCHLECHTSKRANKHEITEN (090-099)

090   Kongenitale Syphilis

090.4   *Juvenile Neurosyphilis*
Kongenitale:
  Neurosyphilis
  Syphilitische:
    Enzephalitis† (323.4*)
    Meningitis† (320.7*)
  Dementia paralytica juvenilis
Juvenile:
  Progressive Paralyse
  Tabes dorsalis
  Taboparalyse
Benutze, falls gewünscht, Zusatzschlüssel, um begleitende psychische Störungen zu identifizieren

094   Neurosyphilis

Benutze, falls gewünscht, Zusatzschlüssel, um begleitende psychische Störungen zu identifizieren.

094.0   *Tabes dorsalis*
Arthropathie: Neurogen† (Charcot) (713.5*)
Tabes† (713.5*)
Charcot'sche Gelenkerkrankung† (713.5*)
Progressive spinale Ataxie
Syphilitische Hinterstrangsklerose
Tabische Neurosyphilis

094.1   *Progressive Paralyse*
Dementia paralytica
Paralytische Neurosyphilis
Taboparalyse

094.2†   *Syphilitische Meningitis (320.7*)*
Meningovaskuläre Syphilis

094.3   *Asymptomatische Neurosyphilis*

094.8   *Andere*
Syphilitische
  Acusticus-Neuritis† (388.5*)
  Disseminierte Retinochoroiditis† (363.1*)
  Enzephalitis† (323.4*)
  Optikusatrophie† (377.1*)
  Parkinson-Syndrom† (332.1*)
  Retrobulbärneuritis† (377.3*)
  Rupturiertes zerebrales Aneurysma† (430*)

094.9   *Unspezifiziert*
Gumma (syphilitisch), Syphilis (früh) (spät),
Syphilom des zentralen Nervensystems NAS

098 Gonokokken-Infektionen

098.8 *Anderer Lokalisation*
Gonokokken-Meningitis† (320.7*)

ANDERE SPIROCHÄTEN-INFEKTIONEN (100-104)

100 Leptospirose

100.0 *Leptospirosis icterohaemorrhagica*
Leptospiren- oder Spirochäten- Gelbsucht (haemorrhagisch), Weil-Krankheit
100.8 *Andere*
Leptospiren-Meningitis (aseptisch)† (321.8*)
Canicola-Fieber

MYKOSEN (110-118)

112 Candidiasis

114 Coccidioidomykose

114 Histoplasmose

116 Blastomykose

116.0 *Blastomykose*
116.1 *Paracoccidioidomykose*

117 Andere Mykosen

117.5 *Kryptokokkose*
Kryptokokken-Meningitis† (321.0*)
Torula-Meningitis† (321.0*)
117.7 *Zygomykose*
Rhinozerebrale
Mukormykose

HELMINTHEN-ERKRANKUNGEN (120-129)

120 Schistosomiasis (Bilharziose)

121 Andere Trematodeninfektionen

121.2 *Paragonimiasis*
Zerebrale Paragonimiose

122 Echinokokkose

Schließt ein: Echinococcosis
Hydatiden-Erkrankung
Hydatidose

122.3 *Infektion durch Echinococcus granulosus, andere Lokalisation*
    122.30   Zerebral
    122.31   Spinal
    122.38   Andere Lokalisation im Nervensystem
    122.39   Unspezifizierte Lokalisation im zentralen Nervensystem
122.6 *Infektion durch Echinococcus multilocularis, andere Lokalisation*
    122.60   Zerebral
    122.61   Spinal
    122.68   Andere Lokalisation im Nervensystem
    122.69   Unspezifizierte Lokalisation im zentralen Nervensystem
122.9 *Sonstige und unspezifizierte Echinokokken-Infektion*
    122.90   Zerebral
    122.91   Spinal
    122.98   Andere Lokalisation im Nervensystem

123 Sonstige Zestoden-Infektion

123.1 *Zystizerkose*
Cysticercosis
Infektion durch cysticercus cellulosae
Schließt aus: Hydrocephalus sekundär nach Zystizerkose (331.30, 331.40)
    123.10   Granulomatöse Zystizerkose
        123.100   der Muskeln
        123.101   des Rückenmarkes
        123.102   der Meningen
        123.103   des Gehirns
        123.105   intraventrikulär
        123.108   andere
    123.11   Zystische Zystizerkose
    123.12   Verkalkende Zystizerkose
    123.18   Andere
    123.19   Unspezifiziert
123.6 *Hymenolepiasis*
123.8 *Andere*
123.9 *Unspezifiziert*

124 Trichinose

125 Filarien-Infektion und Dracontiasis

125.3 *Onchocerciasis*

128 Andere und unspezifizierte Helminthen-Erkrankungen

Andere infektiöse und parasitäre Erkrankungen (130-136)

130 Toxoplasmose

Infektion durch Toxoplasma gondii: Chorioretinitis† (363.0*)
Meningoenzephalitis† (323.4*)
Schließt aus: Kongenitale Toxoplasmose (771.2)

134 Befall durch andere Parasiten

134.0 *Myiasis*
134.8 *Andere*

135 Sarkoidose

Besnier-Boeck-Schaumann-Krankheit
Boeck-Krankheit
Lupus pernio
Benigne Lymphogranulomatose
Sarkoide jeder Lokalisation:
  NAS
  Besnier-Boeck
  Darier-Roussy
Febris uveoparotidis

136 Andere und unspezifizierte infektiöse und parasitäre Erkrankungen

136.1 *Behçet-Krankheit*
    Meningitis bei Behçet-Krankheit
    Zerebrale Thrombophlebitis bei Behçet-Syndrom
    Sonstige zentralnervöse Beteiligung bei Behçet-Syndrom
136.2 *Spezifische Infektionen durch freilebende Amoeben*
    Meningoenzephalitis durch Naegleria† (323.4*)

Spätfolgen von infektiösen und parasitären Erkrankungen (137-139)

137 Spätfolgen nach Tuberkulose

137.1 *Spätfolgen nach Tuberkulose des zentralen Nervensystems*

138 Spätfolgen der akuten Poliomyelitis

139 Spätfolgen von anderen infektiösen und parasitären Erkrankungen

139.0 *Spätfolgen nach Virusenzephalitis*
139.8 *Spätfolgen von anderen und unspezifizierten infektiösen und parasitären Erkrankungen*

II. TUMOREN

Bemerkungen:
1. Inhalt
Dieser Abschnitt enthält die folgenden großen Gruppen:
- 140-195 Bösartige Tumoren mit spezifiziertem Sitz, vermutlich oder sicher primär, mit Ausnahme von Tumoren des lymphatischen oder hämatopoetischen Systems
- 196-198 Bösartige Tumoren mit spezifiziertem Sitz, vermutlich oder sicher sekundär
- 199 Bösartige Tumoren ohne spezifizierten Sitz
- 200-208 Bösartige Tumoren, sicher oder vermutlich primär, des lymphatischen und hämatopoetischen Systems
- 210-229 Gutartige Tumoren
- 230-234 Carcinoma in situ
- 235-238 Tumoren unsicherer Dignität (siehe Bemerkung Seite 145)
- 239 Tumoren unspezifizierter Natur

2. Funktionelle Aktivität
In diesem Abschnitt sind alle Tumoren klassifiziert, unabhängig davon, ob sie funktionell aktiv sind oder nicht. Eine Zusatzkategorie aus Abschnitt III kann, falls gewünscht, verwandt werden, um funktionelle Aktivität in Verbindung mit einem Tumor zu identifizieren.

3. Morphologie (Histologie)
Für diejenigen, die den histologischen Typ der Tumoren identifizieren wollen, findet sich eine ausführliche kodierte Nomenklatur, welche die Morphologie-Rubriken des ICD-Schlüssels Onkologie umfaßt, auf den Seiten 145–161.

4. Bösartige Tumoren, die die Grenzen von Organen bzw. Organsystemen überschreiten
Die Ziffern 140-195 sind für die Klassifikation von primären malignen Tumoren unter Berücksichtigung ihres Ursprungsortes vorgesehen. Ein bösartiger Tumor, der zwei oder mehr Subkategorien innerhalb der drei Zahlenrubriken überschreitet und dessen Ursprungsort nicht festgelegt werden kann, sollte unter der Subkategorie 8 klassifiziert werden („andere"). Grenzüberschreitende bösartige Tumoren, die nicht wie oben angegeben, klassifiziert werden können, sollten der passenden Nummer von Kategorie 195 zugeordnet werden.

BÖSARTIGE TUMOREN VON LIPPEN, MUNDHÖHLE UND PHARYNX (140-149)

142 Bösartige Tumoren der großen Speicheldrüsen

    142.0   Parotis

146 Bösartige Tumoren des Oropharynx

147 Bösartige Tumoren des Nasopharynx

BÖSARTIGE TUMOREN DER VERDAUUNGSORGANE
UND DES PERITONEUMS (150-159)

150 Bösartige Tumoren des Oesophagus

151 Bösartige Tumoren des Magens

152 Bösartige Tumoren des Dünndarms, einschließlich des Duodenums

153 Bösartige Tumoren des Colon

154 Bösartige Tumoren von Rektum, rektosigmoidalem Übergang und Anus

155 Bösartige Tumoren von Leber und intrahepatischen Gallengängen

156 Bösartige Tumoren der Gallenblase und der extrahepatischen Gallengänge

157 Bösartige Tumoren des Pankreas

158 Bösartige Tumoren des Retroperitoneums und des Peritoneums

159 Bösartige Tumoren anderer und schlecht definierter Lokalisation innerhalb von Verdauungsorganen und Peritoneum

BÖSARTIGE TUMOREN DER RESPIRATIONS- UND
INTRATHORAKALEN ORGANE (160-165)

160 Bösartige Tumoren der Nasen, des Mittelohres und der Nasennebenhöhlen

    160.3   Sinus ethmoidalis
    160.4   Sinus frontalis
    160.5   Sinus sphenoidalis
    160.8   Andere

161 Bösartige Tumoren des Larynx

162 Bösartige Tumoren von Trachea, Bronchien und Lunge

163	**Bösartige Tumoren der Pleura**
164	**Bösartige Tumoren von Thymus, Herz und Mediastinum**

    164.0   *Thymus*
    164.2   *Vorderes Mediastinum*
    164.3   *Hinteres Mediastinum*
    164.8   *Andere*
    164.9   *Mediastinum ohne genauere Lokalisation*

165   **Bösartige Tumoren anderer oder schlecht definierter Lokalisation innerhalb des respiratorischen Systems und der intrathorakalen Organe**

BÖSARTIGE TUMOREN VON KNOCHEN, BINDEGEWEBE, HAUT UND BRUST (170-175)

170   **Bösartige Tumoren von Knochen und Gelenkknorpel**

    170.0   *Hirn- und Gesichtsschädel*
    170.1   *Unterkiefer*
    170.2   *Wirbelsäule außer Os sacrum und Kokkzygeum*
    170.3   *Rippen, Sternum und Clavicula*
    170.4   *Knochen der oberen Extremität und Scapula*
    170.6   *Becken, Os sacrum und Kokkzygeum*
    170.7   *Knochen der unteren Extremität*

171   **Bösartige Tumoren des Bindegewebes und der Weichteile**

    171.0   *Kopf, Gesicht und Hals*
                171.00   Intrakranielle Gefäßtumoren
                                Cavernöse Angiome
                171.08   Andere
    171.4   *Thorax*
    171.8   *Andere*
    171.9   *Unspezifiziert*
                171.90   Periphere Nerven
                171.91   Sympathische Nerven
                171.92   Parasympathische Nerven
    171.93   *Autonome Ganglien*
    171.98   *Andere*

172   **Malignes Melanom der Haut**

173   **Andere maligne Tumoren der Haut**

174   **Maligne Tumoren der weiblichen Brust**

BÖSARTIGE TUMOREN DES UROGENITALTRAKTES (179-189)

179   **Bösartige Tumoren des Uterus ohne genauere Lokalisation**

180   **Bösartige Tumoren der Cervix uteri**

182	Bösartige Tumoren des Corpus uteri
183	Bösartige Tumoren der Ovarien und Adnexe
	183.0 *Ovarien*
185	Bösartige Tumoren der Prostata
186	Bösartige Tumoren der Hoden
187	Bösartige Tumoren des Penis und der anderen männlichen Geschlechtsorgane
188	Bösartige Tumoren der Blase
189	Bösartige Tumoren der Nieren und des sonstigen und unspezifizierten harnableitenden Systems
	189.0 *Nieren*
	Hypernephrom

BÖSARTIGE TUMOREN ANDERER UND UNSPEZIFIZIERTER LOKALISATION (190-199)

190	Bösartige Tumoren des Auges
191	Bösartige Tumoren des Gehirns

Spezifiziere die Histologie des Tumors mit der 5. Ziffer

        191.X0   Astrozytische Tumoren (Astrozytome und Gliome)
        191.X1   Oligodendrogliome
        191.X2   Ependymome
        191.X3   Sonstige gliomatöse Tumoren
        191.X4   Neuronale Tumoren
        191.X5   Embryonale und Keimzelltumoren
        191.X6   Tumoren der Plexus chorioidei
        191.X8   Andere: örtliche Ausbreitung von regionalen Tumoren
        191.X9   Unspezifiziert oder unklassifiziert

        Schließt aus: Primäre maligne Lymphome (202.8)
        intrakranielle vaskuläre Tumoren (171.00)
        Hamartoblastome (759.6)

191.0   *Gehirn mit Ausnahme von Hirnlappen und Ventrikeln*
191.1   *Frontallappen*
191.2   *Temporallappen*
191.3   *Parietallappen*
191.4   *Occipitallappen*
191.5   *Ventrikelsystem*

	191.6	*Kleinhirn*
	191.7	*Hirnstamm*
	191.8	*Andere*
	191.9	*Gehirn, unspezifiziert*

92 Bösartige Tumoren anderer und unspezifizierter Teile des Nervensystems

Spezifiziere die Histologie in der 5. Ziffer wie bei 191.XX
Schließt aus: periphere, sympathische und parasympathische Nerven und Ganglien (171.-)

	192.0	*Hirnnerven*
	192.1	*Zerebrale Meningen*
	192.2	*Rückenmark*
	192.3	*Spinale Meningen*
	192.8	*Andere*
	192.9	*Unspezifiziert*

Zentrales Nervensystem NAS
Schließt aus: Meningen NAS (192.1)

193 Bösartige Tumoren der Schilddrüse

194 Bösartige Tumoren anderer endokriner Drüsen und verwandter Strukturen

194.3   *Hypophyse und Ductus craniopharyngealis*
        Karzinom
194.4   *Zirbeldrüse*
        Spezifiziere die Histologie des Tumors mit der 5. Ziffer
        194.40   Pinealoblastom
        194.41   Germinom
        194.48   Andere
        194.49   Unspezifiziert
194.5   *Karotissinus*
194.6   *Aortensinus und andere Paraganglien*
194.8   *Andere*
        Pluriglandulärer Befall NAS
194.9   *Unspezifizierte Lokalisation*

195 Bösartige Tumoren anderer und schlecht definierter Lokalisation

195.0   *Kopf, Gesicht und Hals*

196 Sekundäre und unspezifizierte bösartige Tumoren der Lymphknoten

197 Sekundäre bösartige Tumoren des Respirations- und Verdauungssystems

198	\multicolumn{2}{l	}{Sekundäre bösaartige Tumoren anderer spezifizierter Lokalisation}

198 **Sekundäre bösaartige Tumoren anderer spezifizierter Lokalisation**

    198.3   *Gehirn und Rückenmark*
           198.30   Gehirn, supratentoriell
           198.31   Gehirn, infratentoriell
           198.32   Gehirn, multipel
           198.33   Rückenmark
    198.4   *Andere Abschnitte des Nervensystems*
           Meningeosis carcinomatosa
    198.5   *Knochen und Knochenmark*

199 **Bösartige Tumoren ohne Spezifikation des Sitzes**

    199.0   *Disseminiert*
           Karzinomatose unspezifizierter Lokalisation (primär) (sekundär)
           Generalisiert: Krebsleiden, maligner Tumor unspezifizierter Lokalisation (primär) (sekundär)
           Multiple maligne Tumoren unspezifizierter Lokalisation (primär) (sekundär)

BÖSARTIGE TUMOREN DES LYMPHATISCHEN UND
HÄMATOPOETISCHEN GEWEBES (200-208)

200 **Lymphosarkom und Retikulosarkom**

    200.0   *Retikulosarkom*
    200.1   *Lymphosarkom*
    200.2   *Burkitt-Tumor*

201 **Hodgkin-Krankheit, Lymphogranulomatose**

202 **Andere bösartige Tumoren des lymphatischen und histiozytären Gewebes**

    202.8   *Andere Lymphome*
           202.80   Primäres malignes Lymphom des Gehirns
           202.81   Primäres malignes Lymphom der Meningen
           202.82   Primäres malignes Lymphom des Rückenmarkes
           202.88   Primäres malignes Lymphom von anderen Abschnitten des Nervensystems

203 **Multiples Myelom (Plasmozytom) und immunoproliferative Tumoren**

204 **Lymphatische Leukämie**

205 **Myeloische Leukämie**

206 **Monozytäre Leukämie**

207	Andere spezifizierte Leukämie	
208	Leukämie mit unspezifiziertem Zelltyp	

GUTARTIGE TUMOREN (210-229)

213	Gutartige Tumoren des Knochens und Gelenkknorpels	
	213.0	*Schädel- und Gesichtsknochen*
	213.2	*Wirbelsäule mit Ausnahme von Os sacrum und Os coccygeum*
	213.6	*Becken, Os sacrum und Os coccygeum*
214	Lipom	
215	Andere gutartige Tumoren des Bindegewebes und der sonstigen Weichteile	
	215.0	*Kopf, Gesicht und Hals*
	215.8	*Anderer spezifizierter Sitz*
	215.9	*Unspezifizierter Sitz*
		215.90 Periphere Nerven
		215.91 Sympathische Nerven
		215.92 Parasympathische Nerven
		215.93 Autonome Ganglien
		215.98 Andere
224	Gutartige Tumoren des Auges	
225	Gutartige Tumoren des Gehirns und anderer Teile des Nervensystems	

Schließt aus: Hämangiome (228.0)
              periphere, sympathische und parasympathische Nerven (215.-)
              retrobulbäre Tumoren (224.1)
              Hamartome (759.6)

225.0 *Gehirn*
Spezifiziere die Histologie des Tumors mit der 6. Ziffer
    225.0X0 Astrozytäre Tumoren (Astrozytome und Gliome)
    225.0X1 Oligodendrogliome
    225.0X2 Ependymome
    225.0X3 Andere gliöse Tumoren
    225.0X4 Neuronale Tumoren
    225.0X5 Embryonale und Keimzelltumoren
    225.0X6 Tumoren des Plexus chorioideus
    225.0X8 Andere: örtliche Ausbreitung von regionalen Tumoren

		225.0X9	Unspezifiziert oder unklassifiziert
	225.00		Gehirn mit Ausnahme von Hirnlappen und Ventrikeln
	225.01		Frontallappen
	225.02		Temporallappen
	225.03		Parietallappen
	225.04		Occipitallappen
	225.05		Ventrikelsystem
	225.06		Kleinhirn
	225.07		Hirnstamm
	225.08		Andere
	225.09		Gehirn, unspezifiziert
225.1	*Hirnnerven*		
	Acusticusneurinom		
225.2	*Zerebrale Meningen*		
	Zerebrale Meningiome		
	225.20		Falx
	225.21		Vordere Schädelgrube
	225.22		Mittlere Schädelgrube
	225.23		Hintere Schädelgrube
	225.24		Konvexität
	225.28		Andere
	225.29		Unspezifiziert
225.3	*Rückenmark*		
	Spezifiziere die Histologie des Tumors mit der 5. Ziffer		
	225.30		Astrozytäre Tumoren (Astrozytome)
	225.31		Oligodendrogliome
	225.32		Ependymome
	225.33		Andere gliöse Tumoren
	225.34		Neuronale Tumoren
	225.35		Embryonale und Keimzelltumoren
	225.38		Andere: lokale Ausbreitung von regionalen Tumoren
	225.39		Unspezifiziert oder unklassifiziert
	Schließt aus:	Hämangiome (228.0)	
		periphere, sympathische und parasympathische Nerven (215.-)	
		retrobulbäre Tumoren (224.1)	
		Hamartome (759.6)	
225.4	*Spinale Meningen*		
	Spinales Meningiom		
225.8	*Andere*		
225.9	*Abschnitt des Nervensystems unspezifiziert*		

227 Gutartige Tumoren anderer endokriner Drüsen und verwandter Strukturen

    227.0   *Nebennieren*
    227.1   *Nebenschilddrüse*
    227.3   *Hypophyse und Ductus craniopharyngealis*
                Adenome
                Spezifiziere die Histologie des Tumors mit der 5. Ziffer
                227.30   Eosinophil
                227.31   Basophil
                227.32   Gemischt eosinophil-basophil
                227.33   Chromophob
                          227.330   Chromophob, nicht
                                                hormonaktiv
                          227.331   Chromophob, Prolaktinom
                                               (Sekretion von Prolaktin)
                          227.339   Chromophob NAS
                227.38   Andere
                227.39   Unspezifiziert
    227.4   *Zirbeldrüse*
                Spezifiziere die Histologie mit der 5. Ziffer
                227.40   Pinealozytom
                227.48   Andere
                227.49   Unspezifiziert
    227.5   *Karotissinus*

228   **Hämangiome und Lymphangiome jeder Lokalisation**

Schließt aus: blauer oder pigmentierter Naevus (216.-)
    228.0   *Hämangiom, jeder Sitz*
                Angiom (gutartig) (cavernös) (kongenital) NAS
                Hämangiom (gutartig) (kongenital)
                Naevus NAS, cavernös, vaskulär
                Systemische Angiomatose
                Schließt aus: von Hippel-Lindau (759.6)
                                    Sturge-Weber (759.6)
                                    Rendu-Osler (448.0)
                                    Divry-van Bogaert (759.6)
                228.00   Intrakraniell
                228.01   Intraspinal
                228.02   Multipel oder disseminiert
                228.03   Glomustumor
                228.08   Andere
                228.09   Unspezfiziert
    228.1   *Lymphangiome, jeder Sitz*
                Kongenitales Lymphangiom
                Lymphozytärer Naevus

229   **Gutartige Tumoren anderer und unspezifizierter Lokalisation**

Tumoren unklarer Dignität (235-238)

237 **Tumoren unklarer Dignität der endokrinen Drüsen und des Nervensystems**

- 237.0 *Hypophyse und Ductus craniopharyngealis*
- 237.1 *Zirbeldrüse*
- 237.2 *Nebenniere*
- 237.3 *Paraganglien*
- 237.4 *Andere und unspezifizierte endokrine Drüsen*
- 237.5 *Gehirn und Rückenmark*
  Spezifiziere die Histologie mit der 6. Ziffer
  - 237.5X0 Astrozytäre Tumoren (Astrozytome und Gliome)
  - 237.5X1 Oligodendrogliome
  - 237.5X2 Ependymome
  - 237.5X3 Andere gliöse Tumoren
  - 237.5X4 Neuronale Tumoren
  - 237.5X5 Embryonale und Keimzelltumoren
  - 237.5X6 Tumoren des Plexus chorioideus
  - 237.5X8 Andere: Tumorähnliche Veränderungen, örtliche Ausbreitung von regionalen Tumoren
  - 237.5X9 Unspezifiziert oder unklassifiziert
  - 237.50 Gehirn
  - 237.51 Ventrikelsystem einschließlich des Ventrikelbodens
  - 237.52 Kleinhirn
  - 237.53 Hirnstamm
  - 237.54 Rückenmark
  - 237.58 Andere
  - 237.59 Gehirn unspezifiziert
- 237.6 *Meningen*
  - 237.60 Kranial
  - 237.61 Spinal
  - 237.62 Multipel oder disseminiert
  - 237.68 Andere
  - 237.69 Unspezifiziert
- 237.7 *Neurofibromatose*
  von Recklinghausen-Krankheit
  - 237.70 Zentral
  - 237.71 Peripher
  - 237.72 Multipel oder disseminiert
  - 237.79 Unspezifiziert

237.9 *Andere und unspezifizierte Teile des Nervensystems*
    237.90   Hirnnerven
    237.91   Periphere Nerven
    237.92   Sympathische, parasympathische und autonome Ganglien

238 Tumoren unklarer Dignität von anderem und unspezifziertem Sitz und Gewebe

238.0   *Knochen und Gelenkknorpel*
238.4   *Polycythaemia vera*
238.6   *Plasmazellen*
        Plasmozytom NAS
        Solitäres Myelom

TUMOREN UNKLARER NATUR (239)

239 Tumoren unklarer Natur

239.2   *Knochen, Weichteile und Haut*
    239.20   Periphere Nerven
    239.21   Sympathische Nerven
    239.22   Parasympathische Nerven
    239.23   Autonome Ganglien
    239.28   Andere
239.6   *Gehirn*
    239.60   Gehirn mit Ausnahme der Gehirnlappen und der Ventrikel
    239.61   Frontallappen
    239.62   Temporallappen
    239.63   Parietallappen
    239.64   Occipitallappen
    239.65   Ventrikelsystem
    239.66   Kleinhirn
    239.67   Hirnstamm
    239.68   Andere
    239.69   Gehirn, unspezifiziert
239.7   *Endokrine Drüsen und andere Teile des Nervensystems*
    239.70   Hirnnerven
    239.71   Zerebrale Meningen
    239.72   Rückenmark
    239.73   Spinale Meningen
    239.78   Andere

III. ENDOKRINE, ERNÄHRUNGSBEDINGTE UND METABOLISCHE ERKRANKUNGEN UND IMMUNOLOGISCHE KRANKHEITSBILDER

Schließt aus: endokrine und metabolische Störungen, die für den Feten und das Neugeborene typisch sind (775.-)
Beachte: alle Tumoren, gleichgültig ob sie funktionell aktiv sind oder nicht, werden im Abschnitt II klassifiziert. Die Schlüssel im Abschnitt III (z.B. 242.8) können, wenn gewünscht, benutzt werden, um eine funktionelle Aktivität in Verbindung mit einem Tumor oder ektopischem endokrinen Gewebe zu identifizieren.

ERKRANKUNGEN DER SCHILDDRÜSE (240-246)

240 Einfache und unspezifizierte Struma

240.9 *Struma, unspezifiziert*
    240.90 Endemische Struma
    240.98 Andere

242 Thyreotoxikose mit oder ohne Struma

242.0 *Toxische diffuse Struma, Morbus Basedow*
242.1 *Toxische uninoduläre Struma*
242.2 *Toxische multinoduläre Struma*
    Schließt aus: neonatale Thyreotoxikose (775.3)
242.3 *Toxische noduläre Struma, unspezifiziert*
242.8 *Thyreotoxikose anderen spezifizierten Ursprungs*
242.9 *Thyreotoxikose ohne Erwähnung von Struma oder anderer Ursache*

243 Kongenitale Hypothyreose

243.0 *Kretinismus*
    243.-00 Neurologischer endemischer Kretinismus
    243.-01 Myxoedematöser endemischer Kretinismus
    243.-02 Sporadischer Kretinismus
    243.-08 Andere

244 Erworbene Hypothyreose

Schließt ein: Hypothyreose (erworben)
Myxoedem (adult) (juvenil)
244.0 *Postoperative Hypothyreose*
244.1 *Sonstige postablative Hypothyreose*
    Hypothyreose nach Behandlungsmaßnahmen wie Bestrahlung

244.2 *Jodbedingte Hypothyreose*
Hypothyreose nach der Einnahme von Jodpräparaten
Benutze ergänzend den E-Schlüssel um - falls gewünscht - das Medikament zu identifizieren
244.3 *Sonstige iatrogene Hypothyreose*
Hypothyreose nach Verabreichung von Phenylbutazon
Benutze ergänzend den E-Schlüssel um - falls gewünscht - das Medikament zu identifizieren
244.8 *Andere*
244.9 *Unspezifizierte Hypothyreose*
Primäre Hypothyreose oder NAS
Primäres Myxoedem oder NAS

245 Thyreoiditis

246 Andere Erkrankungen der Schilddrüse

246.1 *Hormonbedingte Struma*
Kongenitale Struma
Struma auf dem Boden eines Enzymdefektes in der Synthese der Schilddrüsenhormone

ERKRANKUNGEN DER ANDEREN ENDOKRINEN DRÜSEN (250-259)

250 Diabetes mellitus

In der Kategorie 250 kann - falls gewünscht - die Unterteilung mit der 5. Ziffer erfolgen:
250.X0 Beginn im Erwachsenenalter (Typ 2)
250.X1 Juveniler Typ (Typ 1)
250.X9 Unspezifiziert
Schließt aus: neonataler Diabetes mellitus (775.1)
subklinischer Diabetes (790.2)
Diabetes mellitus als Komplikation von Schwangerschaft, Geburt oder Wochenbett (648.0)
250.0 *Diabetes mellitus ohne Angabe von Komplikationen*
250.2 *Diabetisches Koma*
spezifiziere mit der 6. Ziffer, falls gewünscht:
250.2X0 Ketoazidotisches Koma
250.2X1 Hyperosmolares Koma
250.4† *Diabetes mit ophthalmologischen Manifestationen*
Diabetische Retinopathie (362.0*)
250.5† *Diabetes mit neurologischen Manifestationen*
Diabetische:
Amyotrophie (358.1*)
Mononeuropathie (354.-, 355.-*)
Polyneuropathie (357.2*)
Beachte: für zerebrale vaskuläre Ereignisse bei Diabetes mellitus benutze ergänzend die entsprechende Kategorie

251 Andere Erkrankungen der inneren Sekretion des Pankreas

251.0 *Hypoglykämisches Koma*
    251.00* Durch Insulinom (211.7†)
    251.01 Iatrogen
    251.08 Andere
    251.09 Unspezifiziert

252 Erkrankungen der Nebenschilddrüse

252.0 *Hyperparathyreoidismus*
252.1 *Hypoparathyreoidismus*
    Verkalkung der Basalganglien in Verbindung mit Hypoparathyreoidismus
    Fahr-Krankheit
    Parathyreoprive Tetanie

253 Erkrankungen der Hypophyse und ihrer hypothalamischen Kontrolle

Schließt ein: die genannten Krankheitsbilder unabhängig davon, ob die Läsion in der Hypophyse oder im Hypothalamus liegt
Schließt aus: Cushing-Syndrom (255.0)

253.0 *Akromegalie und Gigantismus*
    Arthropathie in Verbindung mit Akromegalie† (713.0*)
    Überproduktion des Wachstumshormons
253.1 *Sonstige Überfunktion des vorderen Hypophysenvorderlappens*
    Schließt aus: Überproduktion von ACTH (255.3), TSH (242.8)
253.2 *Panhypopituitarismus*
    Schließt aus: iatrogenen Hypopituitarismus (253.7)
    253.20 Sheehan-Syndrom
    253.21 Simmonds-Syndrom
    253.22 Hypophysen-Kachexie
    253.23 Hypophysen-Nekrose (post partum)
    253.28 Andere
    253.29 Unspezifiziert
253.3 *Hypophysärer Zwergwuchs*
    Isolierter Mangel des Wachstumshormons
    Lorain-Levy-Zwergwuchs
253.4 *Andere Erkrankungen des Hypophysenvorderlappens*
    Isolierter oder teilweiser Mangel eines Hypophysenvorderlappenhormons mit Ausnahme des Wachstumshormons
253.5 *Diabetes insipidus*
    Schließt aus: nephrogener Diabetes insipidus (588.1)
253.6 *Andere Erkrankungen der Neurohypophyse*
    Syndrom der inadäquaten Sekretion des ADH

253.7 *Iatrogene Hypophysenerkrankungen*
Hypopituitarismus:
hormoninduziert
durch Hypophysektomie
durch Radiotherapie
Benutze zusätzlich den E-Schlüssel, um - falls gewünscht - die Ursache zu identifizieren
253.8 *Andere Erkrankungen der Hypophyse und andere Syndrome dienzephal-hypophysärer Genese*
    253.80   Abszeß der Hypophyse
    253.81   Adiposogenitale Dystrophie
    253.82   Rathke-Zyste
    253.83   Fröhlich-Syndrom
    253.88   Andere
253.9 *Unspezifiziert*
Dyspituitarismus

254 Erkrankungen des Thymus

Schließt aus: Myasthenia gravis (358.0)

255 Erkrankungen der Nebennieren

Schließt ein: die genannten Krankheitsbilder unabhängig davon, ob die zugrundeliegende Läsion in den Nebennieren oder in der Hypophyse liegt

255.0 *Cushing-Syndrom*
Cushing-Syndrom:
NAS
iatrogen
idiopathisch
hypophysenabhängig
Ektopisches ACTH-Syndrom
Überproduktion von Kortisol
Benutze ergänzend den E-Schlüssel um - falls gewünscht - die Ursache zu identifizieren, wenn das Syndrom medikamenteninduziert ist
255.1 *Hyperaldosteronismus*
Conn-Syndrom
255.2 *Adrenogenitale Erkrankungen*
Adrenogenitale Syndrome, virilisierend oder feminisierend, unabhängig davon, ob erworben oder assoziiert mit kongenitaler Nebennierenhyperplasie auf dem Boden eines angeborenen Enzymdefekts in der Hormonsynthese
255.3 *Sonstige Nebennierenrindenüberfunktion*
Überproduktion von ACTH
255.4 *Nebennierenrindeninsuffizienz*
Addison-Krankheit:
NAS
tuberkulös* (017.6†)

255.5 *Sonstige Nebennierenunterfunktion*
Waterhouse-Friderichsen-Syndrom (durch Meningokokken)* (036.3†)
255.6 *Medulloadrenale Überfunktion*
Katecholamin-Sekretion durch Phaeochromozytom

256 Funktionsstörung des Ovars

257 Funktionsstörung der Hoden

258 Polyglanduläre Dysfunktion und verwandte Erkrankungen

258.0 *Polyglanduläre Aktivität bei multiplen endokrinen Adenomen*
258.8 *Andere*

259 Andere endokrine Erkrankungen

259.0 *Verzögerung in der sexuellen Entwicklung und Pubertät, anderenorts nicht klassifiziert*
259.1 *Vorzeitige sexuelle Entwicklung und Pubertät, nicht anderenorts klassifiziert*
259.2 *Karzinoid-Syndrom*
259.3 *Ektope Hormonsekretion, nicht anderenorts klassifiziert*
259.8 *Andere*
Dysfunktion der Zirbeldrüse
Progerie
Werner-Syndrom
259.9 *Unspezifiziert*

ERNÄHRUNGSBEDINGTE MANGELSYNDROME (260-269)

260 Kwashiorkor

261 Ernährungsbedingter Marasmus

262 Andere schwere Protein-Kalorien-Mangelernährung

263 Andere und unspezifizierte Protein-Kalorien-Mangelernährung

263.0 *Mangelernährung mäßigen Ausmaßes*
263.1 *Mangelernährung geringen Ausmaßes*
263.2 *Entwicklungsstörung nach Protein-Kalorien-Mangelernährung*
263.20 Ernährungsbedingter Zwergwuchs
263.21 Physische Retardierung durch Mangelernährung
263.22 Psychomotorische Retardierung durch Mangelernährung
263.24 Kombination der oben genannten
263.28 Andere

	263.8	*Sonstige Protein-Kalorien-Mangelernährung*
	263.9	*Unspezifiziert*

264 **Vitamin A-Mangel**

265 **Vitamin B1- und Nikotinsäure-Mangelzustände**

    265.0   *Beriberi*
    265.1   *Andere und unspezifizierte Manifestationen von Thiaminmangel*
            265.10   Wernicke-Enzephalopathie
            265.18   Andere
    265.2   *Pellagra*

266 **Mangel von Vitamin B-Komplex-Komponenten**

    266.1   *Vitamin B6-Mangel*
            266.10   Vitamin B6-Mangelsyndrom
            266.18   Andere
    266.2   *Andere B-Komplex-Mangelzustände*
            266.20   Folsäure-Mangel
            266.21   Vitamin B12-Mangel
            266.28   Andere
    266.9   *Unspezifizierter Vitamin B-Mangel*

267 **Askorbinsäuremangel**

268 **Vitamin D-Mangel**

269 **Andere ernährungsbedingte Mangelzustände**

    269.2   *Unspezifizierter Vitaminmangel*
    269.3   *Mineralienmangelzustand, nicht anderenorts klassifiziert*
            269.30   Jodmangel
            269.38   Andere
    269.8   *Sonstige ernährungsbedingte Mangelzustände*
    269.9   *Unspezifiziert*
            Für metabolische und immunologische Erkrankungen (270-279) benutze - falls gewünscht - ergänzende Kategorie, um eine begleitende psychische Retardierung zu identifizieren.

270 **Erkrankungen von Aminosäurentransport und -metabolismus**

Schließt aus: pathologische Befunde ohne manifeste Erkrankung
        (791-796)
        Erkrankungen des Purin- und Pyrimidin-Metabolismus (277.2), Gicht (274.-)

    270.0   *Erkrankungen des Aminosäurentransports*
    270.1   *Phenylketonurie*
    270.2   *Andere Erkrankungen des Stoffwechsels der aromatischen Aminosäuren*

270.3		*Störungen des Stoffwechsels der verzweigtkettigen Aminosäuren*
270.4		*Störungen des Stoffwechsels der schwefelhaltigen Aminosäuren*
270.5		*Störungen des Histidinstoffwechsels*
270.6		*Störungen des Harnstoffzyklus*
270.7		*Andere Störungen des Stoffwechsels der unverzweigten Aminosäuren*
270.8		*Andere*
270.9		*Unspezifiziert*

271 Erkrankungen von Kohlenhydrattransport und -metabolismus

Schließt aus: Störungen der Sekretion von Glukagon (251.4)
Diabetes mellitus (250.-)
Hypoglykämie NAS (251.2)
Mukopolysaccharidosen (277.5)

271.0 *Glykogenosen*
    271.00   McArdle-Erkrankung
    271.01   Pompe-Erkrankung
    271.08   Andere
    271.09   Unspezifiziert
271.1 *Galaktosämie*
271.2 *Hereditäre Fruktoseintoleranz*
271.3 *Intestinaler Disaccharidasemangel und Disaccharidmalabsorption*
271.8 *Andere*
    Schließt aus: subakute nekrotisierende Enzephalopathie (Leigh-Krankheit) (330.8)
    Lafora-Krankheit (333.2)

272 Erkrankungen des Fettstoffwechsels

Schließt aus: Lokalisierte zerebrale Lipidosen (330.1)

272.0 *Reine Hypercholesterinämie*
272.1 *Reine Hypertriglyzeridämie*
272.2 *Gemischte Hyperlipidämie*
272.3 *Hyperchylomikronämie*
272.4 *Andere und unspezifizierte Hyperlipidämie*
272.5 *Lipoproteinmangel*
    272.50   Tangier-Krankheit
    272.51   A-Beta-Lipoproteinämie
    272.58   Andere
272.7 *Lipidosen*
    272.70   Generalisierte Lipidosen
        272.700 Fabry-Erkrankung
        272.701 Gaucher-Erkrankung
        272.702 Niemann-Pick-Erkrankung
        272.703 Farber'sche Granulomatose

272.704 Cholesterolester-Speicher-Erkrankung (Wolman-Erkrankung)
272.705 Zerebro-tendinöse Xanthomatose
272.708 Andere (Anderson-Erkrankung, Sandhof-Erkrankung)
272.71 Mukolipidosen
272.710 Sialosidose, kongenitale Sialosidose, Nephrosialosidose, Mukolipidose Typ I, Goldberg-Syndrom, kirschroter Fleck-Myoklonus-Syndrom
272.711 Fukosidose
272.712 Mannosidose
272.713 Aspartiglukosaminurie
272.714 Mukolipidose Typ II (I-Zell-Erkrankung)
272.715 Mukolipidose Typ III (Pseudo-Hurler-Dystrophie)
272.718 Andere
272.8 *Andere Erkrankungen des Lipidstoffwechsels*
272.9 *Unspezifizierte Erkrankungen des Lipidstoffwechsels*

273 Erkrankungen des Stoffwechsels der Plasmaproteine

Schließt aus: Agammaglobulinämie und Hypogammaglobulinämie (279.-)
Koagulopathien (286.-)
hereditäre hämolytische Anämien (282.-)
273.0 *Polyklonale Hypergammaglobulinämie*
Waldenström'sche Purpura
273.1 *Monoklonale Paraproteinämie*
273.10 In Verbindung mit Myelom
273.11 In Verbindung mit Lymphom
273.12 Gutartige monoklonale Gammopathie (unbekannter Genese)
273.18 Andere
273.2 *Andere Paraproteinämien*
Kryoglobulinämie:
Purpura
Vaskulitis
Gemischte Kryoglobulinämie
273.3 *Makroglobulinämie*
Makroglobulinämie (idiopathisch) (primär)
Waldenström'sche Makroglobulinämie

275 Erkrankungen des Mineralstoffwechsels

Schließt aus: pathologische Befunde ohne klinische Relevanz (790-796)

- 275.1 *Störungen des Kupferstoffwechsels*
  Hepatolentikuläre Degeneration
  Wilson-Krankheit
- 275.2 *Erkrankungen des Magnesiumstoffwechsels*
  Hypermagnesiämie
  Hypomagnesiämie
- 275.3 *Erkrankungen des Phosphor-Metabolismus*
  Familiäre Hypophosphatämie
  Hypophosphatasie
  Vitamin D-restistente Osteomalazie, Rachitis
- 275.4 *Erkrankungen des Kalziumstoffwechsels*
  Kalzinose
  Nephrokalzinose
  Hyperkalzämie
  Hyperkalzinurie
  Pseudohypoparathyreoidismus
  Pseudopseudohypoparathyreoidismus
  Schließt aus: Erkrankungen der Nebenschilddrüse (252.-)
  Vitamin D-Mangel (268.-)
- 275.8 *Andere*
- 275.9 *Unspezifiziert*

276 Störungen des Flüssigkeits-, Elektrolyt- und Säure-Basen-Haushalts

Schließt aus: Diabetes insipidus (253.5)
Familiäre periodische Lähmung (359.3)

- 276.0 *Hyperosmolalität und/oder Hypernatriämie*
- 276.1 *Hypoosmolalität und/oder Hyponatriämie*
- 276.2 *Azidose*
- 276.3 *Alkalose*
- 276.4 *Gemischte Störung des Säure-Basen-Gleichgewichtes*
- 276.5 *Volumenmangel*
  Dehydratation
  Herabgesetztes Volumen von Plasma oder extrazellulärer Flüssigkeit
  Hypovolämie
  Schließt aus: Hypovolämischen Schock:
  postoperativ (998.0)
  traumatisch (958.4)
- 276.6 *Flüssigkeitsintoxikation*
- 276.7 *Hyperkaliämie*
- 276.8 *Hypokaliämie*
- 276.9 *Störungen von Elektrolyten und Flüssigkeit, nicht anderenorts klassifiziert*

277 Andere und unspezifizierte Stoffwechselerkrankungen

- 277.1 *Erkrankungen des Porphyrin-Stoffwechsels*
  Akute intermittierende Porphyrie
- 277.2 *Andere Erkrankungen des Purin- und Pyrimidin-Stoffwechsels*
  Lesch-Nyhan-Syndrom
- 277.3 *Amyloidose*
  - 277.30 Neuropathische (portugiesische) (schweizerische)
  - 277.31 Sekundäre Neuropathie
  - 277.32 Zerebral
  - 277.33 Gemischt
  - 277.38 Andere
- 277.5 *Mukopolysaccharidosen*
  - 277.50 Hurler-Syndrom
  - 277.51 Hurler-Scheie-Kombination
  - 277.52 Scheie-Syndrom
  - 277.53 Hunter-Syndrom
  - 277.54 Sanfilippo-Syndrom
  - 277.55 Morquio-Syndrom
  - 277.56 Maroteaux-Lamy-Syndrom
  - 277.57 Sly-Syndrom
  - 277.58 Di Ferante-Syndrom
  - 277.59 Andere und unspezifizierte
- 277.8 *Andere*
  Histiocytosis X (Letterer-Siwe-Krankheit)
- 277.9 *Unspezifiziert*

278 Fettsucht und sonstige Überernährung

Pickwick-Syndrom

279 Erkrankungen, die Immunmechanismen betreffen

- 279.0 *Herabgesetzte humorale Immunität*
- 279.1 *Herabgesetzte zellvermittelte Immunität*
  Schließt aus: Ataxie-Teleangiektasie-Syndrom (334.8)
- 279.2 *Kombinierter Antikörpermangel*
- 279.3 *Unspezifizierter Antikörpermangel*
- 279.4 *Autoimmunerkrankung, die nicht anderenorts klassifiziert ist*
- 279.5 *Erworbenes Immunmangel-Syndrom (AIDS)*
- 279.8 *Andere*
- 279.9 *Unspezifiziert*

IV. Erkrankungen des Blutes und der Blutbildenden Organe

281 Andere Mangelanämien

281.0 *Perniziöse Anämie*
281.1 *Sonstige Vitamin B12-Mangelanämien*
281.2 *Folatmangel-Anämien*

282 Hereditäre hämolytische Anämien

282.6 *Sichelzell-Anämie*

286 Koagulopathien

286.5 *Hämorrhagische Störungen durch zirkulierende Antikoagulantien*

287 Purpura und andere hämorrhagische Diathesen

287.0 *Allergische Purpura*
287.1 *Qualitativer Plättchendefekt*
287.2 *Sonstige nicht thrombozytopenische Purpura*
287.3 *Primäre Thrombozytopenie*
287.4 *Sekundäre Thrombozytopenie*
287.5 *Unspezifizierte Thrombozytopenie*
287.8 *Sonstige spezifizierte hämorrhagische Diathesen*
287.9 *Unspezifizierte hämorrhagische Diathesen*

288 Erkrankungen der weißen Blutkörperchen

289 Andere Erkrankungen des Blutes und der blutbildenden Organe

289.0 *Sekundäre Polyzythämie*
289.4 *Hypersplenismus*
289.6 *Familiäre Polyzythämie*
289.7 *Methämoglobinämie*
289.8 *Andere*
289.9 *Unspezifiziert*

V. Psychische Erkrankungen

Dieser Abschnitt der Klassifikation unterscheidet sich von den anderen aufgrund eines Glossars, welches unter Hinzuziehung von Experten verschiedener Länder erstellt wurde, um den Inhalt der Rubriken zu definieren. Dieser Unterschied scheint berechtigt, weil sich für Psychiater spezielle Probleme durch den relativen Mangel an unabhängigen Laborbefunden, auf die sich ihre Diagnose stützen ließe, ergeben. Die Diagnose vieler wichtiger psychischer Erkrankungen basiert immer noch weitgehend auf Beschreibungen abweichenden Erfahrens und Verhaltens und ohne einige Unterstützung in Form eines Glossars, welches als Referenzrahmen dienen kann, wird psychiatrische Kommunikation leicht unbefriedigend, sowohl für den Kliniker als auch für statistische Belange.

Viele bekannte Begriffe haben im aktuellen Gebrauch eine unterschiedliche Bedeutung, und es ist wichtig für den Benutzer, die Beschreibungen des Glossars zu berücksichtigen und nicht nur die Überschriften der Abschnitte, wenn die beste Kategorie für das vorliegende Krankheitsbild gesucht wird. Dies ist insbesondere wichtig, wenn darüber hinaus ein eigenes nationales Glossar besteht. Der Hinweis „Benutze eine ergänzende Kategorie, um ... zu identifizieren" ist wichtig, weil es in der Natur vieler pyschiatrischer Krankheitsbilder liegt, daß zwei oder mehrere Kategorien notwendig sind, um das Zustandsbild ausreichend im Hinblick auf die begleitenden oder ursächlichen Faktoren zu beschreiben. Der Hinweis sollte daher, wenn möglich, immer beachtet werden.

In den Fällen, wo keine andere Information vorliegt, als daß eine psychische Störung existiert, kann der Schlüssel V40.9 (unspezifizierte psychische oder Verhaltensprobleme) benutzt werden.

Psychosen (290-299)

Psychische Störungen, bei denen die Beeinträchtigung des Denkens ein solches Ausmaß erlangt hat, daß sie deutlich mit Einsicht, der Fähigkeit üblicher Lebensanforderung zu genügen oder einem adäquaten Realitätsbezug interferieren. Es handelt sich nicht um einen exakten oder gut definierten Begriff. Geistige Retardierung ist ausgeschlossen.

Organisch begründbare Psychosen (290-294)

Syndrome, bei denen eine Beeinträchtigung der Orientierung, des Gedächtnisses, der Auffassung, des Rechnens, der Lernkapazität und der Urteilsfähigkeit vorliegt. Dies sind die essentiellen Symptome, aber es können auch Gleichgültigkeit oder Affektlabilität bestehen, oder aber auch eine mehr durchgehende affektive Störung mit Herabsetzung des ethischen Empfindens mit Übertreibung oder Zuspitzung des persönlichkeitsspezifischen Verhaltens und herabgesetzter Möglichkeit zu unabhängiger Entscheidung.

Psychosen, die sich unter 295-298 klassifizieren lassen, und die die eben genannten Symptome nicht zeigen, sind ausgeschlossen, auch wenn sie mit organischen Erkrankungen assoziiert sind.

Der Begriff „Demenz" in diesem Glossar schließt organische Psychosen chronischen oder progressiven Charakters, wie eben spezifiziert, ein, wenn sie unbehandelt gewöhnlich irreversibel und endgültig sind.

Der Begriff „Delir" in diesem Glossar schließt organische Psychosen mit einer kurzen Verlaufsdauer ein, bei denen die oben genannten Veränderungen überlagert werden durch Bewußtseinsstörungen, Verwirrtheit, Desorientiertheit, Wahnideen, Illusionen und oft lebhafte Halluzinationen.

Schließt ein: Organisches Psychosyndrom

Schließt aus: Nicht psychotische Syndrome organischer Genese (siehe 310.-)
Psychosen, die sich unter 295-298 klassifizieren lassen, und die nicht die oben genannten Symptome zeigen, auch wenn sie mit einer organischen Erkrankung, Verletzung oder Hirnveränderung (z.B. nach einer Geburt) assoziiert sind; diese sollten unter den Ziffern 295-298 verschlüsselt werden, und ergänzende Kategorien sollten verwandt werden, um die begleitende organische Erkrankung zu identifizieren.

290 Senile und präsenile organische Psychosen

Schließt aus: Psychosen, die sich unter 295-298.8 klassifizieren lassen und im Senium ohne Demenz oder Delir auftreten (295-298)
vorübergehende organische Psychosen (293.-)
Demenzen, die nicht als senile, präsenile oder arteriosklerotische klassifiziert werden (294.1)

290.0 *Einfache senile Demenz*

Eine Demenz, die gewöhnlich nach dem Alter von 65 Jahren auftritt und bei der eine andere Hirnveränderung als eine senile Atrophie mit großer Wahrscheinlichkeit ausgeschlossen werden kann.

Schließt aus: leichte Gedächtnisstörungen, die nicht zu einer Demenz führen, in Verbindung mit seniler Hirnerkrankung (310.1)
Senile Demenz:
vom depressiven oder paranoiden Typ (290.2)
mit Verwirrtheit und/oder Delir (290.3)

290.1 *Präsenile Demenz*

Demenz, die gewöhnlich vor dem Alter von 65 Jahren auftritt, bei Patienten mit den relativ seltenen Formen einer diffusen oder lappenbetonten zerebralen Atrophie. Benutze ergänzende Kategorien, um die begleitenden neurologische Veränderungen zu identifizieren.

Psychosyndrom bei präseniler Hirnerkrankung
Umschriebene Atrophie des Gehirns
Demenz bei:
Alzheimer'scher Erkrankung
Pick-Erkrankung

Schließt aus: Multiinfarkt-Demenz (290.4)
　　　　　　 Demenz in Verbindung mit anderen zerebralen Erkrankungen (294.1)

290.2　Senile Demenz vom depressiven oder paranoiden Typ

Ein Typ der senilen Demenz, der im fortgeschrittenen Senium auftritt, einen progressiven Verlauf zeigt und bei dem eine Vielzahl von Wahnideen und Halluzinationen mit Verfolgungsgedanken, depressiven und somatischen Inhalten vorhanden sind. Störungen des Schlaf-Wachrhythmus und Beschäftigung mit verstorbenen Personen sind besonders hervorstechende Zeichen.

Senile Psychose NAS

Schließt aus: senile Demenz:
　　　　　　 NAS (290.0)
　　　　　　 mit Verwirrtheit und/oder Delir (290.3)

290.3　Senile Demenz mit akutem Verwirrtheitszustand

Senile Demenz mit einer im Vordergrund stehenden reversiblen Episode akuter Verwirrtheit

Schließt aus: senile:
　　　　　　 Demenz NAS (290.0)
　　　　　　 Psychose NAS (290.2)

290.4　Multiinfarkt-Demenz

Eine Demenz, die aufgrund von neurologischen Symptomen sich auf eine degenerative Gefäßerkrankung des Gehirns zurückführen läßt. Symptome, die auf eine fokale Läsion im Gehirn hinweisen, sind häufig. Es kann ein fluktuierender oder partieller intellektueller Defekt mit Einsicht vorliegen, und ein intermittierender Verlauf ist häufig. Die klinische Abgrenzung von seniler oder präseniler Demenz, die eventuell gleichzeitig vorliegt, kann sehr schwierig oder unmöglich sein. Benutze ergänzende Kategorien, um die zerebrale Arteriosklerose zu identifizieren (437.0).

Schließt aus: Verdachtsfälle ohne eindeutige Hinweise auf Arteriosklerose (290.9)

290.8　Andere

290.9　Unspezifiziert

291　Alkoholpsychosen

Organische Psychosen, die sich vorwiegend auf einen exzessiven Alkoholgenuß zurückführen lassen; Ernährungsfehler spielen vermutlich eine wichtige Rolle. In einigen dieser Zustände kann Alkoholentzug ätiologisch von Bedeutung sein.

Schließt aus: Alkoholismus ohne Psychose (303)

291.0 Delirium tremens

Akute oder subakute organische psychotische Zustände bei Alkoholikern, die charakterisiert sind durch eingeschränktes Bewußtsein, Desorientiertheit, Angst, illusionäre Verkennungen, Suggestibilität, Halluzinationen jeglicher Art, vor allem optisch und haptisch, Unruhe, Tremor und gelegentlich Fieber.

Alkoholisches Delir

291.1 Korsakow-Psychose, alkoholisch

Ein Syndrom mit hervorstechender und andauernder Reduktion der Gedächtnisspanne, mit insbesondere Verlust des Kurzzeitgedächtnisses, zeitlicher Desorientiertheit und Konfabulationen. Tritt auf bei Alkoholikern als Folgezustand nach akuter Alkoholpsychose (insbesondere Delirium tremens) oder seltener im Verlauf eines chronischen Alkoholismus. Es wird gewöhnlich begleitet von einer peripheren Polyneuropathie und kann mit einer Wernicke-Enzephalopathie vergesellschaftet sein.

Alkoholpsychose mit Polyneuropathie

Schließt aus: Korsakow-Psychose:
    NAS (294.0)
    nicht alkoholisch (294.0)

291.2 Andere Alkohol-Demenz

Nicht halluzinatorische Demenzen, die in Verbindung mit Alkoholismus auftreten, aber nicht durch die Symptome eines Delirium tremens oder einer Korsakow-Psychose charakterisiert sind.

Alkohol-Demenz NAS
Chronisches organisches Psychosyndrom durch Alkohol

291.3 Alkoholhalluzinose

291.4 Pathologischer Rausch

291.5 Alkoholischer Eifersuchtswahn

291.8 Andere

Alkoholentzugssyndrom

Schließt aus: Delirium tremens (291.0)

291.9 Unspezifiziert

292 Drogenpsychosen

Syndrome, die zu den Beschreibungen passen, die für die Rubriken 295-298 (nicht organische Psychosen) gegeben sind, und die sich auf den Konsum von

Drogen (insbesondere Amphetamine, Barbiturate, Opiate und LSD) und Lösungsmitteln zurückführen lassen. Einige der Syndrome in dieser Gruppe sind nicht so schwer wie die meisten Zustände, die als psychotisch eingeordnet werden, aber sie sind hier aus praktischen Gründen aufgenommen. Benutze ergänzend den E-Schlüssel, um die Droge zu identifizieren, und erfasse auch eine Medikamenten- oder Drogenabhängigkeit (304.-), sofern sie vorhanden ist.

292.0	*Drogenentzugssyndrom*
292.1	*Drogeninduzierte paranoide und/oder halluzinatorische Zustände*
292.2	*Pathologische Drogenintoxikation*
292.8	*Andere*
292.9	*Unspezifiziert*

293 Vorübergehende organische Psychosen

Zustände, die durch ein eingeschränktes Bewußtsein, Verwirrtheit, Desorientiertheit, Illusionen und häufig lebhafte Halluzinationen charakterisiert sind. Sie sind in der Regel auf intra- oder extrazerebrale toxische, infektiöse, metabolische Störungen oder Systemerkrankungen zurückzuführen und zumeist reversibel. Depressive und paranoide Symptome können auch vorhanden sein, sind jedoch nicht Leitsymptom. Benutze ergänzende Kategorien, um assoziierte organische oder neurologische Erkrankungen zu identifizieren.

Schließt aus: Verwirrtheitszustand oder Delir, das eine senile Demenz
 überlagert (290.3)
 Demenz durch:
 Alkohol (291.-)
 Arteriosklerose (290.4)
 senil (290.0)

293.0 *Akuter Verwirrtheitszustand*

Kurzdauernder Zustand des oben beschriebenen Typs, der Stunden oder Tage dauert.

Akute(s):
 Delir
 Fieberpsychose
 organische Psychose
 posttraumatische organische Psychose
 organisches Psychosyndrom
 Psychose in Verbindung mit endokrinen, metabolischen oder zerebrovaskulären Krankheitsbildern
Epileptischer:
 Verwirrtheitszustand
 Dämmerzustand

293.1 *Subakuter Verrwirrtheitszustand*

Zustände des oben beschriebenen Typs, bei denen die Symptome - in der Regel weniger deutlich - über mehrere Wochen oder länger anhalten, wobei während dieser Zeit die Intensität deutlich fluktuieren kann.

Subakute(s):
Delir
Psychose bei Infektionserkrankung
organische Psychose
posttraumatische organische Psychose
organisches Psychosyndrom
Psychose in Verbindung mit endokriner oder metabolischer Erkrankung

293.8 *Andere*

293.9 *Unspezifiziert*

294 Andere organische Psychosen (chronisch)

294.0 *Korsakow-Psychose oder -Syndrom (nicht alkoholisch)*

Syndrome wie unter 291.1 beschrieben, die sich nicht auf Alkohol zurückführen lassen.

294.1 *Demenzen bei Krankheitsbildern, die anderenorts klassifiziert sind*

Demenzen, die sich nicht als senile, präsenile oder Multiinfarktdemenz (290.-) klassifizieren lassen, die aber mit anderen Grundkrankheiten assoziiert sind.

Demenz bei:
zerebraler Lipidose
Epilepsie
progressiver Paralyse
hepatolentikulärer Degeneration
Chorea Huntington
Multipler Sklerose
Polyarteriitis nodosa

Benutze ergänzende Kategorie, um die zugrundeliegende organische Erkrankung zu identifizieren.

294.8 *Andere*

Zustände, die die Kriterien für eine organische Psychose erfüllen, aber nicht in Form eines Verwirrtheitszustandes (293.-), einer nicht alkoholischen Korsakow-Psychose (294.0) oder einer Demenz (294.1) auftreten.

Gemischte paranoide und affektive organische Psychosen
Epileptische Psychose NAS (verschlüssele auch 345.-)

Schließt aus: Leichte Gedächtnisstörungen, die nicht zu einer Demenz führen (310.1)

294.9 *Unspezifiziert*

ANDERE PSYCHOSEN (295-299)

295 Schizophrene Psychosen

Schließt ein: Katatonie

296 Affektive Psychosen

Psychische Störungen, in der Regel rezidivierend, bei denen eine schwere Beeinträchtigung der Stimmung (meist als Depression und Angst, aber auch als gehobene Stimmung und Erregung) besteht, welche durch eins oder mehrere der folgenden Symptome begleitet wird: Wahnideen, Ratlosigkeit, gestörte Selbsteinschätzung, Störungen von Wahrnehmung und Verhalten. Alle diese Störungen stehen in Einklang mit der vorherrschenden Stimmung des Patienten (so auch Halluzinationen, wenn sie auftreten). Es besteht eine starke Tendenz zu suicidalen Handlungen. Aus praktischen Gründen können auch leichte Störungen der Stimmung hier erfaßt werden, wenn die Symptome eng zu den gegebenen Beschreibungen passen. Dies gilt insbesondere für die milde Hypomanie.

Schließt aus: reaktive depressive Psychose (298.0)
reaktiver Erregungszustand (298.1)
neurotische Depression (300.4)

296.0 *Manisch-depressive Psychose, manischer Typ*

Psychische Störungen, die charakterisiert sind durch gehobene Stimmung oder Erregung ohne Bezug zu den Lebensumständen des Patienten und von gesteigerter Lebhaftigkeit (Hypomanie) bis zu gefährlicher, meist unkontrollierbarer Erregung reichend. Agressivität und Gereiztheit, Ideenflucht, Zerstreutheit, eingeschränkte Urteilsfähigkeit und Größenideen sind häufig.

Hypomanie NAS
Hypomane Psychose
Monopolare Manie NAS
Manische Erkrankung
Manische Psychose
Manisch-depressive Psychose oder Reaktion:
 hypomanisch
 manisch

Schließt aus: Biphasischer Typ, wenn zuvor eine depressive Phase war (296.2)

296.1 *Manisch-depressive Psychose, depressiver Typ*

Eine affektive Psychose, in der eine depressive Verstimmung mit Trauer und Hoffnungslosigkeit und einem gewissen Maß an Angst besteht. Häufig findet sich eine reduzierte Aktivität, aber es können auch Unruhe und Agitiertheit vorliegen. Es besteht eine deutliche Tendenz zu Rezidiven; in einigen Fällen können diese in regelmäßigen Abständen auftreten.

Depressive Psychose
Endogene Depression
Involutionsdepression
Manisch-depressive Reaktion, depressiv
Monopolare Depression
Psychotische Depression

Schließt aus: biphasischen Typ, wenn eine vorhergegangene Phase manisch war (296.3), Depression NAS (311)

296.2 *Manisch-depressive Psychose, biphasischer Typ, im Moment manische Phase*

Eine affektive Psychose mit sowohl depressiven als auch manischen Phasen, entweder alternierend oder getrennt durch ein symptomfreies Intervall; im Moment liegt eine manische Phase vor (manische Phasen sind weit weniger häufig als depressive).

Bipolare Erkrankung, jetzt manisch

Schließt aus: kurze kompensatorische oder überschießende Stimmungsschwankungen (296.8)

296.3 *Manisch-depressive Psychose, biphasischer Typ, im Moment depressive Phase*

Biphasischer Typ (siehe 296.2), bei dem die depressive Phase im Moment besteht

Bipolare Erkrankung, jetzt Depression

Schließt aus: kurze kompensatorische oder überschießende Stimmungsschwankung (296.8)

296.4 *Manisch-depressive Psychose, biphasischer Typ, gemischt*

Eine affektive Psychose, in der sowohl manische als auch depressive Symptome zur selben Zeit vorliegen.

296.5 *Manisch-depressive Psychose, biphasischer Typ ohne Spezifikation der akutellen Phase*

Biphasischer Typ (siehe 296.2), bei dem die akutelle Phase nicht als entweder manisch oder depressiv spezifiziert wird.

296.6 *Manisch-depressive Psychose, sonstige und unspezifizierte*

Benutze diesen Schlüssel für Fälle, wo keine andere Information vorliegt, außer der unspezifischen Bezeichnung manisch-depressive Psychose; oder für Syndrome, die zu den Beschreibungen von depressiven (296.1) oder manischen (296.0) Phasen passen, die aber aus anderen Gründen nicht unter 296.0-296.5 klassifiziert werden können.

Manisch-depressive Psychose:
NAS
gemischter Typ
Manisch-depressive(s):
Reaktion NAS
Syndrom NAS

296.8	*Andere*
296.9	*Unspezifiziert*

297 Paranoide Zustände

298 Andere nicht organische Psychosen

298.0	*Depressiver Typ*
298.1	*Exzitativer Typ*

298.2 *Reaktive Verwirrtheit*

Psychische Störungen mit eingeschränktem Bewußtsein, Desorientheit (obwohl weniger deutlich als bei organisch begründeter Verwirrtheit) und herabgesetzter Zugänglichkeit, oft von überschießender Aktivität begleitet und offensichtlich durch emotionalen Streß hervorgerufen.

Psychogene Verwirrtheit
Psychogener Dämmerzustand

Schließt aus: akuter Verwirrtheitszustand (293.0)

298.3	*Akute paranoide Reaktion*
298.4	*Psychogene paranoide Psychose*
298.8	*Andere und unspezifizierte reaktive Psychosen*
298.9	*Unspezifizierte Psychose*

299 Psychosen des Kindesalters

Diese Kategorie sollte nur verwandt werden für Psychosen, die immer vor der Pubertät beginnen. Psychosen vom Erwachsenentyp wie Schizophrenie oder manisch-depressive Psychose, die in der Kindheit auftreten, sollten unter den entsprechenden Ziffern, z.B. 295 und 296, verschlüsselt werden.

299.0	*Infantiler Autismus*
299.1	*Desintegrative Psychose*
299.8	*Andere*
299.9	*Unspezifizierte*

Neurosen, Persönlichkeitsstörungen und andere nicht psychotische psychische Erkrankungen (300-316)

300 Neurosen

300.0 *Angstzustände*

Variable Kombinationen von physischen und psychischen Angstsymptomen, die sich nicht auf eine tatsächliche Gefahr zurückführen lassen, und die entweder anfallsweise oder als Dauerzustand auftreten.
Angst: Neurose, Reaktion, Zustand (neurotisch)
Panik: Attacke, Störung, Zustand

Schließt aus: Neurasthenie (300.5)
Funktionelle Störungen (306.-)

300.1 *Hysterie*

Psychische Störungen, bei denen Motive, von denen der Patient nichts zu wissen scheint, entweder eine Bewußtseinseinengung oder Störungen motorischer oder sensibler Funktionen produzieren, die einen psychologischen Vorteil oder eine symbolische Bedeutung zu haben scheinen. Sie können charakterisiert sein durch ein Konversionsphänomen oder durch einen Dämmerzustand. Bei der Konversionsform besteht das Hauptsymptom aus einer psychogenen Funktionsstörung in irgendeinem Teil des Körpers, z.B. Lähmungen, Zittern, Erblindung, Taubheit, Anfälle. Beim Dämmerzustand ist das hervorstechende Symptom die Einengung des Bewußtseinsfeldes, wobei diese Einengung einem unbewußten Ziel zu dienen scheint und oft begleitet oder gefolgt wird von einer selektiven Amnesie. Es können dramatische, aber grundsätzlich oberflächliche Veränderungen der Persönlichkeit auftreten, manchmal in Form eines dranghaften Weglaufens. Das Verhalten kann eine Psychose oder eher die Vorstellung des Patienten von einer Psychose imitieren.

Astasie-Abasie, hysterische
Entschädigungsneurose
Konversionsneurose, Hysterie
Konversionsreaktion
Hysterischer Dämmerzustand
Ganser-Syndrom, hysterisch
Hysterie NAS
Alternierende Bewußtseinszustände

Schließt aus: Anpassungsstörung (309.-)
Anorexia nervosa (307.1)
Akute Belastungsreaktion (308.-)
Hysterische Persönlichkeit (301.5)
Funktionelle Erkrankungen (306.-)

300.2 *Phobie*
300.3 *Zwangsneurose*
300.4 *Neurotische Depression*

300.5	*Neurasthenie*	
300.6	*Depersonalisationssyndrome*	
300.7	*Hypochondrie*	
300.8	*Andere neurotische Erkrankungen*	
300.9	*Unspezifiziert*	
	Suizidtendenzen	

301 Persönlichkeitsstörungen

302 Sexuelle Abweichungen und Störungen

302.7 *Frigidität und Impotenz*
302.8 *Andere*

303 Alkoholabhängigkeit

304 Drogenabhängigkeit

304.0 *Morphin-Typ*
304.1 *Barbiturat-Typ*
304.2 *Kokain*
304.3 *Kannabis*
304.4 *Amphetamin-Typ und andere Psychostimulantien*
304.5 *Halluzinogene*
304.6 *Andere*
304.7 *Polytoxikomanie einschließlich des Morphin-Typs*
304.8 *Polytoxikomanie unter Ausschluß des Morphin-Typs*
304.9 *Unspezifiziert*

305 Drogenabusus ohne Abhängigkeit

306 Funktionelle Störungen aufgrund psychischer Faktoren

306.0 *Muskel- und Skelettsystem*
306.1 *Atmung*
306.2 *Kardiovaskulär*
306.3 *Haut*
306.4 *Gastrointestinal*
306.5 *Urogenital*
306.6 *Endokrin*
306.7 *Sinnesorgane*
306.8 *Andere*
306.9 *Unspezifiziert*

307 Spezielle Symptome oder Syndrome, die anderenorts nicht klassifiziert sind

307.0 *Stammeln und Stottern*
307.1 *Anorexia nervosa*

307.2 Tics

Erkrankungen keiner bekannten organischen Genese, bei denen das hervorstechende Merkmal schnelle unwillkürliche, offensichtlich unabsichtliche und häufig wiederholte Bewegungen sind, die nicht durch irgendeine neurologische Erkrankung erklärt werden können. Jeder Teil des Körpers kann involviert sein, besonders häufig ist das Gesicht betroffen. Es kann nur eine Form des Tics vorhanden sein, es können auch verschiedene Tics sich kombinieren, wobei diese alternierend oder konsekutiv auftreten können. Als Gilles de la Tourette-Syndrom wird ein seltenes Krankheitsbild bezeichnet, das bei Individuen unterschiedlicher Intelligenz auftritt, bei dem Gesichtstics und Tic-ähnliche Kehllaute im Verlauf zunehmen und generalisieren, und bei dem später ganze Worte oder kurze Sätze (oft mit einem obszönen Inhalt) stoßweise und unwillkürlich ausgestoßen werden. Es bestehen Übergänge zu den anderen Formen des Tics.

Schließt aus: Nägelkauen oder Daumenlutschen (307.9)
Stereotypien, die unter Isolationsbedingungen auftreten (307.3)
Tics organischer Ursache (333.3)

307.20	Tic-Erkrankung, unspezifiziert
307.21	Vorübergehende Tics im Kindesalter
307.22	Chronische motorische Tic-Erkrankung
307.23	Gilles de la Tourette-Syndrom
	Motorisches und verbales Tic-Syndrom
307.28	Andere

307.3 *Stereotype wiederholte Bewegungen*

Erkrankungen, bei denen willkürlich wiederholte stereotype Bewegungen, die sich nicht auf eine psychiatrische oder neurologische Erkrankung zurückführen lassen, im Vordergrund stehen. Schließt ein: Kopfschaukeln, Spasmus nutans, stereotype Fingerbewegungen und Augenbohren. Solche Bewegungen sind insbesondere häufig bei Fällen von geistiger Retardierung durch Sinnesbehinderung oder monotone Umgebung.

Stereotypien NAS

Schließt aus: Tics:
NAS (307.2)
organischer Genese (333.3)

307.4 *Spezifizierte Schlafstörungen*

Diese Kategorie sollte nur benutzt werden, wenn eine genauere medizinische oder psychiatrische Diagnose nicht gestellt werden kann.
Schließt aus: Narkolepsie (347.0)
unspezifizierte Ursache (780.5)

307.40	Nicht organische Schlafstörung, unspezifiziert

307.41	Vorübergehende und situationsgebundene funktionelle Störungen des Einschlafens und Durchschlafens (DIMS).

Hyposomnie ⎫ verbunden mit akuten
Insomnie ⎬ oder intermittierenden
 ⎪ emotionalen
Schlaflosigkeit ⎨ Reaktionen oder
 ⎭ Konflikten

307.42	Persistierende funktionelle Störungen von Einschlafen und Durschlafen: mit Symptomen von Persönlichkeitsstörungen mit affektiven Erkrankungen mit anderen funktionellen Psychosen nicht weiter spezifiziert
307.43	Vorübergehende oder situationsgebundene funktionelle Störungen mit vermehrtem Schlaf (Hypersomnie) (DOES)
307.44	Persistierende funktionelle Störungen mit übermäßigem Schlaf: bei affektiven Erkrankungen bei anderen funktionellen psychiatrischen Erkrankungen nicht näher spezifiziert
307.45	Phasenweise Unterbrechung des 24 Stunden Schlaf-Wachrhythmus: das Syndrom des raschen Zeitzonenwechsels („Jet-Syndrom") durch Schichtarbeit bedingte Veränderungen im üblichen Schlaf-Wachrhythmus, häufig wechselnder Schlaf-Wachrhythmus irreguläres Schlaf-Wachmuster nicht weiter spezifizierte Störung des Schlaf-Wachrhythmus
307.46	Nachtwandeln (Somnambulismus) Nachtangst (Pavor nocturnus, incubus)
307.47	Andere Störungen der Schlafstadien oder des Aufwachens aus dem Schlaf Alpträume (Nightmare) Schlaftrunkenheit Nicht weiter spezifizierte Parasomnie Schließt aus: schlafgebundenes Einnässen (307.6)
307.48	Wiederholte Schlafeinbrüche Wiederholte rapid-eye-movement Schlafunterbrechungen Atypische polysomnographische Befunde
307.49	Andere Kurzschläfer

		Subjektive Klagen über Schlafmangel ohne objektive Befunde

> Subjektive Klagen über Schlafmangel
> ohne objektive Befunde
> Langschläfer
> Subjektive Klagen über vermehrten Schlaf ohne objektive Befunde
> Ungenügender Schlaf

307.5 *Andere und unspezifizierte Störungen des Essens*
307.6 *Einnässen*
307.7 *Einkoten*

307.8 *Psychogener Schmerz*

Fälle, bei denen Schmerzen aus psychischer Ursache bestehen, z.B. Kopfschmerzen oder Rückenschmerzen, wenn eine genauere medizinische oder psychiatrische Diagnose nicht gestellt werden kann.

Schließt aus: Migräne (346.-)
> Schmerzen, die sich nicht spezifisch einer psychologischen Ursache zuordnen lassen:
> Rückenschmerzen (724.5)
> Kopfschmerzen (784.0)
> Gelenkschmerzen (719.4)
> Gliedmaßenschmerzen (729.5)
> Lumbago (724.2)
> Rheumatisch (729.0)

    307.80   Spannungskopfschmerz
    307.81   Psychogene Rückenschmerzen
    307.88   Andere

307.9 *Andere und unspezifizierte*

308 Akute Belastungsreaktion

309 Anpassungsstörung

310 Spezifische nicht psychotische psychische Störungen nach organischer Hirnschädigung

Beachte: Diese Kategorie sollte nur benutzt werden für Zustände, bei denen das Erscheinungsbild der Störung durch die Hirnpathologie bestimmt wird.

Schließt aus: Neurosen, Persönlichkeitsstörungen und andere nicht psychotische Zustände, die zwar in ihrem Erscheinungsbild funktionellen Krankheitsbildern ähneln, aber in Verbindung mit einer organischen Erkrankung auftreten; in diesem Falle Verschlüsselung mit 300.-, 301.- usw., mit zusätzlicher Kategorie, um die organische Veränderung zu identifizieren.

310.0 *Frontalhirnsyndrom*

Verhaltensänderungen auf dem Boden einer Verletzung der Frontallappen des Gehirns oder im Gefolge von Veränderungen der Verbindungsbahnen dieser Region. Es besteht eine generell herabgesetzte Selbstkontrolle, Voraussicht, Kreativität und Spontaneität, die sich als vermehrte Irritabilität, Egozentrizität, Unruhe und fehlende Beachtung von Dritten manifestieren kann. Gewissenhaftigkeit und Konzentrationsfähigkeit sind oft herabgesetzt, aber eine messbare Veränderung von Intellekt oder Gedächtnis muß nicht notwendigerweise vorhanden sein. Der Gesamteindruck ist oft der einer emotionalen Abstumpfung, Antriebslosigkeit und Verlangsamung; aber insbesondere bei Personen, die früher energische, unruhige oder aggressive Charakterzüge hatten, kann sich eine Veränderung in Richtung auf impulsives Verhalten, Gefühlsausbrüche, Hemmungslosigkeit und dümmliche Heiterkeit einstellen, und unrealistische Ambitionen können sich entwickeln. Die Art der Veränderungen hängt gewöhnlich von der prämorbiden Persönlichkeit ab. Eine gewisse Rückbildung ist möglich und kann im Verlauf von Jahren eintreten.

Leukotomie-Syndrom
Postleukotomie-Syndrom (Zustand nach Leukotomie)

Schließt aus: postkontusionelles Syndrom (310.2)

310.1 *Intelligenz- oder Persönlichkeitsveränderungen anderer Art*
310.2 *Postkontusionelles Syndrom*
310.8 *Andere*
Schließe hier Erkrankungen ein, die das postkontusionelle Syndrom (310.2) imitieren und mit infektiösen oder anderen Erkrankungen des Gehirns und seiner Häute assoziiert sind.
Andere fokale (partielle) organische Psychosyndrome
310.9 *Unspezifiziert*

311 Depressive Erkrankung, nicht anderenorts klassifiziert

Zustände von Depression gewöhnlich mäßiger, aber gelegentlich auch deutlicher Intensität, die keine spezifisch manisch-depressiven oder andere psychotische Symptome zeigen, und die nicht assoziiert sind mit Streßsituationen oder anderen Veränderungen, die unter dem Begriff neurotische Depression spezifiziert sind.

Depressive Erkrankung NAS
Depressiver Zustand NAS
Depression NAS

Schließt aus: akute Belastungsreaktion mit depressiven Symptomen (308.0)
affektive Persönlichkeitsstörung (301.0)
affektive Psychose (296.-)
kurze depressive Reaktion (309.0)
spezifische emotionale Störungen des Kindes- und Jugendalters mit Niedergeschlagenheit und Traurigkeit (313.1)

Anpassungsstörung mit depressiven Symptomen (309.4)
neurotische Depression (300.4)
prolongierte depressive Reaktion (309.1)
psychogene depressive Psychose (298.0)

312 Störungen des Sozialverhaltens, nicht anderenorts klassifiziert

313 Spezifische emotionale Störungen des Kindes- und Jugendalters

314 Hyperkinetische Syndrome des Kindesalters

314.0 *Einfache Störung der Aktivität und Aufmerksamkeit*
314.1 *Hyperkinesen mit Entwicklungsverzögerung*
314.2 *Hyperkinetisches Syndrom mit gestörtem Sozialverhalten*
314.8 *Andere*
314.9 *Unspezifiziert*

315 Umschriebene Entwicklungsstörungen

Eine Gruppe von Erkrankungen, bei denen eine umschriebene Entwicklungsstörung das Hauptsymptom ist. In jedem Fall besteht eine Verbindung zu biologischen Reifungsvorgängen, aber die Entwicklung wird auch durch nicht biologische Faktoren beeinflußt und die Kodierung hat keine ätiologischen Implikationen.

Schließt aus: wenn eine neurologische Erkrankung zugrundeliegt
(320-389)

315.0 *Umschriebene Leseschwäche (Legasthenie)*

Erkrankungen, bei denen das Hauptsymptom eine schwere Beeinträchtigung in der Entwicklung von Lesen oder Rechtschreibung ist, ohne daß eine generelle intellektuelle Behinderung oder ungenügende Unterrichtung vorläge. Sprech- oder Sprachschwierigkeiten, beeinträchtigte Rechts-Linksunterscheidung, sensomotorische Störungen und Kodierungsschwierigkeiten sind häufig assoziiert. Ähnliche Probleme finden sich oft bei anderen Mitgliedern der Familie. Ungünstige psychosoziale Einflüsse können vorliegen.

Entwicklungsbedingte Dyslexie
Umschriebene Rechtschreibstörung

315.1 *Umschriebene Rechenschwäche*

Erkrankungen, bei denen das Hauptsymptom eine schwere Beeinträchtigung in der Entwicklung der Rechenfähigkeit ist, die sich nicht auf eine generelle intellektuelle Behinderung oder auf eine inadäquate Unterrichtung zurückführen läßt.

Dyskalkulie

315.2 Andere umschriebene Lernschwächen

Erkrankungen, bei denen das Hauptsymptom eine schwere Beeinträchtigung in der Entwicklung anderer Lerninhalte ist, wobei sich diese nicht auf eine generelle intellektuelle Behinderung oder auf eine inadäquate Unterrichtung zurückführen lassen.

Schließt aus: Rechenschwäche (315.1)
Leseschwäche (Legasthenie) (315.0)

315.3 Entwicklungsbedingte Sprech- oder Sprachstörung

Erkrankung, bei der das Hauptsymptom eine schwere Beeinträchtigung in der Entwicklung von Sprechen oder Sprache (Syntax oder Semantik) ist, wobei diese sich nicht auf eine generelle intellektuelle Behinderung zurückführen läßt. Meistens besteht eine Verzögerung in der Entwicklung der normalen Wort- und Geräuschproduktion, aus der eine Beeinträchtigung der Artikulation resultiert. Auslassungen und Substitutionen von Konsonanten sind besonders häufig. Es kann auch eine verspätete Sprachproduktion vorliegen. Selten besteht auch ein Rückstand im Sprachverständnis. Schließt Fälle ein, bei denen die Verzögerung sich weitgehend auf eine umweltbedingte Isolation zurückführen läßt.

Entwicklungsbedingte Aphasie
Dyslalie

Schließt aus: erworbene Aphasie (784.3)
elektiver Mutismus (309.8, 313.0 oder 313.2)
Lispeln und Lallen (307.9)
Stammeln und Stottern (307.0)

315.4 Umschriebene motorische Entwicklungsstörung

Erkrankungen, bei denen das Hauptsymptom eine schwere Beeinträchtigung in der Entwicklung der motorischen Koordination ist, wobei sich diese nicht durch eine generelle intellektuelle Behinderung erklären läßt. Die Ungeschicklichkeit ist häufig mit Wahrnehmungsstörungen assoziiert.

Ungeschicklichkeitssyndrom
Dyspraxie-Syndrom

315.5 Kombinierte Entwicklungsstörung

Eine Verzögerung in der Entwicklung einer speziellen Fähigkeit (z.B. lesen, rechnen, sprechen oder Koordination) ist häufig vergesellschaftet mit geringer ausgeprägten Verzögerungen auch anderer Fähigkeiten. Wenn dies auftritt, sollte die Verschlüsselung sich an dem am schwersten Betroffenen orientieren. Die Kategorie für die kombinierte Entwicklungstörung sollte nur verwandt werden, wenn die Mischung der verzögerten Fähigkeiten so ist, daß keine Einzelfähigkeit bevorzugt betroffen ist.

315.8	*Andere*
315.9	*Unspezifiziert*
	Entwicklungsstörung NAS

316 Psychische Faktoren in Verbindung mit Erkrankungen, die anderenorts klassifiziert sind (psychosomatische Erkrankungen)

OLIGOPHRENIE (317-319)

317 Geringe Oligophrenie

leichte intellektuelle Behinderung
IQ 50-70

318 Sonstige Ausprägungsgrade der Oligophrenie

318.0 *Mäßige Oligophrenie*
Imbezillität
IQ 35-49
Mäßige intellektuelle Behinderung
318.1 *Schwere Oligophrenie*
IQ 20-34
Schwere intellektuelle Behinderung
318.2 *Hochgradige Oligophrenie*
Idiotie
IQ unter 20
Schwerste intellektuelle Behinderung

319 Unspezifizierte Oligophrenie

Oligophrenie NAS
Intellektuelle Behinderung NAS

VI. Erkrankungen des Nervensystems und der Sinnesorgane

Entzündliche Erkrankungen des zentralen Nervensystems (320-326)

320 Bakterielle Meningitis

Schließt ein: bakterielle Arachnoiditis, Leptomeningitis, Meningitis, bakterielle Meningoenzephalitis, Meningomyelitis, Pachymeningitis

- 320.0 *Haemophilus-Meningitis*
  Meningitis durch Haemophilus influenzae
- 320.1 *Pneumokokken-Meningitis*
- 320.2 *Streptokokken-Meningitis*
- 320.3 *Staphylokokken-Meningitis*
- 320.4* *Tuberkulöse Meningitis* (013.0†)
- 320.5* *Meningokokken-Meningitis* (036.0†)
- 320.7* *Meningitis bei sonstigen bakteriellen Erkrankungen, die anderenorts klassifiziert sind*
  - 320.70* Meningitis bei Gonokokkeninfektion (098.8†)
  - 320.71* Meningitis bei Listeriose (027.0†)
  - 320.72* Meningitis bei Neurosyphilis (094.2†)
  - 320.73* Meningitis bei Salmonellosen (003.2†)
  - 320.74* Meningitis bei Syphilis: konnatal (090.4†), sekundär (091.8†)
  - 320.75* Meningitis bei Typhus (002.0†)
  - 320.76* Meningoradikulitis:
    durch Spirochäten (Ixodes ricinus-Zeckenpolyneuritis, Garin-Bujadoux-Bannwarth-Syndrom) (134.8†)
    bei Lyme-Krankheit (134.8†)
  - 320.78* Meningitis bei anderen bakteriellen Infektionen
- 320.8 *Meningitis durch andere spezifizierte Bakterien*
  Meningitis durch: Escherichia coli (E.coli), Friedländer-Bakterien
- 320.9 *Meningitis durch unspezifizierte Bakterien*
  Meningitis: bakteriell NAS
  eitrig NAS
  purulent NAS
  suppurativ NAS

321* Meningitis durch andere Erreger

Schließt ein: Arachnoiditis, Leptomeningitis, Meningitis, Pachymeningitis, durch nichtbakterielle Erreger

321.0*	*Pilzmeningitis* (110-118†)	
	321.00*	Kryptokokken-Meningitis (117.5†)
	321.01*	Torula-Meningitis (117.5†)
	321.08*	Andere
321.1*	*Meningitis durch Coxsackie-Viren* (047.0†)	
321.2*	*Meningitis durch ECHO-Viren* (047.1†)	
	Meningo-eruptives Syndrom	
321.3*	*Meningitis durch Varizellen-Zoster-Virus* (053.0†)	
321.4*	*Meningitis durch Herpes simplex-Virus* (054.7†)	
321.5*	*Meningitis durch Mumps-Virus* (072.1†)	
321.6*	*Lymphozytäre Choriomeningitis* (049.03†)	
321.7*	*Meningitis durch andere und unspezifizierte Viren*	
	321.70*	Meningitis durch Arboviren (060-066†)
	321.71*	Aseptische Meningitis NAS (047.9†)
	321.79*	Virus-Meningitis NAS (047.9†)
321.8*	*Andere*	
	321.80*	Meningitis bei Leptospirosen (100.8†)
	321.81*	Meningitis bei Trypanosomiasis (086.-†)
	321.82*	Meningitis bei Sarkoidose (135†)

322 Meningitis unspezifizierter Ursache

Schließt ein: Arachnoiditis, Leptomeningitis, Meningitis, Pachymeningitis ohne spezifizierten Erreger

322.0	*Nicht eitrige Meningitis*	
	Meningitis mit klarem Liquor	
322.1	*Eosinophile Meningitis*	
322.2	*Chronische Meningitis*	
322.9	*Unspezifizierte Meningitis*	
	Schließt aus: Uveomeningitis (364.2)	
	322.90	Chiasma-Arachnoiditis
	322.91	Zerebrale Arachnoiditis NAS
	322.92	Spinale Arachnoiditis NAS
	322.98	Andere

323 Enzephalitis, Myelitis und Enzephalomyelitis

Schließt ein: akute disseminierte Enzephalomyelitis, Meningoenzephalitis mit Ausnahme der (akuten) bakteriellen Meningomyelitis und Myelitis:
aufsteigende
Querschnitts-

Schließt aus: bakterielle:
Meningoenzephalitis (320.-)
Meningomyelitis (320.-)
Creutzfeldt-Jakob-Erkrankung (331.5)
progressive multifokale Leukoenzephalopathie (331.6*)

323.0*	*Kuru* (046.0†)	
323.1*	*Subakute sklerosierende Panenzephalitis* (046.2†)	
	Dawson-Enzephalitis	
	Van Bogaert'sche subakute sklerosierende Leukoenzephalitis	
323.2*	*Poliomyelitis* (045.-†)	
323.3*	*Arthropodenübertragene virale Enzephalitis* (062-064†)	
323.4*	*Sonstige erregerbedingte Enzephalitiden*	
	323.40*	Herpes simplex-Enzephalitis (054.3†)
	323.41*	Enzephalitis bei Meningokokken-Infektion (036.1†)
	323.42*	Mumps-Enzephalitis (072.2†)
	323.43*	Röteln-Enzephalitis (056.0†)
	323.44*	Enzephalitis bei Syphilis (094.8†), kongenital (090.4†)
	323.45*	Enzephalitis bei Trypanosomiasis (086.-†)
	323.46*	Enzephalitis bei Tuberkulose (013.8†)
	323.47*	Enzephalitis bei Toxoplasmose (130†)
	323.48*	Virale Enzephalitis NAS (049.9†)
	323.49*	Meningoenzephalitis durch freilebende Amoeben (Naegleria) (136.2†)
323.5	*Enzephalitis nach Immunisierungsmaßnahmen*	
	Enzephalitis, Enzephalomyelitis nach Immunisierung oder Impfung	
	Benutze, falls gewünscht, ergänzend den E-Schlüssel, um die Vakzine zu identifizieren.	
323.6*	*Postinfektiöse Enzephalitis*	
	Enzephalitis: nach Windpocken (052†)	
	nach Masern (055.0†)	
323.7*	*Toxische Enzephalitis*	
	Blei-Enzephalitis (984.-†)	
323.8	*Andere*	
	323.80*	Enzephalitis durch HIV (Human immunodeficiency virus) (279.5†)
	323.81*	Myelitis durch HIV (279.5†)
	323.82*	Encephalomyelitis durch HIV (279.5†)
323.9	*Unspezifizierte Ursache*	
	323.90	Querschnitts-Myelitis NAS
		Querschnitts-Myelopathie NAS

324 Intrakranieller und intraspinaler Abszeß

324.0	*Intrakranieller Abszeß*	
	Tuberkulös* (013.8†)	
	(embolischer) Abszeß des Gehirns (jeder Abschnitt)	
	Otogener Abszeß	
	Spezifiziere die Lokalisation mit der 5. Ziffer:	
	324.00	Epidural, extradural
	324.01	Subdural

	324.02	Zerebellär
	324.03	Zerebral
	324.08	Andere oder multipel
324.1		*Intraspinaler Abszeß*

324.1 *Intraspinaler Abszeß*
(embolischer) Abszeß des Rückenmarkes (jeder Abschnitt)
Tuberkulös* (013.8†)
Spezifiziere die Lokalisation mit der 5. Ziffer:
    324.10   Epidural, extradural
    324.11   Subdural
    324.12   Intraspinal
324.9 *Abszeß unspezifizierter Lokalisation*
Extraduraler oder subduraler Abszeß NAS

325 Phlebitis und Thrombophlebitis der intrakraniellen venösen Sinus

Embolien, Phlebitiden, Endophlebitiden, septische oder eitrige Thrombophlebitiden und Thrombosen des Sinus cavernosus, des Sinus rectus oder anderer intrakranieller oder unspezifizierter intrakranieller venöser Sinus
Schließt aus: Sinusthrombose als:
                Komplikation der Schwangerschaft, Geburt oder des Wochenbettes (671.5)
                nicht eitriger Genese (437.6)

326 Spätfolgen nach intrakraniellem Abszeß oder eitriger Infektion

Beachte: diese Kategorie muß benutzt werden um Zustände zu kennzeichnen, deren primäre Klassifikation den Ziffern 320-325 (unter Ausschluß derjenigen, die mit einem (*) markiert sind) als der Ursache der Spätfolgen entspricht, auch wenn diese ihrerseits anderenorts klassifizierbar wären. Die „Spätfolgen" schließen Folgeerscheinungen ein, die ein Jahr oder mehr nach dem Beginn der ursächlichen Erkrankung vorliegen.

HEREDITÄRE UND DEGENERATIVE ERKRANKUNGEN
DES ZENTRALEN NERVENSYSTEMS (330-337)

Schließt aus: hepatolentikuläre Degeneration (275.1)
Multiple Sklerose (340)
andere demyelinisierende Erkrankungen des zentralen Nervensystems (341.-)

330 Degenerative zerebrale Erkrankungen, die sich üblicherweise in der Kindheit manifestieren

Benutze ergänzende Kategorie um, falls gewünscht, die begleitende Oligophrenie zu erfassen.

330.0 *Leukodystrophien*
    330.00   Metachromatische Leukodystrophie (späte kindliche, juvenile, erwachsene Form)
                Asymptomatischer Sulfatase A-Mangel, multipler Sulfatase-Mangel
    330.01   Krabbe-Erkrankung
    330.02   X-rezessive Leukodystrophien, Adrenoleukodystrophie, Adrenomyeloneuropathie, klassische Pelizaeus-Merzbacher-Erkrankung, Seitelberger-Variante
    330.03   Spongiforme Leukodystrophie (Van Bogaert-Bertrand)
    330.04   Fibrinoide Leukodystrophie (Alexander)
    330.08   Andere

330.1 *Zerebrale Lipidosen*
    Schließt aus: Refsum-Krankheit (356.3)
    330.10   GM2-Gangliosidose, klassische Tay-Sachs-Erkrankung, später kindlicher oder juveniler Hexosaminidasemangel Zerebromakuläre Degeneration
    330.11   GM1-Gangliosidose, kindliche und späte kindliche Form
    330.12   Neuronale Zeroid-Lipofuszinose, kindliche, späte kindliche, jugendliche und erwachsene Kuf'sche Varianten
    330.18   Andere

330.2* *Zerebrale Degeneration bei generalisierten Lipidosen* (272.7-†)
    Zerebrale Degeneration bei:
    Fabry-Erkrankung
    Gaucher-Erkrankung
    Niemann-Pick-Erkrankung
    Sphingolipidosen

330.3* *Degenerative zerebrale Erkrankungen in der Kindheit bei sonstigen Erkrankungen, die anderenorts klassifiziert sind*
    Zerebrale Degeneration bei:
    Hunter-Syndrom (277.5†)
    Mukopolysaccharidosen (277.5†)

330.8 *Andere degenerative zerebrale Erkrankungen in der Kindheit*
    Alper-Erkrankung oder Degeneration der grauen Substanz (idiopathische sporadische Polioenzephalopathie)

　　　　　　　　Leigh-Erkrankung oder subakute nekrotisierende
　　　　　　　　　　Enzephalopathie
　　　　　　　　Idiopathische subkortikale Degeneration mit extrapyramidalen Symptomen
　　330.9　　　*Unspezifiziert*

331　Andere zerebrale Degenerationen

Benutze ergänzende Kategorie, um, falls gewünscht, begleitende psychische Störungen zu identifizieren

    331.0　　　*Alzheimer-Erkrankung*
          331.00　　Präsenile Form (Beginn bis zum Alter von 65 Jahren)
          331.04　　Senile Form (Beginn ab dem Alter von 65 Jahren)
    331.1　　　*Pick-Erkrankung*
    331.2　　　*Senile Degeneration des Gehirns*
Hirnatrophie oder senile Demenz ohne Hinweis auf Alzheimer'sche, Pick'sche Erkrankung oder sonstige degenerative Erkrankung, die anderenorts spezifiziert ist
          Schließt aus: Senilität NAS (797)

    331.3　　　*Kommunizierender Hydrocephalus*
          Schließt aus: kongenitaler Hydrocephalus (741.0, 742.3)
          331.30*　　Sekundär nach Subarachnoidalblutung (430†)
          331.31*　　Sekundär nach Meningitis (320-322†)
          331.32*　　Sekundär nach Schädelhirntrauma (800-804, 850-854†)
          331.33*　　Hydrocephalus mit normalen Druckverhältnissen (Normal pressure hydrocephalus)
          331.34*　　Sekundär nach Zystizerkose (123-1†)
          331.38*　　Andere
    331.4　　　*Verschlußhydrocephalus*
Erworbener Hydrocephalus NAS
          Schließt aus: kongenitaler Hydrocephalus (741.0, 742.3)
          331.40*　　Durch Hirntumor (191†, 225†, 237.5†, 239.6†)
          331.41*　　Durch idiopathische Stenose des Sylvischen Aquäduktes
          331.42*　　Sekundär bei Zystizerkose (123.1†)
          331.38　　Andere
    331.5*　　*Jakob-Creutzfeldt-Erkrankung* (046.1†)
          Subakute spongiforme Enzephalopathie
    331.6*　　*Progressive multifokale Leukoenzephalopathie* (046.3†)

331.7*		*Zerebrale Degeneration bei sonstigen Erkrankungen, die anderenorts klassifiziert sind*
	331.70*	Bei Alkoholismus (303†)
	331.71*	Bei Beriberi (265.0†)
	331.72*	Bei zerebrovaskulären Erkrankungen (430-438†)
	331.73*	Bei kongenitalem Hydrocephalus (741.0, 742.3†)
	331.74*	Bei neoplastischen Erkrankungen (140-239†)
	331.75*	Bei Myxoedem (244.-†)
	331.76*	Bei Vitamin B12-Mangel (266.2†)
	331.78*	Bei anderen Erkrankungen
331.8		*Sonstige degenerative zerebrale Erkrankungen*
	331.80	Reye-Syndrom
	331.88	Andere
		Zerebrale Ataxie
331.9		*Unspezifiziert*
		Zerebrale Atrophie NAS

332 Parkinson-Krankheit

332.0		*Paralysis agitans*
	332.00	Primäre Parkinson-Krankheit, Paralysis agitans
	332.01	Parkinson-Syndrom
		332.010 Parkinson-Demenz-Syndrom
		332.011 Hemiparkinson-Hemiatrophie-Syndrom
		332.018 Parkinson in Verbindung mit anderen Erkrankungen
	332.02	Parkinsonismus NAS
332.1		*Sekundärer Parkinsonismus*
	332.10	Durch Medikamente
		Benutze ergänzend, falls gewünscht, den E-Schlüssel, um das Medikament zu identifizieren
	332.11	Postenzephalitisch
	332.12	Durch Tumoren der Basalganglien
	332.13	Durch Infarzierung der Basalganglien
	332.14	Durch Verkalkung der Basalganglien
	332.15	Durch Manganvergiftung
	332.16	Durch Kohlenmonoxydvergiftung
	332.17*	Durch Syphilis (094.8†)
	332.18	Andere
	332.19	Unspezifiziert

333 Andere extrapyramidale Erkrankungen und abnorme Bewegungsstörungen

Schließt ein: andere Formen extrapyramidaler Erkrankungen oder Läsionen der Basalganglien, des Corpus striatum und des Pallidum

Schließt aus: abnorme Bewegungen des Kopfes NAS (781.0)
Wilson-Erkrankung (275.1)

- 333.0 *Andere degenerative Erkrankungen der Basalganglien*
  - 333.00 Hallervorden-Spatz-Erkrankung oder progressive Pallidum-Atrophie
  - 333.01 Progressive supranukleäre Ophthalmoplegie
  Steele-Richardson-Olszewski-Erkrankung
  - 333.02 Shy-Drager-Syndrom
  - 333.03 Strionigrale Degeneration
  - 333.04 Olivopontozerebelläre Degeneration
  - 333.08 Andere
- 333.1 *Essentielle und anderweitig spezifizierte Formen des Tremors*

  Schließt aus: Tremor NAS (781.0)
  - 333.10 Gutartiger essentieller familiärer Tremor
  - 333.11 Gutartiger essentieller nicht familiärer Tremor
  - 333.12 Tremor durch metabolische, toxische oder strukturelle (Tumoren, Trauma oder sonstige Hirnläsionen) Ursachen
  - 333.13 Tremor durch psychologische Faktoren
  - 333.14 Medikamenteninduzierter Tremor

  Benutze ergänzend, wenn gewünscht, den E-Schlüssel, um die Substanz zu identifizieren
- 333.2 *Myoklonus*
  - 333.20 Familiärer essentieller Myoklonus
  - 333.21 Myoklonus bei progressiver Myoklonus-Epilepsie (Unverricht-Lundborg-Erkrankung)
  - 333.22 Dyssynergia cerebellaris myoclonica (Ramsay-Hunt-Syndrom)
  - 333.23 Posthypoxischer Myoklonus
  - 333.24 Gaumensegelmyoklonus
  - 333.25 Myoklonus sekundär nach metabolischen oder toxischen Ursachen
  - 333.26 Medikamenteninduzierter Myoklonus

  Benutze ergänzend, wenn gewünscht, den E-Schlüssel, um die Substanz zu identifizieren
  - 333.29 Myoklonus NAS
  Myokymien

333.3		*Tics organischer Genese*
	Schließt aus:	Gilles de la Tourette-Syndrom (307.23)
		habituelle Spasmen (307.20)
		Tic NAS (307.20)
		vorübergehende Tics im Kindesalter (307.21)
		chronische motorische Tics (307.22)
	333.30	Medikamenteninduzierte Tics
		Benutze ergänzend, falls gewünscht, den E-Schlüssel, um die Substanz zu identifizieren
	333.38	Andere
333.4		*Huntington'sche Chorea (positive Familienanamnese erforderlich)*
333.5		*Andere Chorea-Formen*
	Schließt aus:	Sydenham'sche oder rheumatische Chorea (392.-)
		Chorea gravidarum (648.9)
	333.50	Huntington'sche Chorea mit negativer Familienanamnese
	333.51	Gutartige familiäre Chorea
	333.52	Paroxysmale familiäre Choreoathetose
	333.53	Chorea acanthocytotica
	333.54	Hemiballismus
	333.55	Senile Chorea mit negativer Familienanamnese
	333.56	Medikamenteninduzierte Chorea
		Benutze ergänzend, wenn gewünscht, den E-Schlüssel, um die Substanz zu identifizieren
	333.57	Chorea durch spezifische metabolische, toxische oder strukturelle Veränderungen
	333.59	Chorea NAS
333.6		*Idiopathische Torsionsdystonie*
	333.60	Idiopathische familiäre Dystonie (Dystonia musculorum deformans)
	333.61	Idiopathische nicht familiäre Dystonie (Schwalbe-Ziehen-Oppenheim-Erkrankung)
333.7		*Symptomatische Torsionsdystonie*
	333.70	Athetoide Kinderlähmung oder Vogt-Erkrankung
	333.71	Athetose double
	333.72	Tardive Dystonie
	333.73	Medikamenteninduzierte Dystonie
		Benutze, falls gewünscht, den E-Schlüssel, um die Substanz zu identifizieren

| | | 333.74 | Durch spezifische metabolische, toxische oder strukturelle Ursachen |
| | | 333.79 | Dystonie NAS |

333.8 *Fragmente der Torsionsdystonie*
    333.80 Blepharospasmus
    333.81 Organischer Schreibkrampf
    333.82 Idiopathische orofaziale Dyskinesien (Meige-Syndrom)
    333.83 Torticollis spasmodicus
    333.84 Medikamenteninduziertes Fragment der Torsionsdystonie oder Dyskinesie
        Benutze ergänzend, falls gewünscht, den E-Schlüssel, um die Substanz zu identifizieren
    333.88 Andere

333.9 *Andere und unspezifizierte extrapyramidale Erkrankung und abnorme Bewegungsstörung*
    333.90 Syndrom der Restless legs
    333.91 Akathisie
    333.92 Medikamenteninduziert
        Benutze ergänzend, falls gewünscht, den E-Schlüssel, um die Substanz zu identifizieren
    333.93 Stiff man-Syndrom

334 Spinozerebelläre Erkrankung

Schließt aus: olivopontozerebelläre Degeneration (333.05)
              peroneale Muskelatrophie (356.1)

334.0 *Friedreich'sche Ataxie*
334.1 *Spastische Spinalparalyse, hereditäre spastische Paraplegie*
Strümpell-Lorrain-Paraplegie
334.2 *Primäre zerebelläre Degeneration*
Pierre-Marie-Ataxie
Zerebelläre Atrophie
    334.20 Primäre zerebelläre Degeneration NAS
    334.21 Hereditäre zerebelläre Degeneration
    334.22 Sporadische zerebelläre Degeneration
334.3 *Sonstige zerebelläre Ataxie*
    334.30 Zerebelläre Ataxie NAS
    334.31 Medikamenteninduzierte zerebelläre Ataxie
        Benutze ergänzend, falls gewünscht, den E-Schlüssel, um die Substanz zu identifizieren
334.4* *Zerebelläre Ataxie bei Erkrankungen, die anderenorts klassifziert sind*
    334.40* Alkoholismus (303†)
    334.41* Myxoedem (244.-†)

	334.42*	Tumoren (140-239†)
	334.43*	Zystizerkose (123.1†)
	334.44*	Vaskuläre Erkrankungen(430-437†)
		Schließt aus: Spätfolgen nach zerebrovaskulären Erkrankungen (438)
	334.45*	Schädelhirntrauma (800-804, 850-854†)
		Schließt aus: Spätfolge nach Schädelhirntrauma (907)
	334.48*	Andere
334.8	*Andere*	
	334.80	Ataxia teleangiectatica (Louis-Bar-Syndrom)
334.9	*Unspezifizierte spinozerebelläre Erkrankungen*	

335 Vorderhornerkrankungen

335.0 *Werdnig-Hoffmann-Erkrankung*
Infantile spinale Muskelatrophie
335.1 *Spinale Muskelatrophie*
    335.10   Spinale Muskelatrophie unspezifiziert
    335.11   Kugelberg-Welander-Erkrankung
                Familiäre, juvenile spinale Muskelatrophie
    335.12   Adulte spinale Muskelatrophie
    335.18   Andere
335.2 *Motor-Neuron-Erkrankung*
    335.20   Amyotrophische Lateralsklerose
                Motor-Neuron-Erkrankung (bulbär) (gemischte Form)
    335.21   Progressive Muskelatrophie (reine Form)
                Duchenne-Aran'sche Muskelatrophie
    335.22   Bulbärparalyse, progressive
    335.23   Pseudobulbärparalyse
    335.24   Spastische Spinalparalyse
                Primäre Lateralsklerose
335.8 *Andere*
335.9 *Unspezifiziert*

336 Andere Erkrankungen des Rückenmarkes

336.0 *Syringomyelie und Syringobulbie*
    336.00   Primär
    336.08   Andere
                Schließt aus: posttraumatische Syringomyelie (907.2)
336.1 *Vaskuläre Myelopathien*
    336.10   Spinalis anterior-Syndrom
    336.11   Spinale Ischämie
    336.12   Andere Infarkte des Rückenmarkes
    336.13   Hämatomyelie

	336.14	Subakute nekrotisierende Myelopathie (Foix-Alajouanine)
	336.18	Andere
336.2*		Subakute kombinierte Degeneration des Rückenmarkes (266.2, 281.0, 281.1†)
336.3*		Myelopathie bei sonstigen Erkrankungen, die anderenorts klassifiziert sind

336.3* *Myelopathie bei sonstigen Erkrankungen, die anderenorts klassifiziert sind*
    336.30* Myelopathie bei Bandscheibenerkrankungen (722.7†)
    336.31* Myelopathie bei Tumorerkrankungen (140-239†)
    336.32* Myelopathie bei Spondylose (721.-†)
    336.33* Myelopathie bei Tuberkulose der Wirbelsäule (015.0†)
    336.34* Myelopathie bei Zystizerkose (123†)

336.8 *Andere Myelopathien*
    336.80 Medikamenteninduzierte Myelopathie
    336.81 Strahlenmyelopathie
    Für Spätfolgen siehe 909.2
    336.82* Myelopathie durch Cassava-Genuß (988.2†)
    336.83* Lathyrismus (988.2†)
    336.84 Andere toxisch induzierte Myelopathie
    Benutze ergänzend, falls gewünscht, den E-Schlüssel, um die Ursache zu identifizieren

336.9 *Unspezifizierte Erkrankungen des Rückenmarkes*
Tetraplegie spinaler Genese NAS
Claudicatio spinalis der Cauda equina
(Schließt aus: spinale Ischämie 336.11)
Rückenmarkskompression NAS
Myelopathie NAS
Zervikale Myelopathie
Schließt aus: Myelitis (323.-)

337 Erkrankungen des autonomen Nervensystems

Schließt ein: Erkrankungen des peripheren autonomen, des sympathischen, des parasympathischen oder des vegetativen Systems
Schließt aus: familiäre Dysautonomie (Riley-Day-Syndrom) (742.8)

337.0 *Idiopathische periphere autonome Neuropathie*
Karotissinus-Syndrom

337.1* *Periphere autonome Neuropathie bei Erkrankungen, die anderenorts klassifiziert sind*
Periphere autonome Neuropathie bei:
    Amyloidose (227.3†)
    Diabetes mellitus (250.5†)

337.9 *Unspezifiziert*

ANDERE ERKRANKUNGEN DES ZENTRALEN NERVENSYSTEMS (340-349)

340 Multiple Sklerose

Disseminierte oder multiple Sklerose:
NAS
Hirnstamm
Rückenmark
generalisiert
spezifiziere positive Liquorbefunde mit der 6. Ziffer:
    340.-X1 mit positivem Liquorbefund
    340.-X2 ohne positiven Liquorbefund
Schließt aus: unspezifische Retrobulbärneuritis (377.3)
- 340.-0 Multiple Sklerose NAS
- 340.-1 Sichere multiple Sklerose
- 340.-2 Wahrscheinliche multiple Sklerose
- 340.-3 Mögliche multiple Sklerose

341 Andere demyelinisierende Erkrankungen des zentralen Nervensystems

- 341.0 *Neuromyelitis optica*
  Devic-Erkrankung
- 341.1 *Schilder-Erkrankung*
  - 341.10 Diffuse Sklerose (Schilder)
  - 341.11 Periaxiale Enzephalitis (Schilder)
  - 341.12 Konzentrische Sklerose (Balo)
  - 341.13 Transitionelle Sklerose
- 341.8 *Andere*
  Schließt aus: akute disseminierte Demyelinisierung (323)
  akute disseminierte Enzephalomyelitis (323)
  postinfektiöse Enzephalomyelitis (323.6*)
  Enzephalomyelitis nach Impfung (spezifische Impfung) (323.5)
  akute Querschnittsmyelitis (323)
  subakute nekrotisierende Myelitis (336.14)
  - 341.80 Marchiafava-Bignami-Erkrankung
  - 341.81 Zentrale pontine Myelinolyse
- 341.9 *Unspezifiziert*

342 Halbseitenlähmung

Beachte: für die primäre Verschlüsselung sollte diese Kategorie nur benutzt werden, wenn eine komplette oder inkomplette Hemiparese mit Ausnahme der Formen, die unter 343.1 und 343.4 aufgeführt sind, ohne weitere Spezifikation erfaßt wird, alt ist, schon lange besteht ohne bekannte Ursache. Diese Kategorie ist außerdem nützlich

	bei Mehrfachverschlüsselungen, um die Form der Halbseitenlähmung, gleich welcher Ursache, zu beschreiben.
342.0	*Schlaffe Hemiparese*
342.1	*Spastische Hemiparese*
342.9	*Unspezifiziert*

343 Kinderlähmung

Schließt ein: zerebrale:
 Lähmung NAS
 spastische infantile Paralyse
 kongenitale spastische Paralyse (zerebral)
 Little-Erkrankung
 spastische Paralyse durch Geburtsverletzung:
  intrakraniell
  spinal
Schließt aus: hereditäre zerebrale Paralyse wie:
 hereditäre spastische Paraplegie (334.1)
 Vogt-Erkrankung (333.7)

343.0	*Diplegie*	
	343.00	Spastische Diplegie
	343.01	Atonische Diplegie
	343.02	Kongenitale Paraplegie
343.1	*Hemiplegie*	

Kongenitale Hemiplegie
Schließt aus: infantile Hemiplegie NAS (343.4)

343.2	*Quadriplegie*	

Tetraparese

343.3	*Monoplegie*	
343.4	*Infantile Hemiplegie*	

Infantile postnatale Hemiplegie NAS

343.8	*Andere*	
	343.80	Dyskinetische Kinderlähmung
	343.81	Ataktische Kinderlähmung
	343.82	Mischbilder
343.9	*Unspezifiziert*	

344 Andere Lähmungssyndrome

Beachte: für die primäre Verschlüsselung sollte diese Kategorie nur benutzt werden, wenn die genannten Zustände ohne weitere Spezifikation aufgeführt werden oder älteren Datums und länger bestehend sind ohne bekannte Ursache. Die Kategorie ist außerdem nützlich bei Mehrfachverschlüsselungen, um die Zustände, gleich welcher Ursache, zu beschreiben.
Schließt ein: Lähmung (komplett) (inkomplett), mit denselben Ausnahmen wie in 342.- und 343.-

344.0	*Tetraparese*

344.1 *Paraparese*
Lähmung beider Beine
Untere Paraplegie
344.2 *Paraparese der Arme*
Obere Diplegie
Lähmung beider Arme
344.3 *Monoparese eines Beines*
Lähmung eines Beines
344.4 *Monoparese eines Armes*
Lähmung eines Armes
344.5 *Unspezifizierte Monoparese*
344.6 *Cauda-Syndrom*
Conus medullaris-Syndrom
Neurogene Blasenstörung
Spinale Blasenstörung
344.8 *Andere*
Benedikt-Syndrom
Brown-Séquard-Syndrom
Millard-Gubler-Syndrom
Weber-Syndrom
344.9 *Unspezifiziert*

345 Epilepsie

Schließt aus: progressive Myoklonus-Epilepsie (333.2)
Spezifiziere die Ätiologie mit der 6. Ziffer, falls gewünscht:

    345.XX0   Primär
    345.XX1*   Trauma
    345.XX2*   Perinatale Hirnschädigung
    345.XX3*   Tumor
    345.XX4*   Zerebrovaskuläres Ereignis
    345.XX5*   Parasitäre Erkrankung
    345.XX6*   Infektionserkrankung
    345.XX7*   Metabolisch oder toxisch
    345.XX8*   Andere (schlafgebundene und andere)
    345.XX9   Unspezifizierte Hirnschädigung

345.0 *Generalisierte nicht konvulsive Epilepsie*
    345.00   Typische Absencen-Epilepsie (petit mal)
    345.01   Atypische Absencen-Epilepsie
                Schließt aus: Lennox-Gastaut-Syndrom (345.18)
    345.02   Atonische Epilepsie
                Akinetische Epilepsie
    345.08   Andere
    345.09   Unspezifiziert
345.1 *Generalisierte konvulsive Epilepsie*
Grand mal, Epilepsia major
Schließt aus: Kindliche Anfälle (345.6)

	345.10	Tonisch-klonische Epilepsie
	345.11	Tonische Epilepsie
	345.12	Klonische Epilepsie
	345.13	Myoklonische Epilepsie (Impulsive-Petit mal)
	345.18	Andere Lennox-Gastaut-Syndrom
	345.19	Unspezifiziert

345.2 *Petit mal-Status*
Epileptischer Absencen-Status

345.3 *Grand mal-Status*
Status epilepticus NAS
Schließt aus: Epilepsia partialis continua (345.7)
- 345.30 Tonisch-klonischer Status epilepticus
- 345.39 Status epilepticus NAS

345.4 *Partielle Epilepsie mit Beeinträchtigung des Bewußtseins*
Epilepsie: partiell: mit Gedächtnis- und Ideations-Störungen
sekundär generalisiert
- 345.40 Motorische Zeichen
- 345.41 Somatosensorische und spezielle sensorische Symptome
- 345.42 Autonome Symptome (viszeral)
- 345.43 Psychische Symptome
- 345.44 Epileptische Automatismen
- 345.48 Andere
- 345.49 Unspezifiziert

345.5 *Partielle Epilepsien ohne Angabe von Bewußtseinsstörung*
Epilepsie: Bravais-Jackson NAS
Jackson-Anfälle NAS
- 345.50 Motorische Symptome
- 345.51 Somatosensorische oder spezielle sensorische Symptome
- 345.52 Autonome Symptome (viszeral)
- 345.53 Psychische Symptome
- 345.54 Visuelle Symptome
- 345.58 Andere
- 345.59 Unspezifiziert

345.6 *Anfälle im Kindesalter*
Blitz-, Nick- und Salaam-Krämpfe
Schließt aus: Salaam-Tic (781.0)
- 345.60 Kindliche Anfälle mit Hypsarrhythmie West-Syndrom
- 345.61 Kindliche Anfälle ohne Hypsarrhythmie

345.7 *Epilepsia partialis continua*
- 345.70 Koževnikov-Epilepsie
- 345.71 Komplexer partieller Status epilepticus

3345.8 *Andere*

345.9 *Unspezifiziert*
Epileptische Anfälle und Konvulsionen NAS, einschließlich derjenigen, die sich auf toxische und metabolische Faktoren zurückführen lassen
Schließt aus: Fieberanfälle, nicht epileptische Anfälle (780.3)

346 Migräne

Schließt aus: menstruelle Kopfschmerzen (625.4)
Spannungskopfschmerzen (307.8)
Kopfschmerzen NAS (784.0)

346.0 *Klassische Migräne*
Migräne, eingeleitet oder begleitet von vorübergehenden fokalen neurologischen Phänomenen, Migräne mit Aura
    346.00   Aphasische Migräne
    346.01   Hemiparästhetische Migräne
    346.02   Hemianopische Migräne
    346.03   Aura ohne Kopfschmerz
    346.08   Andere

346.1 *Einfache Migräne*

346.2 *Varianten der Migräne*
    346.20   Basilaris-Migräne
    346.21   Abdominelle Migräne
    346.22   Retinale Migräne
    346.23   Migräne der „unteren Hälfte"
    346.24   Cluster headache
                  Bing-Horton-Kopfschmerz
    346.28   Andere
                  Zervikale Migräne, atypische Migräne

346.8 *Sonstige Migräneformen*
    346.80   Ophthalmoplegische Migräne
    346.81   Hemiplegische Migräne
    346.82   Migräne mit Verwirrtheitszustand
    346.88   Andere spezifizierte Formen des vaskulären Kopfschmerzes

346.9 *Migräne, unspezifiziert*

347 Kataplexie und Narkolepsie

348 Andere Hirnerkrankungen

348.0 *Zerebrale Zysten*
Schließt aus: parasitäre Zysten (123.1, 122.9)
                  Kolloid-Zysten (742.4)
                  kongenitale (742.4)
    348.00   Arachnoidalzyste
    348.01   Porenzephalie
    348.08   Andere

348.1 *Anoxische Hirnschädigung*
Apallisches Syndrom aufgrund einer anoxischen Hirnschädigung
Hypoxische degenerative Polioenzephalopathie mit Spasmen
Schließt aus: wenn diese sich zurückführen läßt auf eine medizinische Maßnahme zur Interruptio, Entbindung oder Ausschaltung einer ektopen oder molaren Schwangerschaft (634-638 mit .7 als 4. Ziffer, 639.8, 668.2, 669.4)
bei einem Neugeborenen (767.0, 768.-, 772.1, 772.2)
Benutze ergänzend, falls gewünscht, den E-Schlüssel, um die Ursache zu identifizieren (z.B. Anästhesie)

348.2 *Benigne intrakranielle Hypertension*
Pseudotumor cerebri

348.3 *Unspezifizierte Enzephalopathie*

348.4 *Kompression des Gehirns*
Kompression, Herniation des Gehirns (Hirnstammes)

348.5 *Hirnoedem*

348.8 *Andere*
Zerebrale: Verkalkung, Pilz
Pugilistische Enzephalopathie
Tuberkulom, Tuberkulose des Gehirns (aktive Erkrankung)* (013.8†)
Intrakranielle Hypotension
Pneumenzephalon

348.9 *Unspezifiziert*

349 Andere und unspezifizierte Erkrankungen des Nervensystems

349.0 *Reaktionen nach Lumbalpunktion*
Kopfschmerzen nach Lumbalpunktion

349.1 *Komplikationen von seiten des Nervensystems bei chirurgisch implantierten Hilfsmitteln*
Schließt aus: direkte postoperative Komplikationen (997.0)
mechanische Komplikationen, die sich unter 996.2 klassifizieren lassen

349.2 *Erkrankungen der Meningen, die anderenorts nicht klassifiziert sind*

349.20 Meningeale Adhäsionen (zerebral) (spinal)

349.21* Tuberkulom der Meningen (zerebral) (spinal) (013.1†)

349.22 Subdurale Effusion als Komplikation einer eitrigen Meningitis

349.23 Intrakranielle Aerocele

349.8 *Andere spezifizierte Erkrankungen des Nervensystems*
    349.80   Nicht traumatische Liquorrhoe aus der Nase
    349.81   Toxische Enzephalopathie
    Benutze ergänzend, falls gewünscht, den E-Schlüssel, um die Ursache zu identifizieren
    349.82   Kleine-Levin-Syndrom
    349.88   Andere
    Akute Strahlenfolgen am Gehirn
    Parry-Romberg-Syndrom
349.9 *Unspezifiziert*

ERKRANKUNGEN DES PERIPHEREN NERVENSYSTEMS (350-359)

Schließt aus: Erkrankungen des:
8. Hirnnerven, Nervus statoacusticus (388.5) des 3., 4. und 6. Hirnnerven, der Augenmuskelnerven (378.-), des 2. Hirnnerven, Nervus opticus (377.-), Neuralgie, Neuritis, Radikulitis NAS oder „rheumatisch" (729.2), periphere Neuritis während der Schwangerschaft (646.4)

350 Erkrankungen des Nervus trigeminus

Schließt ein: Erkrankungen des 5. Hirnnerven
350.0*   *Postherpetische Trigeminusneuralgie (053.1†)*
350.1   *Sonstige Trigeminusneuralgie*
    350.10   Primär (Trousseau-Erkrankung)
    350.11   Symptomatisch außer postherpetisch
350.2   *Atypische Gesichtsschmerzen*
    Schließt ein: Raeder-Syndrom
    Schließt aus: Cluster headache (346.24)
350.8   *Andere*
350.9   *Unspezifiziert*

351 Erkrankungen des Nervus facialis

Schließt ein: Erkrankungen des 7. Hirnnerven
351.0   *Idiopathische Fazialisparese, Bell's palsy*
    Gesichtslähmung a frigore
351.1   Zoster oticus
    Ganglionitis geniculate:
        NAS
        Herpes zoster* (053.1†)
    Ramsay-Hunt-Syndrom
351.8   *Andere*
    Schließt aus: traumatisch (951.4)
    351.80   Sekundär durch Kompression
    351.81   Sekundär durch systemische Erkrankung, die anderenorts klassifiziert ist

Benutze ergänzende Kategorie, um die
Erkrankung zu identifizieren
- 351.82 Melkersson-Rosenthal-Syndrom
- 351.88 Andere
Chronischer Spasmus facialis
- 351.9 *Unspezifiziert*

352 Erkrankungen anderer Hirnnerven

Schließt aus: Erkrankungen des Nervus opticus (377.-)
Erkrankungen der Augenmuskelnerven (378.-)
Erkrankungen des Nervus statoacusticus (388.-)

- 352.0 *Erkrankungen des Nervus olfactorius (1. Hirnnerven)*
  Schließt aus: posttraumatische Anosmie (951.4)
- 352.1 *Glossopharyngeusneuralgie*
- 352.2 *Andere Erkrankungen des Nervus glossopharyngeus (9. Hirnnerven)*
- 352.3 *Erkrankungen des Nervus vagus (10. Hirnnerven)*
- 352.4 *Erkrankungen des Nervus accessorius (11. Hirnnerven)*
- 352.5 *Erkrankungen des Nervus hypoglossus (12. Hirnnerven)*
- 352.6 *Multiple Hirnnervenparesen*
  Polyneuritis cranialis
- 352.9 *Unspezifiziert*

353 Nervenwurzel- und Plexuserkrankungen

Schließt aus: Folgeerscheinungen von:
Bandscheibenerkrankungen (722.-)
Spondylose (720.-, 721.-)
vertebragene Erkrankungen (723.-, 724.-)

- 353.0 *Armplexusparesen*
  Schließt aus: Armplexusneuritis oder Radikulitis NAS (723.4)
  - 353.00 Oberer Armplexus
  - 353.01 Unterer Armplexus
  - 353.02 Komplett
  - 353.03 Vorderer Strang
  - 353.04 Hinterer Strang
  - 353.05 Seitlicher Strang
  - 353.06 Kombination
  - 353.08 Andere
  - 353.09 Unspezifiziert
- 353.1 *Läsionen des Plexus lumbosacralis*
  - 353.10 Lumbal
  - 353.11 Sakral
  - 353.12 Komplett
  - 353.19 Unspezifiziert
- 353.2 *Zervikale Wurzelläsionen, die anderenorts nicht klassifiziert sind*
- 353.3 *Thorakale Wurzelläsionen, die anderenorts nicht klassifiziert sind*

		Interkostalneuralgie
	353.4	*Lumbosakrale Wurzelläsionen, die anderenorts nicht klassifiziert sind*
	353.5	*Neuralgische Schulteramyotrophie (des Armplexus)*
		Parsonage-Aldren-Turner-Syndrom
	353.6	*Phantom-Gliedmaßensyndrom*
	353.8	*Andere*
	353.9	*Unspezifiziert*

354 Mononeuropathie der oberen Extremität und Mononeuritis multiplex

- 354.0 *Carpaltunnel-Syndrom*
- 354.1 *Andere Läsion des Nervus medianus*
- 354.2 *Läsion des Nervus ulnaris*
  - 354.20 Kompression im Sulcus ulnaris
  - 354.21 Kompression am Handgelenk (Loge de Guyon)
  - 354.28 Andere
- 354.3 *Läsion des Nervus radialis*
- 354.4 *Kausalgie*
- 354.5 *Mononeuritis multiplex*
  Kombinationen der Symptome, die sich unter 354.- oder 355.- zuordnen lassen
  Benutze ergänzenden Schlüssel, falls gewünscht, um die Ursache zu beschreiben
- 354.8 *Andere*
  - 354.80 Nervus axillaris
  - 354.81 Nervus thoracicus longus
  - 354.82 Nervus musculocutaneus
- 354.9 *Unspezifiziert*

355 Mononeuropathie der unteren Extremität

- 355.0 *Läsion des Nervus ischiadicus*
  Schließt aus: Ischialgie NAS (724.3)
- 355.1 *Meralgia paraesthetica*
  Syndrom des Nervus cutaneus femoris lateralis
- 355.2 *Läsion des Nervus femoralis*
- 355.3 *Läsion des Nervus peroneus*
- 355.4 *Läsion des Nervus tibialis*
- 355.5 *Tarsaltunnel-Syndrom*
- 355.6 *Läsion der Plantarnerven*
  Morton'sche Metatarsalgie
- 355.7 *Andere*
  - 355.70 Nervus glutaeus superior
  - 355.71 Nervus glutaeus inferior
  - 355.72 Nervus obturatorius
- 355.8 *Unspezifizierte Mononeuropathie der unteren Extremität*
- 355.9 *Mononeuropathie unspezifizierter Lokalisation*
  Diabetische Mononeuropathie NAS* (250.5†)

356 Hereditäre und idiopathische periphere Neuropathien

- **356.0** *Hereditäre periphere Neuropathie*
  Déjerine-Sottas-Erkrankung
- **356.1** *Peroneale Muskelatrophie*
  Charcot-Marie-Tooth-Erkrankung
- **356.2** *Hereditäre sensible Neuropathie*
  - **356.20** Hereditäre sensible Neuropathie Typ I
    Dominant vererbte sensible Neuropathie
    Denny-Brown-Erkrankung
  - **356.21** Hereditäre sensible Neuropathie Typ II
    - 356.210 Rezessiv vererbte sensible Neuropathie
  - **356.22** Hereditäre sensible Neuropathie Typ III
    (familiäre Dysautonomie)
- **356.3** *Refsum-Erkrankung*
- **356.4** *Idiopathische progressive Polyneuropathie*
- **356.8** *Andere*
  - **356.80** Hereditäre motorische und sensible Polyneuropathie Typ I
    Dominant vererbte Muskelatrophie
    Schließt aus: peroneale Muskelatrophie vom hypertrophischen Typ (356.1)
  - **356.81** Hereditäre motorische und sensible Neuropathie Typ II
    - 356.810 Peroneale Muskelatrophie (neuronaler Typ)
    - 356.811 Charcot-Marie-Tooth (neuronaler Typ)
  - **356.82** Hereditäre motorische und sensible Neuropathie Typ III
    Hypertrophische Neuropathie des Kindesalters
    Schließt aus: Déjerine-Sottas (356.0)
  - **356.83** Hereditäre motorische und sensible Neuropathie Typ IV
    Hypertrophische Neuropathie mit Überschuß an Phytansäure
    Schließt Refsum-Erkrankung aus (356.3)
  - **356.84** Hereditäre Amyloid-Polyneuropathie
    - 356.840 Typ I (Beginn an der unteren Extremität)
    - 356.841 Typ II (Beginnn an der oberen Extremität)
    - 356.842 Typ III (generalisiert)
    - 356.843 Typ IV (Hirnnerventyp)
- **356.9** *Unspezifiziert*

357 Entzündliche und toxische Neuropathien

- **357.0** *Akute entzündliche Polyneuritis*
  Guillain-Barré-Syndrom
  Akute postinfektiöse Polyneuritis
  Akute idiopathische Polyneuritis
- **357.1*** *Polyneuropathie bei Kollagenerkrankungen*
  - 357.10* Lupus erythematodes disseminatus (710.0†)
  - 357.11* Polyarteriitis nodosa (446.0†)
  - 357.12* Rheumatoide Arthritis (714.0†)
  - 357.13* Hypersensitivitätsangiitis (446.2†)
  - 357.14* Allergische Granulomatose (446.4†)
  - 357.18* Andere
- **357.2*** *Polyneuropathie bei Diabetes mellitus (250.5†)*
  - 357.20* Sensible oder sensomotorische Polyneuropathie
  - 357.21* Autonome Polyneuropathie
- **357.3*** *Polyneuropathie bei Malignomen (140-208†)*
  - 357.30* Karzinomatöse sensomotorische Polyneuropathie
  - 357.31* Karzinomatöse sensible Polyneuropathie
  - 357.32* Lymphomatöse demyelinisierende Polyneuropathie
  - 357.33* Polyneuropathie mit lymphomatöser Infiltration
  - 357.34* Myelomatöse demyelinisierende Polyneuropathie
  - 357.35* Polyneuropathie mit myelomatöser Infiltration
  - 357.36* Myelom mit Polyneuropathie durch Kryoglobulinämie
  - 357.38* Polyneuropathie in Verbindung mit anderen Tumorarten
- **357.4*** *Polyneuropathie bei sonstigen Erkrankungen, die anderenorts klassifiziert sind*
  - 357.40* Polyneuropathie bei infektiösen und entzündlichen Erkrankungen
    - 357.400* Polyneuropathie bei Sarkoidose (135†)
    - 357.401* Polyneuropathie bei Diphterie (032.-†)
    - 357.402* Polyneuropathie bei Herpes zoster (053.1†)
    - 357.403* Polyneuropathie bei Mumps (072.7†)
    - 357.404* Polyneuropathie bei Lepra (030.-†)
    - 357.408* Andere

	357.41*	Polyneuropathie bei metabolischen und anderen Erkrankungen
	357.410*	Polyneuropathie bei Pellagra (265.2†)
	357.411*	Polyneuropathie bei Porphyrie (277.1†)
	357.412*	Polyneuropathie bei nicht vererbter Amyloidose (277.3†)
	357.413*	Polyneuropathie bei Beriberi oder Vitamin B1-Mangel (265.0, 265.1†)
	357.414*	Polyneuropathie bei Mangel von Vitamin B2, B6 oder B12 (266.-†)
		Burning feet-Syndrom (266.2†)
	357.415*	Polyneuropathie bei Akromegalie (253.0†)
	357.416*	Polyneuropathie bei Hypothyreose (244.-†)
	357.417*	Polyneuropathie bei Hypoglykämie (251.2†)
	357.418*	Polyneuropathie bei Urämie (585†)
	357.418*	Andere
357.6	*Polyneuropathie durch Medikamente*	
	Benutze ergänzend, falls erwünscht, den E-Schlüssel, um die Substanz zu identifizieren	
357.7	*Polyneuropathie durch andere toxische Substanzen*	
	Benutze ergänzend, falls gewünscht, den E-Schlüssel, um die toxische Substanz zu identifizieren	
	357.70	Spanisches Öl-Syndrom
	357.71	Schnüffler-Neuropathie
	357.78	Andere toxische Substanzen
357.8	*Sonstige entzündliche und toxische Neuropathien*	
	357.80	Dysproteinämische Polyneuropathie
		357.800 Kryoglobulinämische Polyneuropathie
		357.801 Makroglobulinämische Polyneuropathie
		357.802 Polyneuropathie bei benigner monoklonaler Gammopathie
		357.803 Primäre Amyloidose
357.9	*Unspezifiziert*	

358 Neuromuskuläre Erkrankungen

358.0	Myasthenia gravis	
	Cholinerge Krise	
	358.00	Okulär
	358.01	Rumpf

	358.02	Bulbär
	358.03	Gemischt
358.1*	*Myasthenische Syndrome bei Erkrankungen, die anderenorts klassifiziert sind*	
	358.10*	Diabetische Amyotrophie (250.5†) Beachte: wird heute als ein obsoletes Konzept angesehen
	358.11*	Myasthenische Syndrome bei bösartigen Prozessen (140-208†) Lambert-Eaton-Syndrom
	358.12*	Thyreotoxikose (242.-†)
	358.18*	Andere
358.2	*Toxische neuromuskuläre Erkrankungen* Benutze ergänzend, falls gewünscht, den E-Schlüssel, um die toxische Substanz zu identifizieren	
358.8	*Andere* Amyotonia congenita Schließt aus: kongenitale Myasthenie (775.2)	
358.9	*Unspezifiziert*	

359 Muskeldystrophien und andere Myopathien

Schließt aus: idiopathische Polymyositis (710.4)

359.0	*Kongenitale hereditäre Muskeldystrophie* Schließt aus: Arthrogryposis multiplex congenita (755.8)	
	359.00	Gutartige kongenitale Myopathie
	359.01	Kongenitale Muskeldystrophie mit Beteiligung des zentralen Nervensystems (Fukayama-Erkrankung)
	359.02	Morphologisch definierte kongenitale Myopathie
		359.020 Zentrale Fibrillen-Myopathie (central core disease)
		359.021 Multicore disease
		359.022 Nemaline Myopathie
		359.023 Myotubuläre Myopathie (zentronukleär)
		359.024 Faser-Typen-Disproportion
		359.028 Andere
359.1	*Hereditäre progressive Muskeldystrophie* Muskeldystrophie: NAS, Erb'sche Erkrankung	
	359.10	Muskeldystrophie mit Pseudohypertrophien, Typ Duchenne
	359.11	Muskeldystrophie mit Pseudohypertrophien, Typ Becker
	359.12	Muskeldystrophie Emery-Dreifus
	359.13	Skapuloperoneale Muskeldystrophie
	359.14	Fazioskapulohumerale (Muskeldystrophie) Landouzy-Déjerine

	359.15	Gliedmaßengürtel (Erb'sche) Muskeldystrophie
	359.16	Okuläre Muskeldystrophie
	359.17	Okulopharyngeale Muskeldystrophie
	359.18	Distale Muskeldystrophie
	359.19	Andere und unspezifizierte Muskeldystrophien
359.2	*Myotonische Erkrankungen*	
	359.20	Dystrophia myotonica (Curschmann-Steinert)
	359.21	Myotonia congenita (Thomsen)
	359.22	Paramyotonia·congenita
	359.23	Chondrodystrophische Myotonie (Schwartz-Jampel)
	359.28	Andere
	359.29	Unspezifiziert
359.3	*Familiäre periodische Lähmung*	
	359.30	Hypokaliämische periodische Lähmung
	359.31	Hyperkaliämische periodische Lähmung
	359.32	Normokaliämische periodische Lähmung
359.4	*Toxische Myopathie*	
	Benutze ergänzend, falls gewünscht, den E-Schlüssel, um die toxische Substanz zu identifizieren
	Alkoholische Myopathie	
359.5*	*Endokrine Myopathie*	
	Myopathie bei:	
	359.50*	Addison-Erkrankung (255.4†)
	359.51*	Cushing-Syndrom (255.0†)
	359.52*	Hypopituitarismus (253.2†)
	359.53*	Myxödem (244.-†)
	359.54*	Thyreotoxikose (242.-†)
	359.55*	Hypoparathyreoidismus (252.1†)
	359.58*	Andere
	359.59*	Unspezifiziert
359.6*	*Symptomatische entzündliche Myopathie*	
	Schließt aus: Polymyositis (710.4)
	Dermatomyositis (710.3)
	Okuläre Myositis (376.1)
	359.60*	Amyloidose (277.3†)
	359.61*	Lupus erythematodes disseminatus (710.0†)
	359.62*	Bösartige Tumoren (140-208†)
	359.63*	Polyarteriitis nodosa (446.0†)
	359.64*	Rheumatoide Arthritis (714.0†)
	359.65*	Sarkoidose (135†)
	359.66*	Sklerodermie (710.1†)
	359.67*	Sjögren-Erkrankung (710.2†)
	359.68*	Parasitäre Myopathie Trichinose (124†) Zystizerkose (123.1†)
	359.69*	Andere und unspezifizierte

359.8 *Andere Muskeldystrophien und Myopathien*
Schließt aus: Myositis ossificans generalisata (728.1)
    359.80   Metabolische Myopathie
        359.800*   Störungen des Glykogen-Metabolismus (271.0†)
        359.801*   Störungen des Lipid-Metabolismus (272†)
        359.802   Mitochondriale Myopathie
        359.803   Myopathie bei Störung des Adenin-Nukleotid-Stoffwechsels

359.9 *Unspezifiert*

ERKRANKUNGEN DES AUGES UND SEINER ANHANGSGEBILDE (360-379)

360 Erkrankungen des Bulbus

361 Netzhautablösung und -defekte

362 Andere retinale Erkrankungen

    362.0*   *Diabetische Retinopathie (250.4†)*
    362.1   *Andere Netzhautveränderungen und retinale vaskuläre Veränderungen*
    362.3   *Retinaler Gefäßverschluß*
    362.7   *Hereditäre Netzhauterkrankungen*
    362.8   *Andere Netzhauterkrankungen*
    362.9   *Unspezifiziert*

363 Chorioretinale Entzündungen und Narben und andere Erkrankungen der Chorioidea

364 Erkrankungen der Iris und des Ziliarkörpers

    364.0   *Akute und subakute Iridozyklitis*
    364.1   *Chronische Iridozyklitis*
    364.2   *Bestimmte Formen der Iridozyklitis*
        364.20   Uveomeningoenzephalitis
            364.200   Neuro-oculo-muco-cutanes Syndrom
            364.201   Vogt-Koyanagi-Syndrom
            364.208   Andere Uveoneuraxitiden
                Schließt aus: Behçet-Syndrom (136.1)
        364.28   Andere Iridozyklitiden
    364.3   *Unspezifizierte Iridozyklitis*

365 Glaukom

366 Katarakt

367 Refraktionsanomalien und Störungen der Akkomodation

367.5 *Störungen der Akkomodation*

368 Sehstörungen

Schließt aus: elektrophysiologische Störungen (794.1)

- 368.0 *Amblyopie*
  Amblyopie:
  Deprivation
  Strabismus
  Suppression
- 368.1 *Subjektive Sehstörungen*
  Asthenopie
  Metamorphopsie
  Photophobie
  Flimmerskotom
  Plötzlicher Visusverlust
  Visuelle Pseudo- und Halluzinationen,
- 368.2 *Diplopie*
  Doppelbilder
- 368.3 *Andere Erkrankungen des beidseitigen Sehens*
  Abnorme retinale Korrespondenz
  Fusion mit gestörter Stereopsie
  Simultane visuelle Wahrnehmung ohne Fusion
  Störungen des binokularen Sehens
- 368.4 *Gesichtsfelddefekte*
  Vergrößerter blinder Fleck
  Generalisierte Einengung des Gesichtsfeldes
  Hemianopsie (heteronym) (homonym)
  Quadrantenanopsie
  Skotome:
    bogenförmig
    Bjerrum
    zentral
    Ring
- 368.5 *Störungen des Farbsehens*
  Achromatopsie
  Dyschromatopsie
  Deuteranomalie
  Deuteranopie
  Protanomalie
  Protanopie
  Tritanomalie
  Tritanopie
- 368.6 *Nachtblindheit*
  Nachtblindheit:
    NAS
    durch Vitamin A-Mangel* (264.5†)
- 368.8 *Andere Sehstörungen*
- 368.9 *Unspezifiziert*

369 Blindheit und Visusminderung

369.0	*Blindheit, beide Augen*
369.1	*Blindheit, ein Auge, Sehminderung anderes Auge*
369.2	*Sehminderung, beide Augen*
369.3	*Nicht quantifizierte Sehminderung, beide Augen*
369.6	*Blindheit, ein Auge*
369.7	*Sehminderung, ein Auge*
369.8	*Nicht quantifizierte Sehminderung, ein Auge*
369.9	*Unspezifizierte Visusminderung*

370 Keratitis

374 Andere Erkrankungen der Augenlider

374.3 *Ptosis*

376 Erkrankungen der Orbita

376.1	*Chronische entzündliche Erkrankungen der Orbita*
376.2*	*Endokriner Exophthalmus*
376.3	*Andere Formen des Exophthalmus*
376.5	*Enophthalmus*

377 Erkrankungen des Sehnerven und der Sehbahn

377.0 *Papillenödem, Stauungspapille*
377.1 *Atrophie des Nervus opticus*
  Atrophie des Nervus opticus:
  NAS
  syphilitisch* (094.8†)
  Temporale Abblassung
377.2 *Andere Erkrankungen der Papille*
  Kolobom, Drusenpapille
  Pseudopapillenödem
  Bouchut'sche Hügel
377.3 *Neuritis nervi optici*
    377.30* Sehnervenentzündung durch Meningokokken (036.8†)
    377.31 Neuropathie des Nervus opticus mit Ausnahme der ischämischen
    377.32 Papillitis optici
    377.33* Syphilitische Retrobulbärneuritis (094.8†)
    377.39 Retrobulbärneuritis NAS
377.4 *Andere Erkrankungen des Sehnerven*
    377.40 Kompression des Sehnerven
    377.41 Blutung in die Sehnervenscheiden
    377.42 Ischämische Neuropathie des Sehnerven
377.5 *Erkrankungen des Chiasma opticum*
377.6 *Erkrankungen der anderen Sehbahnen*
    377.60 Erkrankungen der Tractus optici

	377.61	Erkrankungen der Corpora geniculata
	377.62	Erkrankungen der Sehstrahlung
377.7	*Erkrankungen der Sehrinde*	
377.9	*Unspezifiziert*	

378 Strabismus und andere Störungen der binokularen Augenbewegungen

Schließt aus: Nystagmus und andere irreguläre Augenbewegungen (379.5)

- 378.5 *Paralytischer Strabismus*
  Strabismus durch Lähmung von:
  drittem oder Nervus oculomotorius
  viertem oder Nervus trochlearis
  sechstem oder Nervus abducens
  Komplette (externe) Ophthalmoplegie
- 378.6 *Mechanischer Strabismus*
  Brown'sches Scheidensyndrom
  Strabismus aufgrund von Adhäsionen
  Traumatische Einschränkung der Augenmuskelführung
- 378.7 *Sonstiger Strabismus*
  Duane-Syndrom
  Progressive externe Ophthalmoplegie
- 378.8 *Andere Erkrankungen der binokularen Augenbewegungen*
  Konjugierte Blickparese oder Spasmus
  Konvergenz:
  Schwäche
  Überschuß
  Dissoziierte Störung der Augenbewegungen
  Internukleäre Ophthalmoplegie
- 378.9 *Unspezifiziert*
  Ophthalmoplegie NAS
  Strabismus NAS

379 Andere Erkrankungen der Augen

- 379.4 *Anomalien der Pupillenfunktion*
  - 379.40 Adie-Pupille
  - 379.41 Anisokorie
  - 379.42 Argyll-Robertson-Phänomen oder syphilitische Pupille* (094.8†)
    Atypisch (nicht syphilitisch)
  - 379.43 Hippus
  - 379.44 Miose (persistierend), nicht durch Miotika bedingt
  - 379.45 Mydriasis (persistierend), nicht durch Mydriatika bedingt
  - 379.48 Andere Pupillenreaktionsstörung
    Abnorme, tonische, nicht seitengleiche

379.5 *Nystagmus und andere irreguläre Augenbewegungen*
Nystagmus:
NAS
kongenital
Deprivation
dissoziiert
latent

ERKRANKUNGEN DES OHRES UND DES PROCESSUS MASTOIDEUS (380-389)

381 Nicht eitrige Mittelohrentzündung und Erkrankungen der Tuba eustachii

382 Eitrige und unspezifizierte Mittelohrentzündung

383 Mastoiditis und verwandte Krankheitsbilder
    383.0   *Akute Mastoiditis*
    383.1   *Chronische Mastoiditis*
    383.2   *Petrositis*

384 Andere Erkrankungen des Trommelfelles

385 Andere Erkrankungen des Mittelohres und des Mastoids
    385.3   *Cholesteatome des Mittelohres und Mastoids*
        385.30   Cholesteatome mit regionaler Ausbreitung ins zentrale Nervensystem

386 Schwindelsyndrome und andere Erkrankungen des Vestibularsystemes
Schließt aus: Vertigo NAS (780.4)
    386.0   *Menière-Krankheit*
        Endolymphatischer Hydrops
        Lermoyez-Syndrom
        Menière-Syndrom oder -Vertigo
    386.1   *Sonstiger und unspezifizierter peripherer Schwindel*
        386.10   Vertigo auricularis
        386.11   Gutartiger paroxysmaler Schwindel oder Nystagmus
        386.12*   Epidemischer Schwindel (078.8†)
        386.13   Otogener Schwindel
        386.14   Neuronitis vestibularis
        386.18   Andere
    386.2   *Schwindel zentraler Genese*
        Zentraler Lagenystagmus
        Schwindel zentraler Genese durch Medikamenteneinnahme (benutze ergänzend, falls gewünscht, den E-Schlüssel, um die Substanz zu identifizieren)

	Schließt aus: Schwindel zentraler Genese bei multipler Sklerose (340.-) vertebrobasiläre Insuffizienz (435) Tumoren (191.-, 225.-, 228.-)
386.5	*Labyrinthäre Dysfunktion*
386.8	*Andere Erkrankungen des Labyrinths*
386.9	*Unspezifizierte Schwindelsyndrome und Erkrankungen des Labyrinths*

388 Andere Erkrankungen des Ohres

388.0	*Degenerative und vaskuläre Erkrankungen des Ohres*
388.00	Presbyakusis
388.01	Vorübergehende ischämische Taubheit
388.2	*Hörsturz, unspezifiziert*
388.3	*Tinnitus*
388.4	*Andere abnorme Hörwahrnehmung* Hyperakusis

388.5	*Erkrankungen des Nervus statoacusticus*
	Neuritis:
	  NAS
	  syphilitisch* (094.8†)
	Degeneration, Erkrankung des Hörnerven oder achten Hirnnerven

388.6	*Otorrhoe* laufendes Ohr
388.7	*Otalgie* Ohrschmerzen
388.8	*Andere*
388.9	*Unspezifiziert*

389 Taubheit

389.0	*Leitungsschwerhörigkeit*
389.1	*Innenohrschwerhörigkeit* Schließt aus: abnorme Hörwahrnehmung (388.4) psychogene Taubheit (306.7)
389.2	*Gemischte Leitungs- und Innenohrschwerhörigkeit*
389.7	*Taubstummheit, nicht anderenorts zu klassifizieren*
389.8	*Andere spezifizierte Formen der Taubheit*
389.9	*Unspezifizierte Taubheit* Hörverlust NAS

VII. ERKRANKUNGEN DES KREISLAUFSYSTEMS

AKUTES RHEUMATISCHES FIEBER (390-392)

390 Rheumatisches Fieber ohne Hinweis auf Herzbeteiligung

391 Rheumatisches Fieber mit Herzbeteiligung

    391.1 *Akute rheumatische Endokarditis*
    391.9 *Akute rheumatische Herzerkrankung, unspezifiziert*

392 (Rheumatische) Chorea minor

Schließt ein: Sydenham's Chorea
Schließt aus: Chorea:
        NAS (333.5)
        Huntington'sche (333.4)
    392.0 *Mit Herzbeteiligung*
        Rheumatische Chorea mit Herzbeteiligung jeder Form, die unter 391.- zu klassifizieren ist
    392.9 *Ohne Hinweis auf Herzbeteiligung*

CHRONISCHE RHEUMATISCHE HERZERKRANKUNG (393-398)

394 Erkrankungen der Mitralklappe

    394.0 *Mitralstenose*
    394.1 *Mitralinsuffizienz*
    394.2 *Mitralstenose mit Insuffizienz*

395 Erkrankungen der Aortenklappe

396 Erkrankungen der Mitral- und der Aortenklappe

397 Erkrankungen anderer endokardialer Strukturen

    397.0 *Rheumatische Erkrankungen der Tricuspidalklappe*
    397.1 *Rheumatische Erkrankungen der Pulmonalklappe*
    397.9 *Rheumatische Erkrankungen des Endokards, Klappe unspezifiziert*

398 Sonstige rheumatische Herzerkrankung

Hypertonie (401-405)

Die folgende vierstellige Unterteilung soll mit den Kategorien 401-405 verwandt werden
.0 spezifiziert als maligne
.1 spezifiziert als benigne
.9 nicht spezifiziert als maligne oder benigne
Schließt aus: wenn es sich um eine Komplikation von Schwangerschaft, Geburt oder Wochenbett handelt (642.-)
wenn eine Beteiligung der Koronargefäße vorliegt (410-414)

401 Essentielle Hypertonie

402 Hypertensive Herzerkrankung

403 Hypertensive Nierenerkrankung

404 Hypertensive Herz- und Nierenerkrankung

405 Sekundäre Hypertonie

Ischämische Herzerkrankung (410-414)

410 Akuter Herzinfarkt

411 Andere akute oder subakute Formen der ischämischen Herzerkrankung

412 Alter Myokardinfarkt

413 Angina pectoris

414 Andere Formen der chronischen ischämischen Herzerkrankung

    414.0 *Koronarsklerose*
    414.1 *Herzwandaneurysma*
    414.8 *Andere*
    414.9 *Unspezifiziert*

Andere Formen der Herzerkrankung (420-429)

421 Akute und subakute Endokarditis

    421.0 *Akute und subakute bakterielle Endokarditis*
    Endokarditis (akut) (chronisch) (subakut):
        bakteriell
        bei Infekt NAS
        lenta
        maligne
        septisch

ulzerativ
mit Vegetationen
mykotisches Aneurysma
Osler-Erkrankung
-Libmann-Sacks
Benutze ergänzende Kategorie, um den infektiösen Keim zu erfassen

421.1* *Akute und subakute infektbedingte Endokarditis bei Erkrankungen, die anderenorts klassifiziert sind*
421.9 *Akute Endokarditis, unspezifiziert*

424 Andere Erkrankungen des Endokards

424.0 *Mitralklappenerkrankungen*
424.1 *Aortenklappenerkrankungen*
424.9 *Endokarditis, Klappe unspezifiziert*

425 Kardiomyopathie

425.4 *Andere primäre Kardiomyopathien*

426 Leitungserkrankungen des Herzens

426.0 *Kompletter atrioventrikulärer Block*
426.1 *Anderer und unspezifizierter atrioventrikulärer Block*
426.5 *Schenkelblock, unspezifiziert*
426.6 *Sonstiger Herzblock*
426.7 *Abnorme atrioventrikuläre Erregungsausbreitung*
426.9 *Unspezifiziert*
Adams-Stokes-Syndrom

427 Herzrhythmusstörungen

427.0 *Paroxysmale supraventrikuläre Tachykardie*
427.1 *Paroxysmale ventrikuläre Tachykardie*
427.2 *Paroxysmale Tachykardie, unspezifiziert*
427.3 *Vorhofflimmern und -flattern*
427.4 *Kammerflimmern und -flattern*
427.5 *Herzstillstand*
427.6 *Extrasystolen*
427.8 *Andere*
427.9 *Unspezifiziert*

428 Herzinsuffizienz

ZEREBROVASKULÄRE ERKRANKUNGEN (430-438)

Schließt ein: mit Erwähnung von Hypertonus (Beschreibung unter 401 und 405). Benutze, wenn gewünscht, ergänzende Kategorie, um die Präsenz eines Hypertonus zu erfassen.
Schließt aus: alle Krankheitsbilder von 430-434, 436, 437, die während Schwangerschaft, Geburt oder Wochenbett auftreten oder die als puerpueral spezifiziert werden (674.0)

430 Subarachnoidalblutung

Schließt aus: traumatische Subarachnoidalblutung (852.-)
Spezifiziere die Lokalisation eines Aneurysmas (wenn eines vorhanden ist) mit der 6. Ziffer:

430.-X0	Multipel
430.-X1	Arteria cerebri anterior
430.-X2	Arteria cerebri media
430.-X3	Arteria cerebri posterior
430.-X4	Arteria communicans anterior
430.-X5	Arteria communicans posterior
430.-X6	Arteria basilaris
430.-X7	Arteria vertebralis und Arteria cerebelli posterior inferior
430.-X8	Siphon und Bifurkation der Arteria carotis
430.-X9	Andere (dies schließt auch vaskuläre Malformationen des Rückenmarkes ein, wenn diese durch eine Subarachnoidalblutung entdeckt werden)
430.-0	Subarachnoidalblutung NAS
430.-1	Ruptur eines beerenförmigen Aneurysmas
430.-2	Ruptur eines kongenitalen Aneurysmas
430.-3	Ruptur eines mykotischen Aneurysmas
430.-4	Ruptur eines arteriosklerotischen Aneurysmas
430.-5	Ruptur eines zerebralen Aneurysmas NAS
430.-6*	Ruptur eines Angioms (228.-†)
430.-7	Ruptur einer anderen Gefäßmalformation
430.-8*	Auf dem Boden sonstiger Ursachen, die anderenorts klassifiziert sind Syphilitisches Aneurysma (094.8†)

Subarachnoidalblutung durch
intrakraniellen Tumor
Blutung durch ein Medikament
hervorgerufen (benutze, wenn
gewünscht, ergänzend den
E-Schlüssel um die Substanz zu
identifizieren)
430.-9 Unbekannte Ursache nach vollständiger Untersuchung
Idiopathische
Subarachnoidalblutung

431 Intrazerebrale Blutung

Schließt aus: traumatische intrazerebrale Blutung (853.-)
sekundäre Hirnstammblutung bei gesteigertem
Hirndruck (Duret'sche Blutung)
Spezifiziere die Lokalisation mit der 6. Ziffer:
- 431.-X0 Unterer Hirnstamm
- 431.-X1 Kleinhirn
- 431.-X2 Mittelhirn
- 431.-X3 Kortikal
- 431.-X4 Subkortikal oder lobär
- 431.-X5 Kapsel
- 431.-X6 Basalganglien
- 431.-X7 Thalamus
- 431.-X8 Reine ventrikuläre Blutung
- 431.-X9 Multipel oder mit subarachnoidaler und/oder ventrikulärer Einblutung

Beachte: die Benutzung der speziellen Kategorie (431.-1), um die spontane hypertensive intrazerebrale Blutung zu identifizieren, schließt nicht eine Doppelverschlüsselung zur Identifikation des Vorhandenseins eines Hypertonus bei anderen Formen der zerebrovaskulären Erkrankung (einschließlich anderer Formen der intrazerebralen Blutung) aus

- 431.-0 Intrazerebrale Blutung NAS
- 431.-1 Spontane hypertensive intrazerebrale Blutung NAS
- 431.-2 Spontane intrazerebrale Blutung ohne chronische Hypertonie
- 431.-3* Spontane intrazerebrale Blutung in Verbindung mit arteriovenösen Malformationen (228.0†)
- 431.-4 Spontane intrazerebrale Blutung in Verbindung mit anderen vaskulären Malformationen

Schließt aus: Aneurysmata (430.-)

431.-5	Zerebrale Blutung durch sonstige Erkrankungen, die anderenorts klassifiziert sind
431.-6	Spontane intrazerebrale Blutung aus unbekannter Quelle nach vollständiger Untersuchung
431.-8	Andere

432 Andere und unspezifizierte intrakranielle Blutungen

432.0	*Nicht traumatische extradurale Blutung* Nicht traumatisches epidurales Hämatom
432.1	*Subdurale Blutung* Subdurale Blutung (nicht traumatisch) Subdurales Hämatom (nicht traumatisch)
432.9	*Unspezifizierte intrakranielle Blutung*

433 Verschluß und Stenose der extrakraniellen hirnversorgenden Gefäße

Schließt ein: Hirninfarkt durch -, schließt jedoch aus: die Insuffizienz einer hirnversorgenden Arterie NAS (435.-).
Spezifiziere eine vorhandene Symptomatik mit der 5. Ziffer:

    433.X0 Ohne zerebrale Symptome (schließt ein: asymptomatische Strömungsgeräusche)
    433.X1 Mit Hirninfarkt

Schließt aus: transitorische zerebrale Ischämie (435.-)
Spezifiziere Mechanismus des Verschlusses mit der 6. Ziffer:

    433.XX0 Embolie
    433.XX1 Stenose oder Thrombose durch Arteriosklerose
    433.XX2 Stenose oder Thrombose durch andere Ursachen (Einengung von außen)
    433.XX3 Verschluß NAS
    433.XX4 Dissektion
    433.XX8 Andere

433.0	*Arteria basilaris*
433.1	*Arteria carotis*
433.2	*Arteria vertebralis*
433.3	*Multipel und bilateral*
433.8	*Andere*
433.9	*Unspezifiziert*

434 Verschluß der intrakraniellen Gefäße

434.0 *Thrombose der Hirngefäße*
Schließt ein: thrombotischer Hirninfarkt
Thrombose der intrakraniellen Gefäße
Spezifiziere die Lokalisation mit der 5. Ziffer:
434.00 Media-Hauptstamm
434.01 Lentikulostriäre Gefäße
434.02 Kortikale Äste der Arteria cerebri media
434.03 Arteria cerebri anterior
434.04 Arteria cerebri posterior
434.05 Arteriae thalamoperforatae
434.06 Arteria cerebelli superior
434.07 Arteria cerebelli posterior inferior
434.08 Andere kleine oder distale Äste
434.09 Multiple
Spezifiziere die Ätiologie mit der 6. Ziffer:
    434.0X0 Arteriosklerotisch
    434.0X1 Bluterkrankungen mit Ausnahme von Koagulopathien
    434.0X2 Koagulopathien
    434.0X3 In Verbindung mit der Einnahme von Östrogen und/oder Progesteron (z.B. orale Kontrazeptiva)
    434.0X8 Andere
    434.0X9 Unbekannt nach vollständiger Untersuchung

434.1 *Hirnembolie*
Schließt ein: Hirninfarkt durch zerebrale Embolie
Spezifiziere die Lokalisation mit der 5. Ziffer, wie unter 434.0
Spezifiziere den Ausgangsort der Embolie mit der 6. Ziffer:
    434.1X0 Herz
    434.1X1 Aorta und extrakranielle hirnversorgende Gefäße
    434.1X2 Unbekannt nach vollständiger Untersuchung
    434.1X8 Andere

434.9 *Andere und unspezifizierte*
434.90 Lakunäre Infarkte
    434.900 Lakune NAS
    434.901 Status lacunaris
    434.902 Hirninfarkt mit rein motorischer Symptomatik

	434.903	Hirninfarkt mit rein sensibler Symptomatik
	434.904	Hemiparese mit Ataxie
	434.905	Dysarthria clumsy hand-Syndrom
	434.908	Andere lakunäre Syndrome
434.91		Hirninfarkt bei Erkrankungen, die anderenorts klassifiziert sind
		Schließt aus: Hirnembolie (434.1)
434.92		Infarkt durch Dissektion hirnversorgender Arterien
		Spezifiziere die Lokalisation mit der 6. Ziffer, wie unter 434.0
434.93		Unbekannte Ursache nach vollständiger Untersuchung
434.98		Sonstiger spezifizierter Verschluß der Hirngefäße
		Spezifiziere die Lokalisation mit der 6. Ziffer
		Intrakranieller Verschluß NAS
		Hirninfarkt NAS
		Schließt aus: Hirninfarkt durch Verschluß oder Stenose einer hirnversorgenden extrakraniellen Arterie (434.1)

435   **Vorübergehende zerebrale Ischämie**

Vorübergehende neurologische Veränderungen oder Symptome mit einer Dauer von weniger als 24 Stunden

Basilararterien-Syndrom
Vertebralarterien-Syndrom
Spasmus der zerebralen Arterien
Vorübergehende zerebrale Ischämie
Transitorisch ischämische Attacke (TIA)
Intermittierende zerebrale Ischämie
Insuffizienz von Arteria basilaris, carotis, vertebralis
Spezifiziere die Ätiologie mit der 6. Ziffer:

         435.-X0   Kardiale Embolie
         435.-X1   Arterioarterielle Embolie
         435.-X2   Embolie anderer Ursache
         435.-X3   Arteriosklerotische Stenose oder Thrombose
         435.-X8   Andere
         435.-X9   Unbekannt nach vollständiger Untersuchung

Schließt aus: akute zerebrovaskuläre Insuffizienz NAS (437.1)
- 435.-0 Arteria basilaris
- 435.-1 Arteria vertebralis
  Subclavian steal-Syndrom
- 435.-2 Arteria carotis
- 435.-3 Multipel und bilateral
- 435.-8 Lokalisation nicht bekannt
- 435.-9 Transiente zerebrale Ischämie NAS, transitorisch ischämische Attacke NAS

436 Akute, aber schlecht definierte zerebrovaskuläre Erkrankung

Apoplexie, apoplektisch:
NAS
Attacke
Anfall
Zerebrovaskuläres Ereignis NAS
Schlaganfall (nicht spezifiziert als hämorrhagisch oder ischämisch)

437 Andere und schlecht definierte zerebrovaskuläre Erkrankungen

- 437.0 *Zerebrale Arteriosklerose*
  Atherom der Hirngefäße (ohne Infarkt)
- 437.1 *Sonstige generalisierte ischämische zerebrovaskuläre Erkrankung*
  Akute zerebrovaskuläre Insuffizienz NAS
  Zerebrale Ischämie (chronisch)
  Beachte: die Benutzung dieser ungenauen Kategorie sollte vermieden werden
- 437.2 *Hypertensive Enzephalopathie*
- 437.3 *Nicht rupturierte zerebrale Aneurysmata*
- 437.4 *Zerebrale Arteriitis*
  Schließt aus: Arteriitis temporalis (446.5)
  Hirnbeteiligung bei Arteriitiden, die anderenorts klassifiziert sind (446.-)
- 437.5 *Moyamoya-Erkrankung*
- 437.6 *Nicht eitrige Thrombose der intrakraniellen venösen Sinus*
  Sinus cavernosus-Syndrom
- 437.8 *Andere*
  Carotis-Cavernosus-Fistel
- 437.9 *Unspezifiziert*

438 Spätfolgen nach zerebrovaskulärer Erkrankung

Beachte: diese Kategorie sollte verwandt werden um die unter 430-437 genannten Krankheitsbilder als Ursache von Spätfolgen anzuzeigen, wobei diese anderenorts klassifiziert sind. Die „Spätfolgen" schließen Zustandsbilder ein, die als Folgen zu spezifizieren und ein Jahr oder mehr nach dem Beginn der ursächlichen Läsion noch vorhanden sind (Multiinfarktdemenz siehe 290.4)

ERKRANKUNGEN DER ARTERIEN, ARTERIOLEN UND KAPILLAREN (440-448)

440 Arteriosklerose

440.0 *der Aorta*
440.2 *der Extremitätenarterien*

441 Aortenaneurysma

441.0 *Dissezierendes Aneurysma (jeder Abschnitt)*
441.6 *Aortenaneurysma unspezifizierter Lokalisation ohne Hinweis auf Ruptur*
441.7* *Syphilitisches Aneurysma der Aorta* (093.0†)

443 Andere periphere vaskuläre Erkrankungen

443.0 *Raynaud-Syndrom*
443.1 *Thrombangiitis obliterans (Buerger'sche Erkrankung)*
443.8 *Andere*
Akroparästhesien

444 Arterielle Embolie und Thrombose

446 Polyarteriitis nodosa und verwandte Krankheiten

446.0	*Polyarteriitis nodosa*
	Periarteriitis nodosa
446.2	*Hypersensitivitätsangiitis*
446.4	*Wegener'sche Granulomatose*
446.5	*Riesenzell-Arteriitis*
	Arteriitis cranialis
	Horton-Erkrankung
	Arteriitis temporalis
446.6	*Thrombotische Mikroangiopathie*
446.7	*Takayasu-Erkrankung*
	Aortenbogenkrankheit
	Pulseless disease

447 Andere Erkrankungen der Arterien und Arteriolen

447.0	*Arteriovenöse Fistel, erworben*
	Schließt aus: zerebrale (437.3)
447.6	*Unspezifizierte Arteriitis*
	Schließt aus: zerebrale (437.4)
447.7*	*Syphilitische Aortitis* (093.1†)
447.8	*Andere*
	Fibromuskuläre Dysplasie der Arterien
447.9	*Unspezifiziert*

448 Erkrankungen der Kapillaren

448.0	*Hereditäre haemorrhagische Teleangiektasien*
	Rendu-Osler-Weber-Erkrankung
448.9	*Andere und unspezifizierte*

ERKRANKUNGEN DER VENEN UND LYMPHBAHNEN SOWIE ANDERE ERKRANKUNGEN DES KREISLAUFSYSTEMS (451-459)

451 Phlebitis und Thrombophlebitis

Schließt aus: intrakranielle venöse Sinus (325.-),
nicht eitrige (437.6)

458 Hypotonie

458.0	*Orthostatische Hypotonie*
458.1	*Chronische Hypotonie*
458.9	*Unspezifiziert*

VIII. Erkrankungen des respiratorischen Systems

Akute Infektionen der Atmungsorgane (460-466)

461 Akute Sinusitis

461.0	*Sinus maxillaris*
461.1	*Sinus frontalis*
461.2	*Sinus ethmoidalis*
461.3	*Sinus sphenoidalis*
461.8	*Andere*
461.9	*Unspezifiziert*

465 Akute Infektionen des oberen Respirationstraktes multipler oder unspezifizierter Lokalisation

Andere Erkrankungen des oberen Respirationstraktes (470-478)

473 Chronische Sinusitis

473.0	*Sinus maxillaris*
473.1	*Sinus frontalis*
473.2	*Sinus ethmoidalis*
473.3	*Sinus sphenoidalis*
473.8	*Andere*
473.9	*Unspezifiziert*

478 Andere Erkrankungen des oberen Respirationstraktes

478.3	*Lähmung der Stimmbänder oder des Larynx*

Pneumonie und Influenza (480-487)

480 Viruspneumonie

481 Pneumokokkenpneumonie

482 Andere bakterielle Pneumonie

483 Pneumonie durch andere spezifizierte Keime

485 Bronchopneumonie, Erreger nicht spezifiziert

486 Pneumonie, Erreger nicht spezifiziert

487 **Influenza**
487.8 *Mit anderen Manifestationen*

CHRONISCHE OBSTRUKTIVE LUNGENERKRANKUNG UND
VERWANDTE ZUSTÄNDE (490-496)

490 **Bronchitis, nicht spezifiziert als akut oder chronisch**

491 **Chronische Bronchitis**

492 **Emphysem**

493 **Asthma**

494 **Bronchiektasien**

PNEUMOKONIOSEN UND ANDERE LUNGENERKRANKUNGEN
DURCH ÄUSSERE WIRKSTOFFE (500-508)

507 **Pneumonitis durch feste Substanzen und Flüssigkeiten**
507.0 *Durch Aspiration von Essen oder Erbrochenem*

ANDERE ERKRANKUNGEN DES RESPIRATORISCHEN SYSTEMS (510-519)

511 **Pleuritis**

512 **Pneumothorax**

513 **Abszeß von Lunge oder Mediastinum**

518 **Andere Erkrankungen der Lunge**
518.4 *Akutes Lungenödem, unspezifiziert*

519 **Andere Erkrankungen des respiratorischen Systems**
519.0 *Fehlfunktion bei Tracheotomie*
519.4 *Erkrankungen des Zwerchfelles*
519.9 *Unspezifiziert*

IX. Erkrankungen des Verdauungssystems

Erkrankungen der Mundhöhle, der Speicheldrüsen und des Kiefers (520-529)

522 **Erkrankungen der Pulpa und des periapikalen Gewebes**

524 **Dentofaziale Anomalien, inklusive Malokklusion**

    524.1   *Anomalien des Verhältnisses von Kiefer zu Schädelbasis*
    524.3   *Anomalien der Zahnposition*
    524.4   *Malokklusion, unspezifiziert*
    524.5   *Dentofaziale funktionelle Anomalien*
    524.6   *Erkrankungen des Temporomandibulargelenkes*
                  Costen-Syndrom

528 **Erkrankungen der Mundschleimhaut, ausschließlich der Gingiva und Zunge**

    528.2   *Orale Aphthen*

Erkrankungen von Ösophagus, Magen und Duodenum (530-537)

530 **Erkrankungen des Ösophagus**

531 **Magengeschwür**

532 **Zwölffingerdarmgeschwür**

533 **Peptisches Ulkus, Lokalisation unspezifiziert**

534 **Gastrojejunales Ulkus**

535 **Gastritis und Duodenitis**

536 **Störungen der Magenfunktion**

Nichtinfektiöse Enteritis und Kolitis (555-558)

555 **Regionale Enteritis**
       Crohn'sche Erkrankung

556 **Idiopathische Proktokolitis**

ANDERE ERKRANKUNGEN DES DÜNNDARMES UND PERITONEUMS (560-569)

567 **Peritonitis**

ANDERE ERKRANKUNGEN DES VERDAUUNGSSYSTEMS (570-579)

570 **Akute und subakute Lebernekrose**

571 **Chronische Lebererkrankung und Zirrhose**

572 **Leberabszeß und Folgen der chronischen Lebererkrankung**
- 572.2 *Hepatisches Koma*
  Hepatische Enzephalopathie

577 **Erkrankungen des Pankreas**
- 577.0 *Akute Pankreatitis*
- 577.1 *Chronische Pankreatitis*

578 **Gastrointestinale Blutung**
- 578.0 *Haematemesis*
- 578.1 *Melaena*
- 578.9 *Blutung aus dem Magen-Darm-Trakt, unspezifiziert*

579 **Intestinale Malabsorption**

X. Erkrankungen des Urogenitalen Systems

Nephritis, nephrotisches Syndrom und Nephrosen (580-589)

580 **Akute Glomerulonephritis**

581 **Nephrotisches Syndrom**

582 **Chronische Glomerulonephritis**

583 **Nephritis und Nephropathie, nicht spezifiziert als akut oder chronisch**

584 **Akutes Nierenversagen**

585 **Chronisches Nierenversagen**
Urämische Polyneuropathie† (357.4*)

586 **Nierenversagen, unspezifiziert**

588 **Erkrankungen, die aus gestörter Nierenfunktion resultieren**

593 **Andere Erkrankungen der Nieren und Harnleiter**
    593.4 *Sonstige Obstruktionen der Harnleiter*
    Peritonealfibrose

Erkrankungen der männlichen Geschlechtsorgane (600-608)

607 **Erkrankungen des Penis**
    607.3 *Priapismus*

Erkrankungen der Brust (610-611)

611 **Andere Erkrankungen der Brust**
    611.6 *Galaktorrhoe ohne Verbindung zur Geburt eines Kindes*

Andere Erkrankungen des weiblichen Genitaltraktes (617-629)

625 **Schmerz und andere Symptome in Verbindung mit den weiblichen Geschlechtsorganen**

626 **Störungen der Menstruation und andere abnorme Blutungen aus dem weiblichen Genitaltrakt**

    626.0   *Ausbleiben der Menstruation*
    626.1   *Schwache oder seltene Menstruation*

627 **Menopause- und Postmenopause-Erkrankungen**

    627.2   *Menopause- oder weibliche klimakterische Beschwerden*
                Symptome wie Flush, Schlaflosigkeit, Kopfschmerzen, Konzentrationsverlust in Verbindung mit der Menopause
    627.4   *Zustände in Verbindung mit artefizieller Menopause*

628 **Weibliche Infertilität**

    628.1*   *Hypophysär- hypothalamischer Genese (253.-†)*

XI. KOMPLIKATIONEN VON SCHWANGERSCHAFT, GEBURT UND WOCHENBETT

ABORTIVE SCHWANGERSCHAFT (630-639)

639 Komplikationen nach Abort und Extrauterin- oder Molen-Schwangerschaft

639.3 *Nierenversagen*
639.4 *Metabolische Störungen*
639.5 *Schock*
639.6 *Embolie*
639.8 *Andere spezifizierte Komplikationen*
Zerebrale Anopsie nach Zuständen, die sich unter 630-638 klassifizieren lassen

KOMPLIKATIONEN MIT VORWIEGENDEM BEZUG ZUR SCHWANGERSCHAFT (640-648)

642 Hyertonus als Komplikation von Schwangerschaft, Geburt und Wochenbett

642.2 *Sonstiger präexistenter Hypertonus als Komplikation von Schwangerschaft, Geburt und Wochenbett*
642.5 *Schwere Präeklampsie*
642.6 *Eklampsie*
Toxikose:
eklamptische
mit Konvulsionen

643 Hyperemesis gravidarum

646 Andere Komplikationen der Schwangerschaft, die nicht anderenorts klssifiziert sind

646.4 *Periphere Neuropathie in der Schwangerschaft*

648 Andere akute Erkrankungen der Mutter, die sich anderenorts klassifizieren lassen, aber Schwangerschaft, Geburt oder Wochenbett komplizieren

648.4 *Psychische Störungen*
648.9 *Andere*

NORMALE ENTBINDUNG UND ANDERE INDIKATIONEN ZUR BEHANDLUNG BEI
SCHWANGERSCHAFT, WEHEN UND ENTBINDUNG (650-659)

655 **Bekannte oder vermutete fetale Abnormität, die den Zustand der Mutter beeinflußt**

Schließt ein: die aufgeführten Zustände bei einem Feten als Ursache für die Beobachtung oder besondere geburtshilfliche Maßnahmen bei der Mutter oder für die Beendigung der Schwangerschaft

655.0 *Mißbildungen des zentralen Nervensystems beim Feten*
Fetale (vermutliche):
Anenzephalie
Spina bifida
Hydrozephalus
655.1 *Chromosomenanomalien beim Feten*
655.5 *Vermutete Schädigung des Feten durch Medikamente*

KOMPLIKATIONEN, DIE VORWIEGEND IM VERLAUF DER WEHEN UND
DER ENTBINDUNG AUFTRETEN (660-669)

668 **Komplikationen der Gabe von Anästhetika oder anderer Sedativa während Wehen und Entbindung**

668.2 *Komplikation von seiten des zentralen Nervensystems*

669 **Andere Komplikationen von Wehen und Entbindung, nicht anderenorts klassifiziert**

669.4 *Andere Komplikationen der geburtshilflichen Chirurgie und sonstigen Maßnahmen*
Zerebrale Anoxie nach Kaiserschnitt oder sonstigen geburtshilflichen chirurgischen oder anderen Maßnahmen, einschließlich Entbindung NAS

KOMPLIKATIONEN DES WOCHENBETTES (670-676)

671 **Venöse Komplikationen in Schwangerschaft und Wochenbett**

671.5 *Sonstige Phlebitis und Thrombose*
Zerebrale Venenthrombose (Sinusthrombose)

674 **Andere und unspezifizierte Komplikationen des Wochenbettes, nicht anderenorts klassifiziert**

674.0 *Zerebrovaskuläre Erkrankungen im Wochenbett*
Jedes Krankheitsbild von 430-434, 436-437, welches während Schwangerschaft, Geburt und Wochenbett auftritt oder als puerperal spezifiziert wird

XII. Erkrankungen der Haut und des subkutanen Gewebes

ANDERE ERKRANKUNGEN DER HAUT UND DES SUBKUTANEN GEWEBES (700-709)

707**Chronisches Ulkus der Haut**

707.0*Decubitus*

XIII. ERKRANKUNGEN DES HALTUNGSAPPARATES UND DES BINDEGEWEBES

Die folgende Subklassifikation mit der 5. Ziffer kann, falls gewünscht, verwandt werden mit den entsprechenden Kategorien im Abschnitt XIII:

.0 Multiple Lokalisation
.1 Schulterregion
.2 Oberarm
.3 Unterarm
.4 Hand
.5 Beckenregion und Oberschenkel
.6 Unterschenkel
.7 Sprunggelenk und Fuß
.8 Andere
.9 Lokalisation unspezifiziert

ARTHROPATHIEN UND VERWANDTE ERKRANKUNGEN (710-719)

710 Diffuse Erkrankungen des Bindegewebes

710.0 *Systemischer Lupus erythematodes*
710.1 *Systemische Sklerodermie*
710.2 *Sicca-Syndrom*
Keratoconjunctivitis sicca† (370.3*)
Sjögren-Erkrankung
710.3 *Dermatomyositis*
Polymyositis mit Hautbeteiligung
710.4 *Polymyositis*
710.8 *Andere*
710.9 *Unspezifiziert*

711 Arthropathien in Verbindung mit Infektionen

712 Arthropathien durch Steine und Kristalle

713* Arthropathien in Verbindung mit sonstigen Erkrankungen, die anderenorts klassifiziert sind

713.5* *Arthropathien in Verbindung mit neurologischen Erkrankungen*
Charcot'sche Arthropathie:
NAS (094.0†)
diabetisch (250.5†)
bei Syringomyelie (336.0†)
bei Tabes dorsalis (094.0†)
Neuropathische Arthritis (094.0†)

714		Rheumatoide Arthritis und andere entzündliche Polyarthropathien
715		Osteoarthrose und verwandte Erkrankungen
716		Andere und unspezifizierte Arthropathien
719		Andere und unspezifizierte Erkrankungen der Gelenke
	719.7	*Gangstörungen*

ERKRANKUNGEN DES RÜCKENS (720-724)

720   **Ankylosierende Spondylitis und andere entzündliche Spondylopathien**

721   **Spondylosen und verwandte Erkrankungen**

- 721.0   *Zervikale Spondylose ohne Myelopathie*
- 721.1†   *Zervikale Spondylose mit Myelopathie (336.3*)*
  Kompressionssyndrom der vorderen Spinalarterie
  Spondylogene Kompression des zervikalen Rückenmarkes
  Kompressionssyndrom der Arteria vertebralis
- 721.2   *Thorakale Spondylose ohne Myelopathie*
- 721.3   *Lumbosakrale Spondylose ohne Myelopathie*
- 721.4†   *Thorakale oder lumbale Spondylose mit Myelopathie (336.3*)*
  Spondylogene Kompression des thorakalen oder lumbalen Rückenmarkes
- 721.8   *Andere*
- 721.9   *Spondylose unspezifizierter Höhe*

722   **Bandscheibenerkrankungen**

- 722.0   *Zervikaler Bandscheibenvorfall ohne Myelopathie*
  Armschmerzen oder Wurzelkompression durch Verlagerung oder Ruptur einer zervikalen Bandscheibe
- 722.1   *Thorakaler oder lumbaler Bandscheibenvorfall ohne Myelopathie*
  Lumbago oder Ischialgie durch Verlagerung einer Bandscheibe
  Wurzelirritation oder Kompression durch Verlagerung oder Ruptur einer thorakolumbalen Bandscheibe
- 722.2   *Bandscheibenvorfall, Höhe unspezifiziert, ohne Myelopathie*
- 722.3   *Schmorl'sche Knötchen*
- 722.4   *Degeneration einer zervikalen Bandscheibe*
- 722.5   *Degeneration einer thorakalen oder lumbalen Bandscheibe*
- 722.6   *Degeneration einer Bandscheibe, Höhe unspezifiziert*
- 722.7†   *Bandscheibenerkrankung mit Myelopathie (336.3*)*

	722.8	*Postlaminektomie-Syndrom*
	722.9	*Andere und unspezifizierte Bandscheibenerkrankungen*

723 Andere Erkrankungen der Zervikalregion

723.0	*Zervikale Spinalstenose*
723.1	*Zervikales Schmerzsyndrom* Nackenschmerzen
723.2	*Zervikokraniales Syndrom* Hinteres zervikales sympathisches Syndrom Barré-Liéou-Syndrom
723.3	*Zervikobrachiales Syndrom (diffus)*
723.4	*Armschmerzen oder Radikulopathie NAS*
723.5	*Torticollis, unspezifiziert* Schließt aus: kongenital (756.8) durch Geburtsverletzung (767.8) hysterisch (300.1) spasmodicus (333.8) traumatisch, frisch (847.0) psychogen (306.0)
723.7	*Verknöcherung des hinteren Längsbandes zervikal*
723.9	*Unspezifizierte Erkrankungen und Symptome der Nackenregion*

724 Andere und unspezifizierte Rückenerkrankungen

724.0	*Spinalstenose, nicht zervikal*	
	724.00	thorakal
	724.01	lumbal
	724.08	Andere
	724.09	Unspezifiziert
724.1	*Schmerzen der thorakalen Wirbelsäule*	
724.2	*Lumbago*	
724.3	*Ischialgie*	
724.4	*Thorakale oder lumbosakrale Neuro- oder Radikulopathie NAS*	
724.5	*Unspezifizierte Rückenschmerzen*	
724.6	*Erkrankungen des Os sacrum*	
724.7	*Erkrankungen des Os coccygeum*	
724.8	*Andere Symptome, die sich auf den Rücken beziehen lassen*	
724.9	*Unspezifizierte Rückenerkrankungen*	

RHEUMATISMUS UNTER AUSSCHLUSS DES RÜCKENS (725-729)

725 Polymyalgia rheumatica

726 Periphere Enthesopathien und verwandte Syndrome

728 Erkrankungen von Muskeln, Bändern und Faszien

Schließt aus: Muskeldystrophien (359.-)
Neuromuskuläre Erkrankungen (358.-)
Myopathien (359.-)

728.0 *Infektiöse Myositis*
Myositis: eitrig, suppurativ, tropisch* (040.8†)
Schließt aus: durch:
Zystizerkose (359.6)
Trichinose (359.6)
Epidemische Myositis (074.1)

728.1 *Muskelverkalkung und -verknöcherung*
Massive Verkalkung (mit Lähmung)
Myositis ossificans localisata
Myositis ossificans generalisata (progressiv)
Polymyositis ossificans

728.2 *Muskelschwund und Inaktivitätsatrophie, nicht anderenorts klassifiziert*
Myofibrose
Schließt aus: neuralgische Amyotrophie (353.3)
progressive Muskelatrophie (335.-)

728.3 *Andere spezifische Muskelerkrankungen*
Compartment-Syndrome (Tibialis-anterior-Syndrom)
Arthrogryposis
Immobilitätssyndrom (mit Lähmung)
Schließt aus: Arthrogryposis multiplex congenita (755.8)
Stiff man-Syndrom (333.9)

728.9 *Unspezifizierte Erkrankungen der Muskeln, der Bänder und der Faszien*

729 Andere Erkrankungen des Muskel- und Nervengewebes

729.1 *Myalgie, Myositis, unspezifiziert*
729.2 *Neuralgie, Neuritis und Radikulitis, unspezifiziert*
729.5 *Gliedmaßenschmerzen*
729.8 *Andere Symptome, die die Gliedmaßen betreffen*
729.9 *Andere und unspezifizierte Erkrankungen des Muskel- und Nervengewebes*

OSTEOPATHIEN, CHRONDROPATHIEN UND ERWORBENE DEFORMITÄTEN DES HALTEAPPARATES (730-739)

730 Osteomyelitis, Periostitis und andere Knocheninfektionen

730.4* *Wirbelsäulentuberkulose* (015.0†)
730.7* *Osteopathie, die von einer Poliomyelitis resultiert* (045.-†)
730.8* *Andere Infektionen, die den Knochen betreffen*

731 **Ostitis deformans und Osteopathien, die mit sonstigen Erkrankungen assoziiert sind, die anderenorts klassifiziert sind**

    731.0   *Ostitis deformans ohne Hinweis auf Knochentumor*
                 Paget-Erkrankung des Knochens
                 731.00   Neurologische Komplikation der Paget-Erkrankung des Knochens
    731.8*   *Sonstige Knochenbeteiligung bei Erkrankungen, die anderenorts klassifiziert sind*

733 **Andere Erkrankungen von Knochen und Knorpel**

    733.0   *Osteoporose*
    733.1   *Pathologische Fraktur*
    733.3   *Hyperostose des Schädels*
    733.7   *Algoneurodystrophie*
    733.9   *Andere und unspezifizierte*

737 **Wirbelsäulenverbiegungen**

Schließt aus: kongenitale (754.2)

    737.0   *Adoleszente haltungsbedingte Kyphose*
    737.1   *Kyphose (erworben)*
    737.2   *Lordose (erworben) (haltungsbedingt)*
    737.3   *Kyphoskoliose und Skoliose*
    737.4*   *Verbiegungen der Wirbelsäule in Verbindung mit anderen Krankheitsbildern*
                 Verbunden mit:
                     Charcot-Marie-Tooth-Erkrankung (356.1†)
                     Ostitis deformans (731.0†)
                     Ostitis fibrosa cystica (252.0†)
                     Tuberkulose (Pott' Krankheit) (015.0†)
    737.8   *Andere*
    737.9   *Unspezifiziert*

738 **Sonstige erworbene Deformitäten**

    738.1   *Andere erworbene Deformitäten des Kopfes*
    738.2   *Erworbene Deformitäten des Halses*
    738.4   *Erworbene Spondylolisthesis*
                 Degenerative Spondylolisthesis
                 Schließt aus: kongenitale (756.1)
    738.5   *Andere erworbene Deformitäten des Rückens oder der Wirbelsäule*

XIV. KONGENITALE ANOMALIEN

740 Anencephalus und ähnliche Anomalien

    740.0   *Anencephalus*
                Akranie
                Amyelencephalus
                Hemianenzephalie
                Hemizephalie
    740.1   *Kraniorachischisis*
    740.2   *Inienzephalie*

741 Spina bifida

Schließt aus: Spina bifida occulta (756.1)

    741.0   *Mit Hydrocephalus*
                Arnold-Chiari-Syndrom
                Jede Untergruppe von 741.9 mit jeder Untergruppe in 742.3
    741.9   *Ohne Hinweis auf Hydrocephalus*
                Hydromeningozele (spinal)
                Meningozele (spinal)
                Meningomyelozele
                Myelozele
                Myelozystozele
                Rachischisis
                Spina bifida (aperta)
                Syringomyelozele

742 Andere kongenitale Anomalien des Nervensystems

    742.0   *Enzephalozele*
                Enzephalomyelozele
                Hydroenzephalozele
                Hydromeningozele (kranial)
                Meningozele (zerebral)
                Meningoenzephalozele
    742.1   *Mikrozephalus*
                Hydromikrozephalie
                Mikroenzephalie
    742.2   *Entwicklungsanomalien des Gehirns*
                Fehlen eines Hirnteiles
                Agenesie eines Hirnteiles
                Aplasie eines Hirnteiles
                Hypoplasie eines Hirnteiles

	Agyrie
	Arhinenzephalie
	Mikrogyrie
742.3	*Kongenitaler Hydrocephalus*
	742.30 Verschluß des Sylvischen Aquäduktes
	742.31 Atresie der Foramina von Magendi und Luschka
	742.32 Dandy-Walker-Syndrom
	742.38 Andere
	742.39 Unspezifiziert
742.4	*Andere spezifizierte Anomalien des Gehirns*
	Kongenitale zerebrale Zyste
	Lissenzephalie
	Makrogyrie
	Megalenzephalie
	Porenzephalie
	Ulegyrie
	Multiple Anomalien des Gehirns NAS
	Zyste des 3. Ventrikels (Kolloid)
742.5	*Andere spezifizierte Anomalien des Rückenmarkes*
	Amyelie
	Atelomyelie
	Kongenitale Fehlbildung der Rückenmarkshäute
	Hemmungsmißbildung der Cauda equina
	Hydromyelie
	Hydrohachis
	Hypoplasie des Rückenmarkes
	Myelatelie
742.8	*Andere spezifizierte Anomalien des Nervensystems*
	Nervenagenesie
	Familiäre Dysautonomie
	Verlagerung des Armplexus
	Schließt aus: Neurofibromatose (237.7)
742.9	*Unspezifizierte Anomalien von Gehirn, Rückenmark und Nervensystem*
	Anomalie, kongenitale Erkrankung von Gehirn, Nervensystem und Rückenmark

743 Kongenitale Anomalien des Auges

743.0	*Anophthalmus*
743.1	*Mikrophthalmus*
743.2	*Buphthalmus*

744 Kongenitale Anomalien von Ohr, Gesicht und Hals

Schließt aus: Anomalien der Halswirbelsäule (754.2, 756.1)

744.0	*Anomalien des Ohres mit Hörbeeinträchtigung*
744.9	*Unspezifizierte Anomalien von Gesicht und Hals*

753	**Kongenitale Anomalien des harnführenden Systems**
753.1	*Zystennieren*

754	**Bestimmte kongenitale Muskel- und Skelett-Deformitäten**
754.0	*Von Schädel, Gesicht und Kiefer* Gesichtsassymmetrie Komprimiertes Gesicht Schädelknochenimpressionen Nasenseptumdeviation, kongenital Dolichozephalie Plagiozephalie Potter-Gesicht Platte oder gebogene Nase, kongenital Schließt aus: dentofaziale Anomalien (524.-) syphilitische Sattelnase (090.5)
754.1	*Des Musculus sternocleidomastoideus* Kongenitale muskulärer Torticollis Sternomastoid-Tumor Kontraktur des Musculus sternocleidomastoideus

754.2	*Der Wirbelsäule*
	Kongenitale Haltungsdeformitäten
	   Lordose
	   Skoliose

755	**Andere kongenitale Anomalien der Gliedmaßen**

756	**Andere kongenitale Muskel- und Skelett-Anomalien**
	Schließt aus: diejenigen Deformitäten, die unter 754.- klassifiziert sind
756.0	*Anomalien von Schädel- und Gesichtsknochen* Fehlender Schädelknochen Akrozephalie Kongenitale Deformität des Vorderhauptes Kraniosynostose Crouzon-Krankheit Hypertelorismus Unvollständiger Knochenschluß am Schädel Oxyzephalie Platybasie Basiläre Impression Trigonozephalie Schließt aus: dentofaziale Anomalien (524.-) Schädelknochendeformitäten in Verbindung mit Anomalien des Gehirns (740.0, 742.-)

756.1	*Anomalien der Wirbelsäule*
	Kongenital:
	Fehlen von Wirbeln
	Lumbosakrale Deformität (Gelenk, Region)
	Fusion der Wirbelsäule
	Spondylolisthesis
	Hemivertebra
	Klippel-Feil-Syndrom
	Spina bifida occulta
	Überzählige Wirbel
756.2	*Halsrippe*
	Überzählige Rippe in der Halsregion
756.4	*Chondrodystrophie*
	Achondroplasie
	Chondrodystrophia (fetalis)
	Dyschondroplasie
	Ollier-Krankheit
	Schließt aus: Lipochondrodystrophie (277.5)
756.5	*Osteodystrophie*
	Albright-Syndrom
756.8	*Andere spezifizierte Anomalien von Muskeln, Sehnen, Faszien und Bindegewebe*
	Fehlen von:
	Muskel (pectoralis)
	Sehne
	Akzessorische Muskeln
	Kongenitale Amyotrophie
	Kongenitale Sehnenverkürzung
	Ehlers-Danlos-Syndrom
756.9	*Unspezifizierte Anomalien des Muskel- und Skelett-Systems*

758 Chromosomenanomalien

Schließt ein: Syndrome, die mit Anomalien in der Zahl und Form der Chromosomen vergesellschaftet sind

758.0	*Down-Syndrom*
	Trisomie:
	21 oder 22
	G
	Translokations-Down-Syndrom
758.1	*Patau-Syndrom*
	Trisomie:
	13
	D1
758.2	*Edward-Syndrom*
	Trisomie:
	18
	E3

758.3	*Autosomale Deletionssyndrome*
	Antimongolismus Syndrom
	Katzenschrei-Syndrom
758.6	*Gonadendysgenesie*
	Turner-Syndrom
	XO-Syndrom
	Schließt aus: reine Gonadendysgenesie (752.7)
758.7	*Klinefelter-Syndrom*
	XXY-Syndrom
758.8	*Andere Syndrome auf dem Boden von Anomalien der Geschlechtschromosomen*
758.9	*Zustände auf dem Boden von Anomalien unspezifizierter Chromosomen*

759 Andere und unspezifizierte kongenitale Anomalien

759.4	*Siamesische Zwillinge*	
	Kraniopagus	
	Dicephalus	
	Doppelmonstrum	
	Pygopagus	
	Thorakopagus	
	Xyphopagus	
759.5	*Tuberöse Sklerose*	
	Bourneville-Erkrankung	
	Epiloia	
759.6	*Andere Hamartome, nicht anderenorts klassifiziert*	
	759.60	Sturge-Weber (-Dimitri, -Krabbe)-Syndrom
	759.61	Von Hippel-Lindau-Syndrom
	759.62	Peutz-Jeghers-Syndrom
	759.68	Andere
		Divry van Bogaert
		Schließt aus: Neurofibromatose (237.7)
	759.69	Unspezifizierte Phakomatosen
759.7	*Multiple kongenitale Anomalien, so beschrieben*	
759.8	*Andere spezifizierte Anomalien*	
	Arachnodaktylie	
	Klippel-Trenaunay-Syndrom	
	Laurence-Moon (-Biedl)-Syndrom	
	Marfan-Syndrom	
759.9	*Kongenitale Anomalien, unspezifiziert*	

XV. Bestimmte Zustände, die ihren Ursprung in der perinatalen Periode haben

760 Affektion des Feten oder Neugeborenen durch mütterliche Veränderungen, die unabhängig von der gegenwärtigen Schwangerschaft sein können

    760.4   *Mütterliche Ernährungsstörungen*
                Beachte: endemischer Kretinismus siehe 243.1, 243.2
    760.5   *Mütterliche Verletzung*
    760.6   *Chirurgischer Eingriff bei der Mutter*
    760.7   *Toxische Einflüsse, die über Plazenta oder Muttermilch übertragen werden*
    760.8   *Andere*
    760.9   *Unspezifiziert*

761 Affektion des Feten oder Neugeborenen durch mütterliche Komplikationen während der Schwangerschaft

762 Affektion des Feten oder Neugeborenen durch Komplikationen von seiten der Plazenta, der Nabelschnur und der Eihäute

763 Affektion des Feten oder Neugeborenen durch andere Komplikationen bei Wehen und Entbindung

    763.0   *Entbindung aus Steißlage und Extraktion*
    763.1   *Andere Malpräsentation, Malposition und Disproportion während Wehen und Entbindung*
    763.2   *Zangengeburt*
    763.3   *Entbindung durch Vacuumextraktor*
    763.4   *Entbindung durch Kaiserschnitt*
    763.8   *Andere Komplikationen der Wehen und Entbindung*
    763.9   *Unspezifiziert*

764 Langsames fetales Wachstum und fetale Mangelernährung

    764.0   *„Zu leicht für den Termin" ohne Hinweis auf fetale Malnutrition*
                Kinder mit Untergewicht für das Gestationsalter „Zu klein für das Datum"
    764.1   *„Zu leicht für den Termin" mit Hinweis auf fetale Malnutrition*
                Kinder, die „zu leicht sind für das Alter" wie bei Punkt 0, aber zusätzlich Hinweise auf eine Malnutrition zeigen

	764.2	*Fetale Malnutrition ohne Hinweis auf „zu leicht für den Termin"*
		Kinder, die nicht untergewichtig für ihr Gestationsalter sind, aber Zeichen der fetalen Malnutrition zeigen
	764.9	*Unspezifizierte Verzögerung im fetalen Wachstum*

765 Erkrankungen, die sich auf eine verkürzte Schwangerschaft zurückführen lassen, und unspezifiziertes niedriges Geburtsgewicht

766 Erkrankungen, die sich auf eine Übertragung zurückführen lassen, und zu hohes Geburtsgewicht

767 Geburtstrauma

    767.0   *Subdurales und zerebrales Hämatom*
                Schließt aus: intraventrikuläre Blutung (772.1)
                               subarachnoidale Blutung (772.2)
            767.00   Subdurale Blutung
            767.01   Zerebrale Blutung
            767.09   Unspezifiziert
    767.4   *Verletzungen von Wirbelsäule und Rückenmark*
            767.40   Zervikal
            767.48   Andere
            767.49   Unspezifiziert
    767.5   *Verletzung des Nervus facialis*
    767.6   *Verletzung des Armplexus*
            767.60   Obere (Erb)
            767.61   Untere (Klumpke-Déjerine)
            767.62   Komplette
            767.69   Unspezifizierte
    767.7   *Andere Verletzungen von Hirn- und peripheren Nerven*

768 Intrauterine Hypoxie und Neugeborenenasphyxie

    768.2   *Fetale Gefährdung vor Wehenbeginn, bei lebend geborenem Kind*
    768.3   *Fetale Gefährdung erstmals während der Wehen bemerkt, bei lebend geborenem Kind*
    768.4   *Fetale Gefährdung unspezifiziert bei lebend geborenem Kind*
    768.5   *Schwere Geburtsasphyxie*
    768.6   *Leichte oder mäßige Geburtsasphyxie*
    768.9   *Unspezifizierte Geburtsasphyxie bei lebend geborenem Kind*
            Anoxie NAS bei lebend geborenem Kind
            Hypoxie NAS bei lebend geborenem Kind
            Asphyxie NAS bei lebend geborenem Kind

769 Atemnotsyndrom

Hyaline Membranenkrankheit (der Lunge)
Idiopathisches Atemnotsyndrom der Neugeborenen
Schließt aus: vorübergehende Tachypnoe beim Neugeborenem
(770.6)

770 Andere Atemstörungen des Feten und Neugeborenen

771 Spezifische Infektionen der perinatalen Periode

771.0 *Kongenitale Röteln*
771.1 *Kongenitale Zytomegalieinfektion*
771.2 Andere kongenitale Infektionen
    771.20 Herpes
    771.21 Listeriose
    771.22 Malaria (Malariakachexie)
    771.23 Toxoplasmose
    771.24 Tuberkulose
    771.29 Unspezifiziert
771.3 *Tetanus neonatorum*
771.4 *Neugeborenen-Omphalitis*
771.8 *Andere spezifische Infektionen der perinatalen Periode*

772 Fetale und Neugeborenen-Blutungen

772.1 *Intraventrikuläre Blutung*
    772.10 Germinale Matrix-Blutung
             Periventrikuläre Leukomalazie
    772.18 Andere
772.2 *Subarachnoidalblutung*
    Subarachnoidalblutung jeglicher perinataler Ursache

773 Hämolytische Erkrankung des Feten oder Neugeborenen durch Isoimmunisation

773.4 *Kernikterus durch Isoimmunisation*

774 Sonstige perinatale Gelbsucht

774.7 *Kernikterus, nicht hervorgerufen durch Isoimmunisation*

775 **Für den Feten und das Neugeborene spezifische endokrine und metabolische Störungen**

Schließt ein: vorübergehende endokrine und metabolische Störungen durch Reaktion des Kindes auf mütterliche endokrine und metabolische Faktoren, die Entfernung von diesen oder die Anpassung an die extrauterine Existenz

Schließt aus: neonatale symptomatische Hypothyreose (243)

775.0 *Syndrom des „Kindes einer diabetischen Mutter"*
Affektion des Feten oder Neugeborenen duch einen mütterlichen Diabetes mellitus (mit Hypoglykämie)
775.1 *Neugeborenen-Diabetes mellitus*
775.2 *Neugeborenen-Myasthenia gravis*
Kongenitale Myasthenie
775.3 *Neonatale Thyreotoxikose*
775.4 *Hypokalzämie und Hypomagnesiämie beim Neugeborenen*
Kuhmilch-Hypokalzämie
Neonataler Hypoparathyreoidismus
Phosphatladende Hypokalzämie
775.5 *Andere vorübergehende neonatale Elektrolytstörungen*
775.6 *Neonatale Hypoglykämie*
Schließt aus: das Syndrom des Kindes einer diabetischen Mutter (775.0)
775.7 *Späte metabolische Azidose des Neugeborenen*
775.8 *Andere vorübergehende neonatale endokrine und metabolische Störungen*
Metabolische Aminosäurenstörungen, die als vorübergehend beschrieben werden
775.9 *Unspezifiziert*

779 **Andere und schlecht definierte Zustände, die in der perinatalen Periode ihren Ursprung haben**

779.0 *Neugeborenen-Anfälle*
Verkrampfungen und Anfälle des Neugeborenen
779.1 *Andere und unspezifizierte zerebrale Reizsymptome des Neugeborenen*
779.2 *Zerebrale Depression, Koma und andere pathologische zerebrale Veränderungen*

XVI. SYMPTOME, ZEICHEN UND SCHLECHT DEFINIERTE KRANKHEITSBILDER

Dieser Abschnitt umfaßt Symptome, Zeichen, pathologische Befunde von Laboruntersuchungen oder anderen diagnostischen Maßnahmen und schlecht definierte Krankheitsbilder, für die es keine anderenorts klassifizierbare Diagnose gibt.

Zeichen und Symptome, die relativ definitiv auf eine vorhandene Diagnose hinweisen, sind einer Kategorie im vorangegangenen Teil der Klassifikation zugeordnet.

Generell enthalten die Kategorien 780-796 die eher schlecht definierten Krankheitsbilder und Symptome, die mit möglicherweise gleichem Verdacht auf zwei oder mehr Erkrankungen hinweisen oder auf zwei oder mehr Körperfunktionssysteme; sie enthalten auch diejenigen Fälle ohne die erforderlichen Untersuchungen, um eine endgültige Diagnose zu stellen. Praktisch alle Kategorien in dieser Gruppe könnten auch als „nicht anderenorts spezifiziert" oder als „unbekannte Ätiologie" oder als „vorübergehend" eingeordnet werden.

Der alphabetische Index sollte zu Rate gezogen werden, um festzustellen, welche Symptome und Zeichen hier zu lokalisieren sind und welche eher bei etwas spezifischeren Abschnitten der Klassifikation eingeordnet werden müssen; die verbleibenden Subkategorien mit der Zahl .9 stehen für sonstige relevante Symptome zur Verfügung, die sich nicht anderenorts in der Klassifikation lokalisieren lassen.

Die Krankheitsbilder, Zeichen oder Symptome in den Kategorien 780-796 bestehen aus: (a) Fälle, für die keine spezifischere Diagnose gestellt werden kann, auch nachdem alle Fakten von Bedeutung für den Fall untersucht worden sind; (b) Zeichen oder Symptome, die zwar initial bestanden haben, aber sich im Verlauf als transient herausgestellt haben und deren Ursachen nicht festgestellt werden konnte; (c) Vorläufige Diagnosen bei einem Patienten, der zu weiteren Untersuchungen oder Behandlungen sich nicht wieder einfand; (d) Fälle, die vor Diagnosestellung an andere Stelle zur Untersuchung und Behandlung verlegt wurden; (e) Fälle, bei denen eine präzisere Diagnose aus irgendeinem anderen Grund nicht möglich war; (f) Gewisse Symptome, die gewichtige Probleme in der medizinischen Betreuung darstellen, und für die es wünschenswert ist, eine Klassifikation zusätzlich zu einer bekannten Ursache zu haben.

SYMPTOME (780-789)

780 Allgemeine Symptome

780.0 *Koma und Sopor*
Benommenheit
Semikoma
Somnolenz
Bewußtlosigkeit
Benutze ergänzenden Schlüssel, um, falls gewünscht, die Ursache zu identifizieren
Schließt aus: Koma in der Perinatalperiode (779.2)

780.1 *Halluzinationen*
Schließt aus: visuelle Halluzinationen (368.1) wenn sie Teil der Symptomatik einer psychischen Erkrankung sind

780.2 *Synkope und Kollaps*
Blackout
Ohnmacht
Vagovasale Attacke
Schließt aus: Karotis sinus-Syndrom (337.0)
neurozirkulatorische Schwäche (306.2)
orthostatische Hypotonie (458.0)
Schock NAS (785.5)

780.3 *Konvulsionen*
780.30 Fieberanfälle
780.31 Singulärer Anfall
780.39 Unspezifiziert
Konvulsionen NAS
Anfall NAS
Schließt aus: Anfälle beim Neugeborenen (779.0), epileptische Anfälle (345.-)

780.4 *Schwindel und Schwindelgefühl*
Vertigo NAS
Schließt aus: Menière-Krankheit und andere spezifizierte Schwindelsyndrome (386.-)

780.5 *Schlafstörungen*
Schließt aus: wenn nicht organische Ursache (307.4)
Narkolepsie (347)
780.50 Schlafapnoe in Verbindung mit Störungen des Ein- und Durchschlafens (Dims)
780.51 Schlafapnoe bei Erkrankungen mit vermehrter Schläfrigkeit (Does)
Hypersomnie mit alveolärer Hypoventilation
780.58 Andere
Asymptomatische polysomnographische Befunde
780.59 Schlafstörung, unspezifiziert

780.6	*Pyrexie unbekannter Ursache*	
780.7	*Asthenie, Lethargie, Apathie*	
	Ermüdbarkeit	
780.9	*Andere*	
	780.90	Retrograde Amnesie
		Benutze ergänzende Kategorie, um, falls gewünscht, die Ursache zu identifizieren
	780.91	Transitorische globale Amnesie
	780.92	Autotopagnosie
	780.93	Anosognosie
	780.94	Astereognosie

781 Symptome, die das Nerven- und Skelettsystem betreffen

Schließt aus: Depression NAS (311)
Erkrankungen, die sich spezifisch zuordnen lassen zu:
Rücken (724.-)
Hören (388.-, 389.-)
Gelenken (718.-, 719.-)
Gliedmaßen (729.-)
Hals (723.-)
Sehen (368.-, 369.-)
Gliedmaßenschmerzen (729.5)

781.0 Abnorme unwillkürliche Bewegungen
Abnorme Kopfbewegungen
Faszikulieren
Spasmen NAS
Tremor NAS
Dyskinesien NAS
Schließt aus: Chorea NAS (333.5)
infantile Spasmen (345.6)
spastische Paralyse (342-344)
spezifische Bewegungsstörungen, die sich unter 333.- klassifizieren lassen
wenn nicht organischer Genese (307.2, 307.3)

781.1 *Störungen von Geschmack und Geruch*
Anosmie
Parosmie
Schließt aus: traumatische Anosmie (951.8)
postinfektiöse Anosmie (478.9)
hysterische Anosmie (300.1)

781.2 *Ganganomalien*
Gang:
ataktisch
paralytisch
spastisch
stolpernd

	Schließt aus: Gangstörungen (719.7), lokomotorische Ataxie (094.0)
781.3	*Störungen der Koordination*

        Ataxie NAS
        Asynergie
        Muskelinkoordination
        Schließt aus: ataktischen Gang (781.2)
                        zerebelläre Ataxie (334.-)
                        Vertigo NAS (780.4)

781.4 *Vorübergehende Gliedmaßenlähmung*
        Monoplegie, transiente NAS
        Schließt aus: Parese (342-344)

781.6 *Meningismus*

781.7 *Tetanie*
        Karpopedale Spasmen
        Schließt aus: hysterische (300.1)
                        psychogene (306.0)

781.9 *Andere*
        Abnorme Haltung

782 Symptome, die die Haut und ihre Anhangsgebilde betreffen

782.0 *Störungen der Hautempfindung*
        Anästhesie der Haut
        Brennende oder prickelnde Sensationen
        Dysästhesie
        Hyperästhesie
        Hypästhesie
        Taubheit
        Parästhesien
        Kitzeln

783 Symptome, die Ernährung, Metabolismus und Wachstum betreffen

783.0 *Anorexie*
        Appetitlosigkeit
        Schließt aus: Anorexia nervosa (307.1)
                        Appetitlosigkeit nicht organischer Ursache (307.5)

783.1 *Abnorme Gewichtszunahme*
783.2 *Abnormer Gewichtsverlust*
783.3 *Ernährungsschwierigkeiten und Betreuungsprobleme*
783.4 *Ausbleiben der erwarteten normalen physiologischen Entwicklung*
783.5 *Polydipsie*
        Exzessiver Durst

783.6 *Polyphagie*
Exzessives Essen
Hyperalimentation NAS
Schließt aus: Eßstörungen nicht organischer Ursache (307.5)
783.9 *Andere*

784 Symptome, die Kopf und Hals betreffen

Schließt aus: Enzephalopathie NAS (348.3)
784.0 *Kopfschmerzen*
Gesichtsschmerzen NAS
Vaskuläre Kopfschmerzen NAS
Kopfschmerzen NAS
Schließt aus: atypische Gesichtsschmerzen (350.2)
Migräne (346.-)
Spannungskopfschmerzen (307.8)
784.3 *Aphasien*
784.30 Wernicke-Aphasie
784.31 Broca-Aphasie
784.32 Globale Aphasie (Déjerine'sche Aphasie)
784.33 Amnestische Aphasie
784.38 Andere
784.39 Unspezifiziert
784.4 *Stimmstörungen*
Aphonie
784.5 *Sonstige Sprachstörung*
784.6 *Sonstige neuropsychologische Störungen*
Schließt aus: Amnesie (780.9)
entwicklungsbedingte Lernschwierigkeit (315.-)
784.60 Agnosie
784.61 Apraxie
784.62 Alexie ohne Agraphie
784.63 Akalkulie
Rechenstörung
784.68 Andere
Asymbolie
784.69 Unspezifiziert

785 Symptome, die das kardiovaskuläre System betreffen

785.5 *Schock ohne Hinweis auf Trauma*

786 Symptome, die den Respirationstrakt betreffen und andere Brustkorbsymptome

786.0 *Dyspnoe und Atemstörungen*
Cheyne-Stokes-Atmung
Biot-Atmung
Kussmaul-Atmung

786.5	*Brustschmerzen*
786.8	*Schluckauf*
	Schließt aus: psychogener Schluckauf (306.1)
786.9	*Andere*

787 Symptome, die den Verdauungstrakt betreffen

787.0	*Nausea und Erbrechen*
787.2	*Dysphagie*
787.6	*Stuhlinkontinenz*
787.9	*Andere*

788 Symptome, die das harnableitende System betreffen

788.1	*Dysurie*
788.2	*Urinretention*
788.3	*Blaseninkontinenz*
788.4	*Vermehrtes Wasserlassen und Polyurie*

789 Andere Symptome, die Abdomen und Becken betreffen

789.0	*Bauchschmerzen*

UNSPEZIFISCHE PATHOLOGISCHE BEFUNDE (790-796)

792 Unspezifische pathologische Befunde in anderen Körpersubstanzen

792.0	*Liquor cerebrospinalis*	
	792.00	Eiweißerhöhung
	792.01	Zellzahlerhöhung
	792.02	Zellzahl- und Eiweißerhöhung
	792.03	Druckerhöhung
		Schließt aus: benigne intrakranielle Hypertension (348.2)
	792.08	Andere

793 Unspezifische pathologische Befunde bei radiologischen Untersuchungen und anderen Untersuchungen der Körperstruktur

Spezifiziere die Untersuchung mit der 5. Ziffer:

793.X0	Computertomographie (CT)
793.X1	Röntgen
	Schließt ein: Angiographie, Enzephalographie, Myelographie
793.X2	Ultraschalluntersuchung
	Schließt ein: Dopplersonographie, Echoenzephalographie, Echtzeit-Ultraschalluntersuchung
793.X3	Nuklearmagnetresonanztomographie Kernspintomographie
793.X8	Andere

	793.0	*Schädel und Kopf*
	793.7	*Muskel- und Skelettsystem*

794 Unspezifische pathologische Ergebnisse von Funktionsprüfungen

	794.0	*Gehirn und zentrales Nervensystem*	
		794.00	Elektroenzephalogramm
		794.01	Szintigraphie des zentralen Nervensystems
		794.02	Cerebral blood flow-Studien
		794.03	Positronen-Emissionstomographie
		794.08	Andere
	794.1	*Peripheres Nervensystem und spezielle Sinnesfunktionen*	
		794.10	Elektromyographie
		794.11	Elektrookulographie
		794.12	Elektronystagmographie
		794.13	Visuell evozierte Potentiale
		794.14	Somatosensibel evozierte Potentiale
		794.15	Akustisch evozierte Potentiale
		794.18	Andere
	794.3	*Kardiovaskulär*	

796 Andere unspezifische pathologische Befunde

796.1 *Reflexanomalien*

SCHLECHT DEFINIERTE UND UNBEKANNTE KRANKHEITS- UND TODESURSACHEN (797-799)

797 Senilität ohne Hinweis auf Psychose

Die Benutzung dieser vagen Einheit sollte vermieden werden

798 Plötzlicher Tod aus unbekannter Ursache

798.0	*Sudden infant death-Syndrom*
798.1	*Sekundentod*
798.2	*Tod in weniger als 24 Stunden nach Symptombeginn ohne sonstige Erklärung*
798.9	*Unbeobachteter Tod*

XVII. Verletzungen und Vergiftungen

Beachte:

1. Das Prinzip des Mehrfachverschlüsselns von Verletzungen sollte verfolgt werden. wo immer dies möglich ist. Es stehen Kombinationskategorien für multiple Verletzungen zur Verfügung, wenn nur insuffiziente Daten zur Natur der Einzelverletzung vorliegen, oder wenn es für eine Tabellierung zweckmäßiger erscheint, eine einzelne Zahl zu erfassen; ansonsten sollten die verschiedenen Verletzungskomponenten separat kodiert werden.

Wenn mehrere Verletzungsorte in den Überschriften spezifiziert sind, bedeutet das Wort „mit" eine Beteiligung beider Seiten und das Wort „und" zeigt eine Beteiligung einer oder beider Seiten an. Das Wort „Finger" schließt den Daumen mit ein.

2. Die Ziffern für „Spätfolgen" nach Verletzungen finden sich unter 905-909.

Schädelfraktur (800-804)

Die folgende Unterteilung mit der 4. Ziffer sollte mit den Kategorien 800-801, 803-804 verwandt werden:

.0 Geschlossen ohne Hinweis auf intrakranielle Verletzung
.1 Geschlossen mit intrakranielller Verletzung
.2 Offen ohne Hinweis auf intrakranielle Verletzung
.3 Offen mit intrakranieller Verletzung

800 Fraktur des Schädeldaches

(siehe oben die Unterteilung mit der 4. Ziffer)
Spezifiziere, falls gewünscht, mit der 5. Ziffer:

800.X0 Os frontale
800.X1 Os parietale
800.X2 Kombiniert oder multipel
Zusammengesetzte Schädelfraktur
Schädelimpressionsfraktur
800.X8 Andere
800.X9 Unspezifiziert

801 Schädelbasisfraktur

(siehe oben die Untereinteilung mit der 4. Ziffer)
Spezifiziere, wenn gewünscht, mit der 5. Ziffer:

801.X0	Fossa:
	anterior
	media
	posterior
801.X1	Hinterhauptsdach
801.X2	Orbitadach
801.X3	Sinus
	ethmoidalis
	frontalis
801.X4	Sphenoid
801.X5	Temporalknochen
801.X6	Kombiniert oder multipel
801.X7	Fraktur mit Duradefekt
801.X8	Andere
801.X9	Unspezifiziert

802 Frakturen der Gesichtsknochen

803 Andere und unspezifizierte Schädelfrakturen

804 Multiple Frakturen, die Schädel oder Gesicht und andere Knochen betreffen

FRAKTUREN VON WIRBELSÄULE UND RUMPFSKELETT (805-809)

805 Wirbelsäulenfraktur ohne Hinweis auf Rückenmarksläsion

Wirbelbogen
Wirbelsäule
Dornfortsatz
Querfortsatz
Wirbel

805.0	*Zervikal, geschlossen*
805.1	*Zervikal, offen*
805.2	*Dorsal (thorakal), geschlossen*
805.3	*Dorsal (thorakal), offen*
805.4	*Lumbal, geschlossen*
805.5	*Lumbal, offen*
805.6	*Sacrum und Coccyx, geschlossen*
805.7	*Sacrum und Coccyx, offen*
805.8	*Unspezifiziert, geschlossen*
805.9	*Unspezifiziert, offen*

806 Fraktur der Wirbelsäule mit Rückenmarksläsion

Jeder Zustand von 805.- mit:
 kompletter oder inkompletter Transversalläsion
 (des Rückenmarkes)
 Hämatomyelie
 Verletzung der:
  Cauda equina
  Spinalnerven
 Paralyse
  Paraparese
  Tetraparese
  Contusio spinalis

806.0	*Zervikal, geschlossen*
806.1	*Zervikal, offen*
806.2	*Dorsal (thorakal), geschlossen*
806.3	*Dorsal (thorakal), offen*
806.4	*Lumbal, geschlossen*
806.5	*Lumbal, offen*
806.6	*Sacrum und Coccyx, geschlossen*
806.7	*Sacrum und Coccyx, offen*
806.8	*Unspezifiziert, geschlossen*
806.9	*Unspezifiziert, offen*

DISLOKATION (830-839)

839 Andere, multiple und schlecht definierte Dislokationen

839.0	*Halswirbelkörper, einfache Luxation*
	Zervikale Wirbelsäule
	Hals
839.1	*Halswirbel, komplizierte Luxation*
	Halswirbelsäule
	Nacken
839.10	C1-C2
839.18	Andere
839.2	*Thorakale und lumbale Wirbel, einfache Luxation*
	Dorsale (thorakale) Wirbel
839.3	*Thorakale und lumbale Wirbel, komplizierte Luxation*
839.4	*Andere Wirbel, einfache Luxation*
	Coccyx
	Sakroiliakalgelenk
	Os sacrum
	Wirbelsäule NAS
	Wirbel NAS
839.5	*Andere Wirbel, komplizierte Luxation*
839.7	*Andere Lokalisation, komplizierte Luxation*

VERSTAUCHUNG UND ZERRUNG VON GELENKEN UND BENACHBARTEN MUSKELN (840-848)

846 **Verstauchung und Zerrung der Sakroiliakalregion**

846.0	*Lumbosakral (Gelenk) (Ligament)*
846.1	*Sakroiliakal (Ligament)*
846.2	*Sakrospinal (Ligament)*
846.3	*Sakrotuberös (Ligament)*
846.8	*Andere*
846.9	*Unspezifiziert*

847 **Verstauchung und Zerrung von anderen unspezifizierten Teilen des Rückens**

Schließt aus: lumbosakral (846.0)

847.0	*Hals*
	Vorderes Längsband, zervikal
	Atlantoaxial (Gelenk)
	Atlantooccipital (Gelenk)
	Schleuderverletzung
847.1	*Thorakal*
847.2	*Lumbal*
847.3	*Sakrum*
	Sakrococcygeal (Ligament)
847.4	*Coccyx*
847.9	*Unspezifiziert*
	Rücken NAS

INTRAKRANIELLE VERLETZUNG MIT AUSNAHME DERJENIGEN MIT SCHÄDELFRAKTUR (850-854)

Schließt aus: intrakranielle Verletzung mit Schädelfraktur (800-801, 803-804 mit .1, .3)
Nervenverletzung (950.- 951.-)
offene Kopfwunde ohne intrakranielle Verletzung (870-873)
Schädelfraktur alleine (800-801, 803-804 mit .0, .2)

Die folgende Unterteilung mit der 4. Ziffer soll bei den Kategorien 851-854 verwandt werden:

.0	Ohne Hinweis auf offene intrakranielle Wunde
.1	Mit offener intrakranieller Wunde

850 **Gehirnerschütterung**

Commotio cerebri
Kurzer Bewußtseinsverlust

851 **Hirnkontusion, Contusio cerebri**

(siehe oben die Unterteilung für die 4. Ziffer)
Gehirn (jeder Teil), Kortex, Hirnhaut
Kleinhirn
Kortex (zerebral)
Kraniozerebrale Zerreißung
Zusammengesetzte Schädelfraktur mit zerebraler Quetschung

852 **Traumatische subarachnoidale, subdurale oder extradurale Blutung**

(siehe oben die Unterteilung für die 4. Ziffer)
Schließt aus: chronisches subdurales Hämatom (432.1)
Spezifiziere mit der 5. Ziffer:

852.X0	Subarachnoidalblutung
852.X1	Akutes subdurales Hämatom
852.X2	Extradurales Hämatom

853 **Andere und unspezifizierte posttraumatische intrakranielle Blutung**

(siehe oben die Unterteilung für die 4. Ziffer)
Traumatische Hirnkompression
Traumatische zerebrale Blutung

854 **Intrakranielle Verletzung anderer oder unspezifizierter Natur**

(siehe oben die Unterteilung für die 4. Ziffer)
Hirnverletzung NAS
Kopfverletzung NAS

873 **Andere offene Wunden des Kopfes**

Schließt aus: mit Hinweis auf intrakranielle Verletzung (851-854)
873.0 *Kopfhaut, ohne Hinweis auf Komplikation*
873.1 *Kopfhaut, mit Komplikation*
873.2 *Nase, ohne Hinweis auf Komplikation*
873.3 *Nase, mit Komplikation*
873.4 *Gesicht, ohne Hinweis auf Komplikation*
873.5 *Gesicht, mit Komplikation*
873.6 *Innere Mundstrukturen, ohne Hinweis auf Komplikation*
873.7 *Innere Mundstrukturen, mit Komplikation*
873.8 *Andere und unspezifizierte offene Wunden des Kopfes, ohne Hinweis auf Komplikation*
873.8 *Andere und unspezifizierte offene Wunden des Kopfes, mit Komplikation*

874 **Offene Halswunden**

VERLETZUNGEN DER BLUTGEFÄßE (900-904)

Schließt ein: arterielles Hämatom, Abriß, Schnitt, Zerreißung, Ruptur, traumatisches Aneurysma oder (arteriovenöse) Fistel von Blutgefäßen, sekundär nach anderen Verletzungen, z.b. Fraktur oder offene Wunde
Schließt aus: akzidentelle Punktion oder Zerreißung während medizinischer Maßnahmen (998.2), intrakranielle Blutung nach Verletzung (851-854)

900 Verletzung von Blutgefäßen des Kopfes und Halses

900.0 *Arteria carotis*
 Arteria carotis (communis, externa, interna)
900.1 *Innere Jugularvene*
900.8 *Andere*
 Äußere Jugularvene
 Multiple Blutgefäße von Kopf und Hals
900.9 *Unspezifiziert*

SPÄTFOLGEN VON VERLETZUNGEN, VERGIFTUNGEN, TOXISCHEN EFFEKTEN UND ANDEREN ÄUSSEREN URSACHEN (905-909)

905 Spätfolgen von Verletzungen der Muskeln, des Skeletts und des Bindegewebes

906 Spätfolgen von Verletzungen der Haut und des subkutanen Gewebes

907 Spätfolgen von Verletzungen des Nervensystems

907.0 *Spätfolgen von intrakraniellen Verletzungen ohne Hinweis auf Schädelfraktur*
 Spätfolge von Verletzungen, die sich unter 850-854 klassifizieren lassen
 Schließt aus: Demenz (290.-)
 Epilepsie (345.91)
 postkontusionelles Syndrom (310.2)
 chronisches subdurales Hämatom (432.1)
907.1 *Spätfolge nach Hirnnervenverletzung*
 Spätfolge einer Verletzung, die sich unter 950 und 951 klassifizieren läßt
907.2 *Spätfolge nach Rückenmarksverletzung*
 Spätfolge einer Verletzung, die sich unter 806 und 952 klassifizieren läßt
 Posttraumatische Rückenmarkshöhlenbildung, Syringomyelie nach Trauma
907.3 *Spätfolge von Verletzungen der Nervenwurzeln, Plexus und anderer Nerven des Rumpfes*
 Spätfolge von Verletzungen, die sich unter 953 und 954 klassifizieren lassen

907.4	*Spätfolge von Verletzungen der peripheren Nerven des Schultergürtels und der Arme*
	Spätfolge einer Verletzung, die sich unter 955 klassifizieren läßt
907.5	*Spätfolge von Verletzungen der peripheren Nerven des Beckengürtels und der Beine*
	Spätfolge einer Verletzung, die sich unter 956 klassifizieren läßt
907.9	*Spätfolge einer Verletzung anderer und unspezifizierter Nerven*
	Spätfolge einer Verletzung, die sich unter 957 klassifizieren läßt

908 Spätfolgen anderer und unspezifizierter Verletzungen

909 Spätfolgen anderer und unspezifizierter externer Ursachen

909.0	*Spätfolge der Vergiftung durch eine Droge, ein Medikament oder biologische Substanzen*
	Spätfolge eines Zustandsbildes, das sich unter 960-979 klassifizieren läßt
901.1	*Spätfolge toxischer Effekte nicht medizinisch verwandter Substanzen*
	Spätfolge eines Zustandsbildes, das sich unter 980-989 klassifizieren läßt
909.2	*Bestrahlungsspätfolge*
	Spätfolge eines Zustandsbildes, das sich unter 990 klassifizieren läßt
909.3	*Spätfolge von Komplikationen chirurgischer und medizinischer Betreuung*
	Spätfolge eines Zustandsbildes, das sich unter 996-999 klassifizieren läßt
909.4	*Spätfolge bestimmter sonstiger äußerer Ursachen*
	Spätfolge eines Zustandsbildes, das sich unter 991-994 klassifizieren läßt
909.9	*Spätfolge von anderen und unspezifizierten äußeren Ursachen*
	Spätfolge eines Zustandsbildes, das sich unter 995 klassifizieren läßt

VERLETZUNG VON NERVEN UND RÜCKENMARK (950-957)

Schließt ein: Nervenschnittverletzung, Kontinuitätsunterbrechung, traumatisches Neurom, traumatische vorübergehende Lähmung (mit offener Wunde)
Schließt aus: akzidentelle Punktion oder Zerreißung während medizinischer Maßnahme (998.2)

950 **Verletzung des Nervus opticus und der Sehbahn**

950.0	*Verletzung des Nervus opticus*
	Zweiter Hirnnerv
950.1	*Verletzung der Sehnervenkreuzung*
950.2	*Verletzung der Sehbahn*
950.3	*Verletzung der Sehrinde*
950.9	*Unspezifiziert*
	Traumatische Blindheit NAS

951 **Verletzung anderer Hirnnerven**

951.0	*Verletzung des Nervus oculomotorius*
	Dritter Hirnnerv
951.1	*Verletzung des Nervus trochlearis*
	Vierter Hirnnerv
951.2	*Verletzung des Nervus trigeminus*
	Fünfter Hirnnerv
951.3	*Verletzung des Nervus abducens*
	Sechster Hirnnerv
951.4	*Verletzung des Nervus facialis*
	Siebenter Hirnnerv
951.5	*Verletzung des Nervus statoacusticus*
	Achter Hirnnerv
	Hörnerv
	Traumatische Taubheit NAS
951.6	*Verletzung des Nervus accessorius*
	Elfter Hirnnerv
951.7	*Verletzung des Nervus hypoglossus*
	Zwölfter Hirnnerv
951.8	*Verletzung anderer spezifizierter Hirnnerven*
	951.80 Nervus glossopharyngeus (9. Hirnnerv)
	951.81 Nervus olfactorius (1. Hirnnerv)
	Traumatische Anosmie NAS
	951.82 Nervus vagus (10. Hirnnerv)
	951.83 Multiple Hirnnervenverletzungen
951.9	*Verletzung eines unspezifizierten Hirnnerven*

952 **Rückenmarksverletzung ohne Hinweis auf knöcherne Verletzung**

952.0	*Zervikal*
952.1	*Dorsal (thorakal)*
952.2	*Lumbal*
952.3	*Sakral*
952.4	*Cauda equina*
952.8	*Multiple Höhen*
952.9	*Unspezifiziert*

953 **Verletzungen von Nervenwurzeln und spinalen Plexus**

    953.0   *Zervikale Wurzel*
    953.1   *Thorakale Wurzel*
    953.2   *Lumbale Wurzel*
    953.3   *Sakrale Wurzel*
    953.4   *Armplexus*
        953.40   Oberer
        953.41   Unterer
        953.42   Komplett
    953.5   *Lumbosakralplexus*
        953.50   Lumbal
        953.51   Sakral
        953.52   Komplett
    953.8   *Multiple Lokalisation*
    953.9   *Unspezifiziert*

954 **Verletzungen anderer Nerven des Rumpfes mit Ausnahme von Schulter- und Beckengürtel**

    954.0   *Zervikaler Sympathicus*
    954.1   *Sonstiger Sympathicus*
        Ganglion- oder Plexus coeliacus
        Plexus mesentericus inferior
        Nervus splanchnicus
        Ganglion stellatum
    954.8   *Andere*
    954.9   *Unspezifiziert*

955 **Verletzungen von peripheren Nerven des Schultergürtels und der Arme**

    955.0   *Nervus axillaris*
    955.1   *Nervus medianus*
    955.2   *Nervus ulnaris*
    955.3   *Nervus radialis*
    955.4   *Nervus musculocutaneus*
    955.5   *Sensibler Hautnerv, obere Extremität*
    955.6   *Nervus digitalis*
    955.7   *Sonstiger spezifizierter Nerv bzw. Nerven*
    955.8   *Multiple Nerven*
    955.9   *Unspezifiziert*

956 **Verletzungen von peripheren Nerven des Beckengürtels und der Beine**

    956.0   *Nevus ischiadicus*
    956.1   *Nervus femoralis*
    956.2   *Nervus tibialis*
    956.3   *Nervus peroneus*
    956.4   *Sensibler Hautnerv, untere Extremität*
    956.5   *Andere spezifizierte Nerven*
    956.8   *Multiple Nerven*
    956.9   *Unspezifiziert*

957 **Verletzungen anderer und unspezifizierter Nerven**

957.0	*Oberflächliche Nerven von Kopf und Hals*
957.1	*Sonstige spezifizierte Nerven*
957.8	*Multiple Nerven an verschiedenen Stellen*
	Multiple Nervenverletzung NAS
957.9	*Unspezifizierte Lokalisation*
	Nervenverletzung NAS

BESTIMMTE TRAUMATISCHE KOMPLIKATIONEN UND
UNSPEZIFIZIERTE VERLETZUNGEN (958-959)

958 **Bestimmte Frühkomplikationen eines Traumas**

Schließt aus: Erwachsenen-Atemnotsyndrom (518.5)
Schocklunge (518.5)
wenn der Zustand während oder nach medizinischen
Maßnahmen auftritt (996-999)

958.0	*Luftembolie*
958.1	*Fettembolie*
958.4	*Traumatischer Schock*
958.6	*Volkmann'sche ischämische Kontraktur*

VERGIFTUNGEN DURCH DROGEN, MEDIKAMENTE UND
BIOLOGISCHE SUBSTANZEN (960-979)

Schließt ein: Überdosis dieser Substanzen
irrtümlich gegebene oder eingenommene Substanz
Schließt aus: Nebenwirkungen („Hypersensitivität", „Reaktion",
usw.) der richtigen Substanz nach richtiger Einnahme.
Solche Fälle müssen nach der Art der Nebenwirkung
klassifiziert werden, so wie:
allergische Lymphadenitis (289.3)
Gastritis durch Acetylsalizylsäure (535.-)
Bluterkrankungen (280-289)
Dermatitis:
Kontakt - (692.-)
durch Ingestion (693.-)
Nephropathie (583.8)
Nebenwirkung NAS (995.2)
Die Substanz, die den Nebeneffekt auslöst, kann identifiziert werden durch
die Benutzung der Kategorien E930-E949. Wenn der E-Schlüssel nicht benutzt wird, können die Kategorien 960-979 ergänzt werden, um die Substanz zu identifizieren. Aus diesem Grunde sind die Kategorien 960-979
detaillierter als dies sonst notwendig gewesen wäre.
Drogenabhängigkeit (304.-)
Drogenreaktion und Vergiftung beim Neugeborenen (760-779)
Abusus von Drogen ohne Abhängigkeit (305.-)
Pathologische Drogenintoxikation (292.2)

960		Vergiftungen durch Antibiotika
961		Vergiftungen durch andere Desinfizienzien
	961.1	*Arsenhaltige Desinfizienzien*
	961.2	*Schwermetallhaltige Desinfizienzien*
962		Vergiftungen durch Hormone und ihre synthetischen Substitute
	962.0	*Kortikosteroide*
963		Vergiftungen durch systemisch wirksame Substanzen
	963.1	*Antineoplastische und immunsuppressive Medikamente*
964		Vergiftungen durch Substanzen, die vor allem auf die Blutbestandteile wirken
	964.2	*Antikoagulantien*
965		Vergiftungen durch Analgetika, Antipyretika und Antirheumatika
	965.0	*Opiate und verwandte Narkotika*
966		Vergiftungen durch Antikonvulsiva und Parkinsonmedikamente
	966.0	*Oxazolidinderivate*
	966.1	*Hydantoinderivate*
	966.2	*Succinimide*
	966.3	*Andere und unspezifizierte Antikonvulsiva*
	966.4	*Parkinsonmedikamente*
967		Vergiftungen durch Sedativa und Hypnotika
	967.0	*Barbiturate*
	967.9	*Unspezifiziert*
968		Vergiftungen durch andere zentral dämpfende Substanzen
	968.0	*Zentral wirksame Muskelrelaxantien*
	968.1	*Halothan*
	968.2	*Andere gasförmige Anästhetika* Äther Halogenierte Hydrokarbonderivate mit Ausnahme von Halothan Stickstoffoxyd
	968.3	*Intravenöse Anästhetika*
	968.4	*Andere und unspezifizierte generelle Anästhetika*
	968.6	*Periphere nerven- und plexusblockierende Anästhetika*
	968.7	*Spinale Anästhetika*
	968.9	*Andere und unspezifizierte Lokalanästhetika*

969 **Vergiftungen durch Psychopharmaka**

Schließt aus: Drogenabhängigkeit (304.-)
Abusus ohne Abhängigkeit (305.-)

- 969.0 *Antidepressiva*
- 969.1 *Neuroleptika auf Phenothiazinbasis*
- 969.2 *Neuroleptika auf Butyrophenonbasis*
- 969.3 *Andere Antipsychotika und Neuroleptika*
- 969.4 *Tranquilizer auf Benzodiazepinbasis*
- 969.5 *Sonstige Tranquilizer*
- 969.6 *Psychodysleptika (Halluzinogene)*
- 969.7 *Psychostimulantien*
- 969.8 *Andere psychotrope Substanzen*
- 969.9 *Unspezifiziert*

970 **Vergiftungen durch zentral stimulierende Substanzen**

- 970.0 *Analeptika*
- 970.1 *Opiatantagonisten*
- 970.8 *Andere*
- 970.9 *Unspezifiziert*

971 **Vergiftungen durch Substanzen, die vornehmlich auf das autonome Nervensystem wirken**

- 971.0 *Parasympathomimetika (Cholinergika)*
- 971.1 *Parasympatholytika (Anticholinergika und Antimuscarinika) und Spasmolytika*
- 971.2 *Sympathomimetika (Adrenergika)*
- 971.3 *Sympatholytika (Antiadrenergika)*
- 971.9 *Unspezifiziert*

972 **Vergiftungen durch Substanzen, die vornehmlich auf das kardiovaskuläre System wirken**

973 **Vergiftungen durch Substanzen, die vornehmlich auf den Gastrointestinaltrakt wirken**

974 **Vergiftungen durch Substanzen, die auf Wasser- Mineral- und Harnsäuremetabolismus wirken**

975 **Vergiftungen durch Substanzen, die vornehmlich eine Wirkung auf die glatte und quergestreifte Muskulatur und die Atmung haben**

- 975.1 *Relaxantien der glatten Muskulatur*
- 975.2 *Relaxantien der quergestreiften Muskulatur*
- 975.3 *Andere und unspezifizierte Substanzen, die auf die Muskulatur wirken*

977 **Vergiftungen durch andere und unspezifizierte Drogen und Medikamente**

    977.8   *Andere Drogen und Medikamente*
    977.9   *Unspezifizierte Drogen oder Medikamente*

978 **Vergiftungen durch bakterielle Vakzine**

979 **Vergiftungen durch andere Vakzine und biologische Substanzen**

TOXISCHE EFFEKTE VON MEDIZINISCH NICHT
GEBRÄUCHLICHEN SUBSTANZEN (980-989)

980 **Toxischer Effekt von Alkohol**

    980.0   *Äthylalkohol*
                Schließt aus: akute Alkoholintoxikation oder
                            „hangover"-Effekte (305)
                            Trunkenheit (einfache) (305)
                                  pathologische (291.4)
    980.1   *Methylalkohol*
    980.8   *Andere*

982 **Toxischer Effekt von Lösungsmitteln anderer als jener auf Petroleumbasis**

    982.0   *Benzol und Homologe*
    982.8   *Andere*

983 **Toxischer Effekt von aromatischen Ätzmitteln, Säuren und ätzenden Laugen**

984 **Toxischer Effekt von Blei und seinen Zusammensetzungen (einschließlich Dämpfen)**

    984.-0   Früh
    984.-1   Spät
    984.-9   Unspezifiziert

985 **Toxischer Effekt von anderen Metallen**

    985.0   *Quecksilber und seine Zusammensetzungen*
    985.1   *Arsen und seine Zusammensetzungen*
    985.2   *Mangan und seine Zusammensetzungen*
    985.8   *Andere*

986 **Toxischer Effekt von Kohlenmonoxyd**

    986.-0†   Parkinsonismus (332.1*)
    986.-8   Andere

987 Toxischer Effekt von anderen Gasen, Rauch oder Dämpfen

    987.8   *Andere*
              Kohlendioxidvergiftung

988 Toxischer Effekt von Giftsubstanzen, die mit der Nahrung aufgenommen werden

    988.0   *Fisch und Schalentiere*
    988.1   *Pilze*
    988.2   *Beeren und andere Pflanzen*
    988.8   *Andere*

989 Toxischer Effekt von anderen Substanzen, die überwiegend nicht medizinisch gebräuchlich sind

    989.1   *Strychnin und seine Salze*
    989.3   *Organophosphate und Karbaminate*
    989.5   *Tiergifte*
              Schließt aus: Lyme-Syndrom
    989.8   *Andere*

ANDERE UND UNSPEZIFIZIERTE EFFEKTE ÄUSSERER EINFLÜSSE (990-995)

991 Effekte von Kälte

    991.6   *Hypothermie*

992 Effekte von Hitze und Licht

    992.0   *Hitzschlag und Sonnenschlag*
    992.1   *Hitzesynkope*
    992.2   *Hitzekonvulsionen*
    992.3   *Hitzschlag, anhydrotisch*

993 Effekte von Luftdruck

    993.0†   *Barotrauma des Ohres* (381*)
    993.1   *Barotrauma der Nasennebenhöhlen*
    993.2   *Andere und unspezifizierte Effekte großer Höhe*
    993.3   *Caisson-Krankheit*
              Dekompressionskrankheit
    993.4   *Effekte von Luftdruck durch Explosion*
    993.8   *Andere*
    993.9   *Unspezifiziert*

994 Effekte anderer äußerer Einflüsse

    994.0   *Blitzeffekte*
    994.1   *Ertrinken und nicht tödliches Untertauchen*
    994.6   *Reisekrankheit*
    994.7   *Erstickung und Strangulation*

994.8	*Tödliche und nicht tödliche Effekte des elektrischen Stromes*
994.9	*Andere*

995 Gewisse Nebenwirkungen, die nicht anderenorts klassifiziert sind

Schließt aus: Komplikationen chirurgischer und medizinischer Betreuung (996-999)

Beachte: diese Kategorie sollte für die Einzelkodierung benutzt werden, um Effekte zu identifizieren, die anderenorts nicht klassifizierbar sind, oder unbekannt, unbestimmt und schlecht definiert. Für Mehrfachkodierungsvorhaben kann diese Kategorie benutzt werden als ergänzender Schlüssel, um die Effekte von Zuständen zu identifizieren, die anderswo beschrieben wurden.

995.0 *Anaphylaktischer Schock*
Allergischer Schock, anaphylaktische Reaktion, Anaphylaxie, NAS oder als Nebenwirkung korrekt verordneter Substanz, die ordnungsgemäß eingenommen wurde
Schließt aus: Anaphylaktische Reaktion auf Serum (999.4)

995.1 *Angioneurotisches Ödem*
Angioödem
Giant urticaria
Schließt aus: Urticaria:
 durch Serum (999.5)
 sonst spezifiziert (698.2, 708.-, 757.3)

995.2 *Unspezifizierte Nebenwirkung von Droge, Medikament oder biologischer Substanz*

995.3 *Allergie, unspezifiziert*

995.4 *Schock durch Anästhesie*

995.5 *Kindsmißhandlungssyndrom*
Geschlagenes Baby- oder battered-child-Syndrom NAS
Emotionale und/oder ernährungsmäßige Fehlbehandlung des Kindes

KOMPLIKATIONEN VON CHIRURGISCHER UND MEDIZINISCHER BETREUUNG NICHT ANDERENORTS KLASSIFIZIERT (996-999)

996 Komplikationen, die bestimmten spezifizierten Maßnahmen eigen sind

Schließt ein: Komplikationen, die nicht anderenorts klassifiziert sind, durch Anastomose (innere), Implantat (Bypass, Patch), Transplantat, innere Hilfsmittel (Katheter, elektronisch, zur Fixierung, prothetisch), Reimplantat, Transplantat aus natürlicher Quelle wie Knochen, Blutgefäß etc. oder eines künstlichen Substitutes wie Dacron, Metall, Silastik, Silikon, Teflon usw.

Schließt aus: akzidentelle Punktion oder Zerreißung während einer Maßnahme (998.2)
Sonstige spezifizierte Komplikationen, die anderenorts klassifiziert sind, wie:
hämolytische Anämie (283.1)
Herzfunktionsstörungen (429.4)
Serumhepatitis (070.-)

996.1 *Mechanische Komplikation durch vaskuläre Hilfsmittel, Implantate und Transplantate*
Zerstörung (mechanisch), Verlagerung, Defekt, Fehlposition, Verschluß (mechanisch), Perforation, Protrusion durch: chirurgisch geschaffene arteriovenöse Fistel oder Shunt, Ballondilatation, Karotis-Bypasstransplantat

996.2 *Mechanische Komplikation durch Hilfen, Implantate und Transplantate des Nervensystems*
Zustände, wie sie in 996.1 gelistet sind, durch:
Stimulationsgerät
implantierte Hirnelektroden
peripheres Nerventransplantat
Ventrikelshunt

996.7 *Andere Komplikationen innerer prothetischer Versorgung, Implantat und Transplantat*
Komplikation NAS, Embolie, Fibrose, Blutung, Schmerzen, Stenose, Thrombus, durch jedes Hilfsmittel, Implantat und Transplantat, das unter 996.1 und 996.2 gelistet ist

997 Komplikationen bestimmter Körpersysteme, anderenorts nicht klassifiziert

997.0 *Komplikationen des zentralen Nervensystems*
Hypoxische Hirnschädigung während oder nach einer medizinischen Maßnahme
Zerebrale Hypoxie während oder nach einer medizinischen Maßnahme

998 Sonstige Komplikationen von medizinischen Maßnahmen, die nicht anderenorts klassifiziert sind

998.0 *Postoperativer Schock*
998.1 *Blutung oder Hämatom als Komplikation einer medizinischen Maßnahme*
998.2 *Akzidentelle Punktion oder Zerreißung während einer medizinischen Maßnahme*
998.5 *Postoperative Infektion*
998.9 *Unspezifizierte Komplikation einer medizinischen Maßnahme, nicht anderenorts klassifiziert*

999 Komplikationen medizinischer Betreuung, nicht anderenorts klassifiziert

999.1 *Luftembolie*
999.4 *Anaphylaktischer Schock durch Serum*
999.9 *Sonstige und unspezifizierte Komplikationen medizinischer Betreuung, nicht anderenorts klassifiziert*

Auszug aus dem Tumor-Histologie-Schlüssel der Internationalen Klassifikation der Krankheiten (ICD-O, M-Schlüssel)

Die Weltgesundheitsorganisation (WHO) hat - wie in der Einführung bereits erwähnt - eine Bearbeitung der Internationalen Klassifikation der Krankheiten für Onkologie (ICD-O) veröffentlicht. Sie enthält eine verschlüsselte Nomenklatur der Morphologie der Neubildungen, die hier für alle diejenigen wiedergegeben ist, die sie in Verbindung mit dem Kapitel II der ICD anwenden möchten. Die Schlüsselnummern für die Morphologie der Neubildungen sind fünfstellig; die ersten vier Stellen kennzeichnen die Histologie der Neubildung und die fünfte Stelle die Dignität.

In dieser einstelligen Unterteilung der Dignität bedeutet:

/0 benigne oder gutartig

/1 unbestimmt, ob gut- oder bösartig; Grenzfälle

/2 Carcinoma in situ
intraepithelial
nichtinfiltrierend
nichtinvasiv

/3 maligne oder bösartig, primärer Sitz

/6 maligne oder bösartig, sekundärer Sitz; Metastase

/9 maligne oder bösartig, unbestimmt, ob primärer oder sekundärer Sitz

In der nachstehenden Nomenklatur werden bei den Schlüsselnummern für die Morphologie entsprechend der Histologie auch die Nummern für die Dignität der Neubildung angegeben. Gleichwohl kann es vorkommen, daß durch eine zusätzliche Information diese Schlüsselnummer geändert werden muß. z.B.: Bei der Angabe „Chordom (M9370/3)" wird unterstellt, daß es sich um eine bösartige Neubildung handelt; enthielte die Angabe jedoch den Zusatz „benigne" oder „gutartig", so müßte mit M9370/0 verschlüsselt werden. Oder „Oberflächliches Adenokarzinom (M8143/3)" mit der Angabe „nichtinvasiv" müßte mit M8143/2 und Melanom (M8720/3), mit der Angabe „sekundär" müßte mit M8720/6 verschlüsselt werden.

Die folgende Tabelle zeigt die Gegenüberstellung des Schlüssels für die Morphologie mit den entsprechenden Gruppen des Kapitels II:

Morphologie-Schlüssel *Histologie/Charakter*		ICD Kapitel II	
jede	0	210-229	*Gutartige Neubildungen*
M8000-M8004	1	239	*Neubildungen unbekannten Charakters*
M8010	1	235-238	*Neubildungen unsicheren Verhaltens*

jede	2	230-234	*Carcinoma in situ*
jede	3	140-195	*Bösartige Neubildungen mit der Angabe*
		200-208	*oder Unterstellung primär zu sein*
jede	6	196-198	*Bösartige Neubildungen mit der Angabe oder Unterstellung sekundär (Metastase) zu sein*

Die einstellige Dignitätsziffer /9 ist in Zusammenhang mit dem Kapitel II der ICD nicht anwendbar, da aufgrund anderer Informationen auf der ärztlichen Bescheinigung darauf geschlossen werden kann, ob es sich um eine primäre (/3) oder sekundäre (/6) bösartige Neubildung handelt.

Nur die zuerst aufgeführte Bezeichnung der vollständigen ICD-O Morphologie-Nomenklatur kann bei jeder Schlüsselnummer in der nachfolgenden Liste vorkommen. Gleichwohl wird das Alphabetische Verzeichnis (Band II der ICD) alle ICD-O Synonyma und auch eine Anzahl sonstiger morphologischer Bezeichnungen enthalten, wie sie bei Arztberichten anzutreffen sind, die aber in der ICD-O weggelassen wurden, da sie veraltet oder anderweitig unerwünscht waren. Eine Schwierigkeit bei der Verschlüsselung ist manchmal dadurch gegeben, daß eine Morphologie-Diagnose zwei qualifizierende Adjektive enthält, die verschiedene Schlüsselnummern haben. Ein solches Beispiel wäre: „Transitionalzell-Epidermoidkarzinom". „Transitionalzellkarzinom NAS" hat die Schlüsselnummer M8120/3 und „Epidermoidkarzinom NAS" hat die Schlüsselnummer M8070/3. In solchen Fällen sollte die höhere Schlüsselnummer (M8120/3) genommen werden, da sie gewöhnlich die größere Spezifizierung kennzeichnet.

M800   **Tumoren, NAS**

M8000/0	*Tumor, gutartiger, NAS*
M8000/1	*Tumor unbekannten Charakters*
M8000/3	*Tumor, bösartiger, NAS*
M8000/6	*Tumormetastase*
M8000/9	*Tumor, bösartiger, unbestimmt ob Primärtumor oder Metastase*
M8001/0	*Tumorzelle, gutartige*
M8001/1	*Tumorzelle unbekannter Dignität*
M8001/3	*Tumorzelle, bösartige*
M8002/3	*Tumor, bösartiger, kleinzelliger*
M8003/3	*Tumor, bösartiger, riesenzelliger*
M8004/3	*Tumor, bösartiger, spindelzelliger*

801-804   **Epitheliale Tumoren, NAS**

M8010/0	*Tumor, epithelialer, gutartiger*
M8010/2	*Carcinoma in situ, NAS*
M8010/3	*Karzinom, NAS*
M8010/6	*Karzinommetastase*
M8010/9	*Karzinose*
M8011/0	*Epitheliom, gutartiges*

	M8011/3	Epitheliom, bösartiges
	M8012/3	Karzinom, großzelliges, NAS
	M8020/3	Karzinom, undifferenziertes, NAS
	M8021/3	Karzinom, anaplastisches
	M8022/3	Karzinom, pleomorphes
	M8030/3	Karzinom, undifferenziertes, riesen- und spindelzelliges
	M8031/3	Karzinom, undifferenziertes, riesenzelliges
	M8032/3	Karzinom, undifferenziertes, spindelzelliges
	M8033/3	Karzinom, undifferenziertes, pseudosarkomatöses
	M8034/3	Karzinom, polymorphzelliges
	M8035/3	Karzinom, rundzelliges
	M8040/1	Tumorlet
	M8041/3	Karzinom, undifferenziertes, kleinzelliges
	M8042/3	Bronchialkarzinom, kleinzelliges
	M8043/3	Karzinom, kleinzelliges, spindelzelliges
M805-M808	**Papillome und Plattenepitheltumoren**	
	M8050/0	Papillom, NAS
	M8050/2	Carcinoma in situ, papilläres
	M8050/3	Karzinom, papilläres, NAS
	M8051/0	Papillom, verruköses
	M8051/3	Karzinom, verruköses, NAS
	M8052/0	Plattenepithelpapillom
	M8052/3	Plattenepithelkarzinom, papilläres
	M8060/0	Papillomatose, NAS
	M8070/2	Carcinoma in situ des Plattenepithels, NAS
	M8070/3	Plattenepithelkarzinom, NAS
	M8070/6	Plattenepithelkarzinom-Metastase, NAS
	M8071/3	Plattenepithelkarzinom, verhornendes
	M8072/3	Plattenepithelkarzinom, großzelliges, nichtverhornendes
	M8073/3	Plattenepithelkarzinom, kleinzelliges, nichtverhornendes
	M8074/3	Plattenepithelkarzinom, spindelzelliges
	M8075/3	Plattenepithelkarzinom, adenoides
	M8076/2	Carcinoma in situ des Plattenepithels mit beginnender Stromainvasion
	M8076/3	Mikrokarzinom
M812-M813	**Papillome und Karzinome des Übergangsepithels**	
	M8120/0	Übergangsepithelpapillom
	M8120/1	Übergangsepithelpapillom, NAS
	M8120/2	Übergangsepithel, carcinoma in situ
	M8120/3	Übergangsepithelkarzinom, NAS
	M8121/0	Papillom der Schneider-Membran
	M8121/1	Übergangsepithelpapillom, invertiertes
	M8121/3	Karzinom der Schneider-Membran
	M8122/3	Übergangsepithelkarzinom, spindelzelliges

M8123/3	*Karzinom, basaloides*
M8124/3	*Karzinom, kloakogenes*
M8130/3	*Übergangsepithelkarzinom, papilläres, NAS*

M814-M838 Adenome und Adenokarzinome

M8140/0	*Adenom, NAS*
M8140/2	*Adenocarcinoma in situ*
M8140/3	*Adenokarzinom, NAS*
M8140/6	*Adenokarzinom-Metastase, NAS*
M8141/3	*Adenokarzinom, szirrhöses*
M8142/3	*Magenszirrhus*
M8143/3	*Adenokarzinom, oberflächliches*
M8144/3	*Adenokarzinom, intestinaler Typ*
M8145/3	*Adenokarzinom, diffuses*
M8146/0	*Adenom, monomorphes*
M8147/0	*Basalzelladenom*
M8150/0	*Inselzelladenom*
M8150/3	*Inselzellkarzinom*
M8151/0	*Insulinom, gutartiges*
M8151/3	*Insulinom, bösartiges*
M8152/0	*A-Zellentumor, NAS*
M8152/3	*A-Zellentumor, maligner*
M8153/1	*Gastrinom, NAS*
M8153/3	*Gastrinom, malignes*
M8154/3	*Inselzell- und exokrines Adenokarzinom, gemischtes*
M8160/3	*Gallengangskarzinom, NAS*
M8161/3	*Gallengangs-Zystadenokarzinom*
M8170/3	*Leberkarzinom*
M8180/3	*Gallengangskarzinom, intrahepatisches*
M8190/0	*Adenom, trabekuläres*
M8190/3	*Adenokarzinom, trabekuläres*
M8191/0	*Adenom, embryonales*
M8200/0	*Hautzylindrom, ekkrines*
M8200/3	*Karzinom, adenozystisches, NAS*
M8201/3	*Carcinoma cribriforme*
M8210/3	*Adenokarzinom in adenomatösem Polyp*
M8211/0	*Adenom, tubuläres, NAS*
M8211/3	*Adenokarzinom, tubuläres*
M8220/0	*Dickdarmpolypose, familiäre, NAS*
M8220/3	*Adenokarzinom in familiärer Dickdarmpolypose*
M8221/0	*Polypen, adenomatöse, multiple*
M8230/3	*Karzinom, solides, NAS*
M8231/3	*Karzinom, solides, einfaches*
M8240/1	*Karzinoid, NAS*
M8240/3	*Karzinoid, bösartiges*
M8241/0	*Karzinoid, argentaffines, NAS*
M8241/3	*Karzinoid, argentaffines, bösartiges*
M8242/1	*Karzinoid, nicht-argentaffines, NAS*

M8242/3	Karzinoid, nicht-argentaffines, bösartiges
M8243/3	Karzinoid, schleimbildendes, bösartiges
M8244/3	Karzinoid, mischzelliges
M8250/1	Lungenadenomatose
M8250/3	Adenokarzinom, bronchiolo-alveoläres
M8251/3	Adenokarzinom, alveoläres
M8260/0	Adenom, papilläres, NAS
M8260/3	Adenokarzinom, papilläres, NAS
M8270/0	Adenom, chromophobes
M8270/3	Karzinom, chromophobes
M8280/0	Adenom, eosinophiles
M8280/3	Karzinom, eosinophiles
M8281/0	Adenom, baso-eosinophiles
M8281/3	Karzinom, baso-eosinophiles
M8290/0	Adenom, oxyphiles
M8290/3	Karzinom, oxyphiles
M8300/0	Adenom, basophiles
M8300/3	Karzinom, basophiles
M8310/0	Adenom, klarzelliges
M8310/3	Adenokarzinom, klarzelliges, NAS
M8311/1	Tumor, hypernephroider, NAS
M8312/3	Nierenkarzinom
M8313/0	Adenofibrom, klarzelliges
M8320/3	Granularzellkarzinom
M8321/0	Nebenschilddrüsenadenom
M8322/0	Adenom, wasserhelles
M8322/3	Adenokarzinom, wasserhelles
M8323/0	Mischzelladenom
M8323/3	Mischzelladenokarzinom
M8324/0	Lipoadenom
M8330/0	Adenom, follikuläres, NAS
M8331/3	Adenokarzinom, follikuläres, gut differenzierter Typ
M8332/3	Adenokarzinom, follikuläres, schlecht differenzierter Typ
M8340/3	Adenokarzinom, papillär-follikuläres
M8350/3	Adenokarzinom, sklerosierendes, papilläres
M8360/1	Adenomatose, multiple, endokrine
M8361/1	Nierentumor, juxtaglomerulärzelliger
M8370/3	Nebennierenrinden-Karzinom
M8380/3	Karzinom, endometrioides
M8381/0	Adenofibrom, endometrioides, NAS
M8381/1	Adenofibrom, endometrioides, potentiell malignes
M8381/3	Adenofibrom, endometrioides, malignes

M839-M842 Tumoren der Hautanhangsgebilde

M8390/0	Hautanhangsgebilde, Adenom
M8390/3	Hautanhangsgebilde, Karzinom
M8400/3	Schweißdrüsenadenokarzinom

M8401/0	*Adenom, apokrines*
M8401/3	*Adenokarzinom, apokrines*
M8410/3	*Talgdrüsenkarzinom*
M8420/0	*Adenom, zeruminöses*
M8420/3	*Karzinom, zeruminöses*

M843 Mukoepidermoide Tumoren

M8430/1	*Mukoepidermoidtumor*
M8430/3	*Mukoepidermoidkarzinom*

M844-M849 Zystische, muköse und seröse Tumoren

M8440/3	*Zystadenokarzinom, NAS*
M8441/3	*Zystadenokarzinom, seröses*
M8450/3	*Zystadenokarzinom, papilläres, NAS*
M8460/0	*Zystadenom, papilläres, seröses, NAS*
M8461/3	*Karzinom, papilläres, seröses*
M8470/3	*Zystadenokarzinom, muzinöses, NAS*
M8471/3	*Zystadenokarzinom, muzinöses, papilläres*
M8480/0	*Adenom, muzinöses*
M8480/3	*Karzinom, muzinöses*
M8481/3	*Karzinom, schleimbildendes*
M8490/3	*Siegelringzellen-Karzinom*
M8490/6	*Siegelringzellen-Karzinom-Metastase*

M850-M854 Duktale, lobuläre und medulläre Tumoren

M8500/2	*Karzinom, intraduktales, nicht-invasives, NAS*
M8500/3	*Karzinom, intraduktales, NAS*
M8501/2	*Komedokarzinom, nicht-invasives*
M8501/3	*Komedokarzinom, NAS*
M8502/3	*Mammakarzinom, juveniles*
M8503/2	*Karzinom, intraduktales, papilläres, nicht-invasives*
M8504/2	*Karzinom, intrazystisches, nicht-invasives*
M8510/3	*Karzinom, medulläres, NAS*
M8511/3	*Karzinom, medulläres, mit amyloidem Stroma*
M8512/3	*Karzinom, medulläres, mit lymphoidem Stroma*
M8520/2	*Karzinom, lobuläres, nicht-invasives*
M8520/3	*Karzinom, lobuläres, NAS*
M8521/3	*Karzinom, duktuläres, invasives*
M8530/3	*Karzinom, entzündetes*
M8541/3	*Paget-Karzinom und invasives, intraduktales Karzinom der Brustdrüse*
M8542/3	*Paget-Karzinom, extramammäres*

M855 Azinuszelltumoren

M8550/0	*Azinuszellenadenom*
M8550/1	*Azinuszellentumor, NAS*
M8550/3	*Azinuszellenkarzinom*

M856-M858 Komplexe epitheliale Tumoren

M8560/3	Carcinoma adenosquamosum
M8561/0	Adenolymphom
M8570/3	Adenokanthom, bösartiges
M8571/3	Adenokarzinom mit Knorpel- und Knochenmetaplasie
M8572/3	Adenokarzinom mit Spindelzellmetaplasie
M8573/3	Adenokarzinom mit apokriner Metaplasie
M8580/0	Thymom, gutartiges
M8580/3	Thymom, bösartiges

M859-M867 Spezielle Gonadentumoren

M8600/3	Thekazellkarzinom
M8630/3	Arrhenoblastom, bösartiges
M8631/0	Sertoli-Leydig-Zell-Tumor
M8632/1	Gynandroblastom
M8640/3	Sertoli-Zell-Karzinom
M8641/0	Sertoli-Zell-Tumor mit Lipoidspeicherung
M8650/1	Zwischenzelltumor, NAS
M8650/3	Zwischenzelltumor, bösartiger
M8671/0	Nebennierenresttumor

M868-M917 Weichteiltumoren

M8680/3	Paragangliom, bösartiges
M8682/1	Paragangliom, parasympathisches
M8690/1	Glomus-Jugulare-Tumor
M8691/1	Glomus-Aorticum-Tumor
M8692/1	Glomus-Caroticum-Tumor
M8693/1	Paragangliom, nicht-chromaffines, NAS
M8693/3	Paragangliom, nicht-chromaffines, bösartiges
M8700/0	Paragangliom, chromaffines, NAS
M8700/3	Paragangliom, chromaffines, malignes
M8710/3	Glomangiosarkom
M8711/0	Glomustumor, NAS
M8712/0	Glomangiom

M872-M879 Naevi und Melanome

M8720/0	Naevus naevocellularis, NAS
M8720/3	Melanom, malignes, NAS
M8721/3	Melanom, malignes, noduläres
M8722/0	Ballonzellnaevus
M8722/3	Ballonzellmelanom
M8725/0	Neuronaevus
M8726/0	Melanozytom des Augapfels
M8730/0	Naevus, nicht-pigmentierter
M8730/3	Melanom, amelanotisches
M8740/0	Junktionsnaevus, NAS

M8740/3	Melanom, malignes, in Junktionsnaevus
M8741/2	Melanosis circumscripta praeblastomatosa
M8741/3	Melanom, malignes, in melanosis circumscripta praeblastomatosa
M8742/2	Lentigulo maligna
M8742/3	Lentigulo-maligna-Melanom
M8743/3	Melanom, oberflächlich spreitendes
M8761/1	Tierfellnaevus
M8761/3	Melanom, malignes, in Tierfellnaevus
M8770/0	Melanom, juveniles, gutartiges
M8771/3	Epitheloidzellmelanom
M8772/3	Spindelzellmelanom, NAS
M8773/3	Spindelzellmelanom, Typ A
M8774/3	Spindelzellmelanom, Typ B
M8775/3	Melanom, epitheloid- und spindelzelliges, gemischtes
M8780/3	Naevus, blauer, bösartiger

M880 Weichteiltumoren, NAS und Sarkome, NAS

M8800/0	Weichteiltumor, gutartiger
M8800/3	Sarkom, NAS
M8800/9	Sarkomatose, NAS
M8801/3	Spindelzellsarkom
M8802/3	Riesenzellsarkom
M8803/3	Sarkom, kleinzelliges
M8804/3	Epitheloidzellsarkom

M881-M883 Fibröse Tumoren

M8810/0	Fibrom, NAS
M8810/3	Fibrosarkom, NAS
M8811/0	Fibromyxom
M8811/3	Fibromyxosarkom
M8812/0	Periostfibrom
M8813/0	Fibrom, fasziales
M8813/3	Fibrosarkom, fasziales
M8814/3	Fibrosarkom, infantiles
M8821/1	Desmoid, NAS
M8822/1	Desmoid, abdominales
M8823/1	Fibrom, desmoplastisches
M8830/0	Histiozytom, fibröses, NAS
M8830/1	Histiozytom, fibröses, atypisches
M8830/3	Histiozytom, fibröses, bösartiges
M8831/0	Fibroxanthom, NAS
M8831/1	Fibroxanthom, atypisches
M8831/3	Fibroxanthom, bösartiges
M8832/0	Histiozytom, NAS
M8832/1	Dermatofibroma protuberans
M8832/3	Dermatofibrosarcoma protuberans

M884 **Myxomatöse Tumoren**

 M8840/0 *Myxom, NAS*
 M8840/3 *Myxosarkom*

M885-M888 **Lipomatöse Tumoren**

 M8850/0 *Lipom, NAS*
 M8850/3 *Liposarkom, NAS*
 M8851/0 *Fibroma molle*
 M8851/3 *Liposarkom, hochdifferenziertes*
 M8852/0 *Myxolipom*
 M8852/3 *Myxoliposarkom*
 M8853/3 *Liposarkom, rundzelliges*
 M8854/3 *Liposarkom, pleomorphes*
 M8855/3 *Liposarkom, Mischform*
 M8856/0 *Lipom, invasives*
 M8857/0 *Lipom, spindelzelliges*
 M8860/0 *Angiomyolipom*
 M8860/3 *Angiomyoliposarkom*
 M8861/0 *Angiolipom, NAS*
 M8861/1 *Angiolipom, invasives*
 M8870/0 *Myelolipom*
 M8881/0 *Lipoblastomatose*

M889-M892 **Myomatöse Tumoren**

 M8890/0 *Leiomyom, NAS*
 M8890/1 *Leiomyomatose, intravaskuläre*
 M8890/3 *Leiomyosarkom, NAS*
 M8891/1 *Leiomyom, epitheloides*
 M8891/3 *Leiomyosarkom, epitheloides*
 M8892/1 *Leiomyom, zelluläres*
 M8893/0 *Leiomyom, bizarres*
 M8894/0 *Angiomyom*
 M8894/3 *Angiomyosarkom*
 M8895/0 *Myom, NAS*
 M8895/3 *Myosarkom*
 M8900/0 *Rhabdomyom, NAS*
 M8900/3 *Rhabdomyosarkom, NAS*
 M8901/3 *Rhabdomyosarkom, pleomorphes*
 M8902/3 *Rhabdomyosarkom, Mischtyp*
 M8903/0 *Rhabdomyom, fetales*
 M8904/0 *Rhabdomyom, adultes*
 M8910/3 *Rhabdomyosarkom, embryonales*
 M8920/3 *Rhabdomyosarkom, alveoläres*

M893-M899 **Komplexe, gemischte und stromale Tumoren**

 M8930/3 *Stromasarkom, endometriales*
 M8940/0 *Adenom, pleomorphes, NAS*

M8950/3	Müller-Mischtumor
M8951/3	Mischtumor, mesodermaler
M8960/3	Nephroblastom, NAS
M8961/3	Nephroblastom, epitheliales
M8962/3	Nephroblastom, mesenchymales
M8980/3	Karzinosarkom, NAS
M8981/3	Karzinosarkom, embryonales
M8982/0	Myoepitheliom
M8990/0	Mesenchymom, gutartiges
M8990/1	Mesenchymom, NAS
M8990/3	Mesenchymom, bösartiges
M8991/3	Sarkom, embryonales

M900-M903 Fibroepitheliale Tumoren

M9000/3	Brenner-Tumor, bösartiger
M9020/3	Cystosarcoma phylloides malignum
M9030/0	Fibroadenom, juveniles

M904 Synovialtumoren

M9040/3	Synovialsarkom, NAS
M9041/3	Synovialsarkom, spindelzelliges
M9042/3	Synovialsarkom, epitheloidzelliges
M9043/3	Synovialsarkom, biphasisches
M9044/3	Klarzellensarkom der Sehnen und Aponeurosen

M905 Mesotheliale Tumoren

M9050/3	Mesotheliom, bösartiges
M9051/3	Mesotheliom, fibröses, bösartiges
M9052/3	Mesotheliom, epitheloidzelliges, bösartiges
M9053/3	Mesotheliom, biphasisches, bösartiges

M906-M909 Keimzelltumoren

M9060/3	Dysgerminom, NAS
M9061/3	Hodenseminom
M9062/3	Seminom, anaplastisches
M9063/3	Seminom, spermatozytäres
M9064/3	Germinom
M9070/3	Karzinom, embryonales, NAS
M9071/3	Dottersacktumor, NAS
M9072/3	Polyembryom
M9073/1	Gonadoblastom
M9080/0	Teratom, differenziertes
M9080/1	Teratom, NAS
M9080/3	Teratom, bösartiges, NAS
M9081/3	Teratokarzinom
M9082/3	Teratom, undifferenziertes
M9083/3	Teratom, bösartiges, Intermediärtyp
M9084/0	Dermoidzyste, NAS

	M9084/3	*Dermoidzyste mit maligner Transformation*
	M9090/0	*Struma ovarii, NAS*
	M9090/3	*Struma ovarii maligna*
	M9091/1	*Struma ovarii und Karzinoid*

M910 Trophoblastentumoren

M9100/0	*Blasenmole, NAS*
M9100/1	*Blasenmole, destruierende*
M9100/3	*Chorionkarzinom, NAS*
M9101/3	*Chorionkarzinom kombiniert mit Keimzelltumoren*
M9102/3	*Teratom, malignes, trophoblastisches*

M911 Mesonephrome

M9110/1	*Tumor, mesonephrischer*
M9110/3	*Mesonephrom, bösartiges*

M912-M916 Blutgefäßtumoren

M9120/0	*Hämangiom, NAS*
M9120/3	*Hämangiosarkom, NAS*
M9121/0	*Haemangioma cavernosum, NAS*
M9122/0	*Haemangioma venosum*
M9123/0	*Haemangioma racemosum*
M9130/0	*Hämangioendotheliom, gutartiges*
M9130/1	*Hämangioendotheliom, NAS*
M9131/0	*Haemangioma capillare, NAS*
M9132/0	*Haemangioma intramusculare*
M9140/3	*Kaposi-Sarkom*
M9150/0	*Hämangioperizytom, gutartiges*
M9150/1	*Hämangioperizytom, NAS*
M9150/3	*Hämangioperizytom, bösartiges*
M9160/0	*Angiofibrom, NAS*
M9161/1	*Angioblastom*

M918-M920 Osteome und Osteosarkome

M9180/3	*Osteosarkom, NAS*
M9181/3	*Osteosarkom, chondroplastisches*
M9182/3	*Osteosarkom, fibroplastisches*
M9183/3	*Osteosarkom, teleangiektatisches*
M9184/3	*Osteosarkom bei Paget-Syndrom*
M9190/3	*Sarkom, parostales*
M9191/0	*Osteoid-Osteom, NAS*
M9200/0	*Osteoblastom, NAS*

M921-M924 Knorpeltumoren

M9210/0	*Osteochondrom*
M9210/0	*Osteochrondromatose*
M9220/0	*Chondrom, NAS*

	M9220/1	*Chondromatose*
	M9220/3	*Chondrosarkom, NAS*
	M9221/0	*Chondrom, parostales*
	M9221/3	*Chondrosarkom, parostales*
	M9230/0	*Chondroblastom, NAS*
	M9230/3	*Chondroblastom, bösartiges*
	M9240/3	*Chondrosarkom, mesenchymales*
	M9241/0	*Chondromyxoidfibrom*

M925 **Riesenzelltumoren**

	M9250/1	*Riesenzelltumor des Knochens, NAS*
	M9250/3	*Riesenzelltumor des Knochens, bösartiger*
	M9251/1	*Riesenzelltumor der Weichteile, NAS*
	M9251/3	*Riesenzelltumor der Weichteile, bösartiger*

M926 **Sonstige Knochentumoren**

| | M9260/3 | *Ewing-Sarkom* |
| | M9262/0 | *Osteofibrom* |

M927-M934 Odontogene Tumoren

| | M9330/0 | *Fibrom, ameloblastisches* |
| | M9330/3 | *Sarkom, ameloblastisches* |

M935-M937 Verschiedene Tumoren

	M9350/1	*Kraniopharyngeom*
	M9360/1	*Pinealom, NAS*
	M9361/1	*Pinealozytom*
	M9362/3	*Pinealoblastom*
	M9363/0	*Neuroektodermaltumor, melanotischer*
	M9370/3	*Chordom, invasives*

M938-M948 Gliome

	M9380/3	*Gliom, bösartiges*
	M9381/3	*Gliomatosis cerebralis diffusa*
	M9382/3	*Gliom, gemischtes*
	M9390/3	*Plexuspapillom, bösartiges*
	M9391/3	*Ependymom, NAS*
	M9392/3	*Ependymom, anaplastisches*
	M9393/1	*Ependymom, papilläres*
	M9394/1	*Ependymom, myxopapilläres*
	M9400/3	*Astrozytom, NAS*
	M9401/3	*Astrozytom, anaplastisches*
	M9410/3	*Astrozytom, protoplasmatisches*
	M9411/3	*Astrozytom, gemistozytisches*
	M9420/3	*Astrozytom, fibrilläres*
	M9421/3	*Astrozytom, piloides*
	M9422/3	*Spongioblastom, NAS*

M9423/3	*Spongioblastoma polare*
M9430/3	*Astroblastom*
M9440/3	*Glioblastom, NAS*
M9441/3	*Glioblastom, riesenzelliges*
M9442/3	*Glioblastom mit sarkomatöser Komponente*
M9443/3	*Spongioblastom, polares, primitives*
M9450/3	*Oligodendrogliom, NAS*
M9451/3	*Oligodendrogliom, anaplastisches*
M9460/3	*Oligodendroblastom*
M9470/3	*Medulloblastom, NAS*
M9471/3	*Medulloblastom, desmoplastisches*
M9472/3	*Medullomyoblastom*
M9480/3	*Kleinhirnsarkom, NAS*
M9481/3	*Sarkom, monstrozelluläres*

M949-M952 Nervenzellhaltige Tumoren

M9490/0	*Gangliozytom, NAS*
M9490/3	*Gangliozytom, bösartiges*
M9491/0	*Ganglioneuromatose*
M9500/3	*Neuroblastom, NAS*
M9501/3	*Medulloepitheliom, NAS*
M9502/3	*Medulloepitheliom, teratoides*
M9503/3	*Neuroepitheliom, NAS*
M9504/3	*Spongioneuroblastom*
M9505/1	*Gangliogliom*
M9506/0	*Gangliom*
M9507/0	*Pseudotastkörperchen-Neurofibrom*
M9510/3	*Retinoblastom, NAS*
M9511/3	*Retinoblastom, differenziertes*
M9512/3	*Retinoblastom, undifferenziertes*
M9520/3	*Olfaktoriustumor, neurogener*
M9521/3	*Ästhesioneurozytom*
M9522/3	*Ästhesioneuroblastom*
M9523/3	*Ästhesioneuroepitheliom*

M953 Meningeale Tumoren

M9530/0	*Meningeom, NAS*
M9530/1	*Meningeomatose, NAS*
M9530/3	*Meningeom, bösartiges*
M9531/0	*Meningeom, endotheliomatöses*
M9532/0	*Meningeom, fibromatöses*
M9533/0	*Meningeom, psammöses*
M9534/0	*Meningeom, angiomatöses*
M9535/0	*Hämangioblastom, meningeales*
M9537/0	*Meningeom, gemischtzelliges*
M9538/1	*Meningeom, papilläres*
M9539/3	*Meningealsarkomatose*

M954-M957 Tumoren der Nervenscheiden

M9540/0	*Neurofibrom, NAS*
M9540/1	*Neurofibromatose, NAS*
M9540/3	*Sarkom, neurogenes*
M9541/0	*Neurofibrom, melanotisches*
M9550/0	*Neurofibrom, plexiformes*
M9560/0	*Neurinom, NAS*
M9560/1	*Neurinomatosis, NAS*
M9560/3	*Neurinom, bösartiges*
M9570/0	*Neurom, NAS*

M958 Granularzelltumoren und alveoläre Weichteiltumoren

M9580/0	*Granularzelltumor, NAS*
M9580/3	*Granularzelltumor, bösartiger*
M9581/3	*Weichteilsarkom, alveoläres*

M959-M963 Lymphome, NAS oder diffuse

M9590/0	*Lymphom, benignes*
M9590/3	*Lymphom, malignes, NAS*
M9591/3	*Lymphom, malignes, Non-Hodgkin-Typ*
M9600/3	*Lymphom, malignes, unreifzelliges, NAS*
M9601/3	*Lymphom, malignes, Stammzelltyp*
M9602/3	*Lymphom, malignes, Convoluted-Cell-Typ*
M9610/3	*Lymphosarkom, NAS*
M9611/3	*Lymphom, malignes, lymphoplasmozytoides*
M9612/3	*Lymphom, malignes, immunoblastisches, NAS*
M9613/3	*Lymphom, malignes, lymphohistiozytisches, NAS*
M9614/3	*Lymphom, malignes, zentroblastisch-zentrozytisches, NAS*
M9615/3	*Lymphom, malignes, Follikel-Center-Cell-Typ, NAS*
M9620/3	*Lymphom, malignes, lymphozytisches, gut differenziertes, NAS*
M9621/3	*Lymphom, malignes, lymphozytisches, Intermediärtyp, NAS*
M9622/3	*Lymphom, malignes, zentrozytisches, NAS*
M9623/3	*Lymphom, malignes, Follikel-Center-Cell-Typ, mit gekerbten Kernen, NAS*
M9630/3	*Lymphom, malignes, lymphozytisches, undifferenziertes, NAS*
M9631/3	*Lymphom, malignes, prolymphozytisches*
M9632/3	*Lymphom, malignes, zentroblastisches, NAS*
M9633/3	*Lymphom, malignes, Follikel-Center-Cell-Typ, mit ungekerbten Kernen, NAS*

M964 Retikulosarkome

M9640/3	*Retikulosarkom, NAS*
M9641/3	*Retikulosarkom, pleomorphes*
M9642/3	*Retikulosarkom, noduläres*

M965-M966 Lymphogranulomatose

M9650/3	*Lymphogranulomatose, NAS*
M9651/3	*Lymphogranulomatose, lymphozytenreiche Form, NAS*
M9652/3	*Lymphogranulomatose, gemischtzellige Form*
M9653/3	*Lymphogranulomatose, lymphozytenarme Form, NAS*
M9654/3	*Lymphogranulomatose, lymphozytenarme Form, diffuse Fibrose*
M9655/3	*Lymphogranulomatose, lymphozytenarme, retikuläre Form*
M9656/3	*Lymphogranulomatose, nodulär-sklerosierende Form, NAS*
M9657/3	*Lymphogranulomatose, nodulär-sklerosierende Form, zelluläre Phase*
M9660/3	*Hodgkin-Paragranulom*
M9661/3	*Hodgkin-Granulom*
M9662/3	*Hodgkin-Sarkom*

M969 Noduläre oder follikuläre Lymphome

M9690/3	*Lymphom, malignes, noduläres, NAS*
M9691/3	*Lymphom, malignes, lymphohistiozytisches, follikuläres*
M9692/3	*Lymphom, malignes, zentroblastisch-zentrozytisches, follikuläres*
M9693/3	*Lymphom, malignes, lymphozytisches, reifzelliges, follikuläres*
M9694/3	*Lymphom, malignes, lymphozytisches, Intermediärtyp, follikuläres*
M9695/3	*Lymphom, malignes, Follikel-Center-Cell-Typ, mit gekerbten Kernen, follikuläres*
M9696/3	*Lymphom, malignes, lymphozytisches, undifferenziertes, follikuläres*
M9697/3	*Lymphom, malignes, zentroblastisches, follikuläres*
M9698/3	*Lymphom, malignes, Follikel-Center-Cell-Typ, mit ungekerbten Kernen, follikuläres*

M970 Mykosis fungoides

M9700/3	*Mykosis fungoides*
M9701/3	*Sezary-Syndrom*

M971-M972 Sonstige retikuloendotheliale Tumoren

    M9710/3   *Mikrogliom*
    M9720/3   *Histiozytose, maligne*
    M9721/3   *Retikulose, histiozytische, medulläre*
    M9722/3   *Letterer-Siwe-Krankheit*

M973   Plasmazelltumoren

    M9730/3   *Myelom, plasmozytäres, NAS*
    M9731/0   *Plasmazelltumor, gutartiger*
    M9731/1   *Plasmozytom, solitäres*
    M9731/3   *Myelom, plasmozytäres, undifferenziertes*

M974   Mastzelltumoren

    M9740/1   *Mastozytom, NAS*
    M9740/3   *Mastzellsarkom*
    M9741/3   *Mastozytose, maligne*

M975   Burkitt-Tumor

    M9750/3   *Burkitt-Lymphom, NAS*

M980-M994 Leukämien

    M9800/3   *Leukämie, NAS*
    M9801/3   *Leukämie, akute, NAS*
    M9802/3   *Leukämie, subakute, NAS*
    M9803/3   *Leukämie, chronische, NAS*
    M9804/3   *Leukämie, aleukämische, NAS*

M981   Gemischtzellige Leukämien

    M9810/3   *Leukämie, gemischtzellige*

M982   Lymphatische Leukämien

    M9820/3   *Leukämie, lymphatische NAS*
    M9821/3   *Leukämie, lymphoblastische, akute*
    M9822/3   *Leukämie, lymphatische, subakute*
    M9823/3   *Leukämie, lymphatische, chronische*
    M9824/3   *Leukämie, lymphatische, aleukämische*
    M9825/3   *Prolymphozyten-Leukämie*

M983   Plasmazellenleukämien

    M9830/3   *Leukämie, plasmazelluläre*

M984   Erythrozytäre Leukämien

    M9840/3   *Erythroleukämie, NAS*
    M9841/3   *Erythrämie, akute*

M985 Lymphosarkomzellen-Leukämie

    M9850/3   *Lymphosarkom, leukämisches*

M986 Myeloische Leukämien

    M9860/3   *Leukämie, myeloische, NAS*
    M9861/3   *Leukämie, myeloblastische, akute*
    M9862/3   *Leukämie, myeloische, subakute*
    M9863/3   *Leukämie, myeloische, chronische*
    M9864/3   *Leukämie, myeloische, aleukämische*
    M9865/3   *Leukämie, myeloische, neutrophile*
    M9866/3   *Leukämie, promyelozytäre, akute*

M987 Basophile Leukämien

    M9870/3   *Leukämie, basophile*

M988 Eosinophile Leukämien

    M9880/3   *Leukämie, eosinophile*

M989 Monozytäre Leukämien

    M9891/3   *Leukämie, monozytäre, akute*
    M9892/3   *Leukämie, monozytäre, subakute*
    M9893/3   *Leukämie, monozytäre, chronische*
    M9894/3   *Leukämie, monozytäre, aleukämische*

M990-M994 Sonstige Leukämien

    M9900/3   *Mastzellenleukämie*
    M9910/3   *Leukämie, megakaryozytäre, akute*
    M9920/3   *Myelose, megakaryozytische*
    M9930/3   *Myelosarkom*
    M9940/3   *Haircell-Leukämie*

M995-M997 Sonstige proliferative hämatopoetische Krankheiten

    M9950/1   *Polycythaemia vera*
    M9951/1   *Panmyelose, akute*
    M9960/1   *Myeloproliferatives Syndrom*
    M9961/1   *Osteomyelosklerose, megakaryozytische*
    M9962/1   *Thrombozythämie, essentielle*
    M9970/1   *Lymphoproliferative Krankheit, chronische*

Auszug aus der Zusatzklassifikation der äusseren Ursachen bei Verletzungen und Vergiftungen (E-Schlüssel)

Dieser Abschnitt dient der Klassifizierung von Umweltereignissen, Umständen und Bedingungen als Ursache von Verletzungen, Vergiftungen oder sonstigen schädlichen Wirkungen. Wo eine Schlüssel-Nr. dieses Abschnittes anwendbar ist, soll diese möglichst zusätzlich zu der entsprechenden Kategorie aus den Hauptkapiteln der Internationalen Klassifikation der Krankheiten, Verletzungen und Todesursachen zur Beschreibung der äußeren Ursache benutzt werden. Meistens wird die Art der Verletzung, Vergiftung oder Gewalteinwirkung nach Kapitel XVII klassifizierbar sein; zur Klassifizierung einer zugrundeliegenden Todesursache sollte jedoch immer zusätzlich der E-Schlüssel herangezogen werden. Todesursachen sollten möglichst dementsprechend unter Verwendung des Kapitels XVII und der E-Klassifikation aufgelistet werden; wenn aber nur ein Schlüssel angewendet wird, ist die E-Klassifikation dem Kapitel XVII vorzuziehen. Bestimmte andere Zustände, die durch äußere Einwirkungen entstehen, sind den Kapiteln I-XVI der ICD zuzuordnen; für diese ist die E-Klassifikation nur für Multikausal-Analysen zusätzlich anzuwenden.

Eisenbahnunfälle (E800-E807)

E800 Eisenbahnunfall durch Zusammenstoß zwischen Eisenbahnfahrzeugen

E801 Eisenbahnunfall durch Zusammenstoß mit sonstigem Gegenstand

E802 Eisenbahnunfall durch Entgleisen ohne vorausgegangenen Zusammenstoß

E803 Eisenbahnunfall durch Explosion, Feuer oder Brand

E804 Sturz in, auf oder aus dem Eisenbahnzug

E805 Angefahrenwerden von Eisenbahnfahrzeug

E806 Sonstige näher spezifizierte Eisenbahnunfälle

E807 Eisenbahnunfall unspezifizierter Art

KRAFTFAHRZEUGUNFÄLLE IM VERKEHR (E810-E819)

E810 Kraftfahrzeugunfall im Verkehr durch Zusammenstoß mit der Eisenbahn

E811 Kraftfahrzeugunfall im Verkehr durch Auffahrzusammenstoß mit einem anderen Kraftfahrzeug

E812 Sonstige Kraftfahrzeugunfälle im Verkehr durch Zusammenstoß mit einem anderen Kraftfahrzeug

E813 Kraftfahrzeugunfall im Verkehr durch Zusammenstoß mit sonstigem Fahrzeug

E814 Kraftfahrzeugunfall im Verkehr durch Zusammenstoß mit Fußgänger

E815 Sonstige Kraftfahrzeugunfälle im Verkehr durch Zusammenstoß auf dem Verkehrsweg

E816 Kraftfahrzeugunfall im Verkehr ohne Zusammenstoß durch Verlieren der Kontrolle über das Fahrzeug

E817 Kraftfahrzeugunfall im Verkehr ohne Zusammenstoß beim Ein- oder Aussteigen

E818 Sonstige Kraftfahrzeugunfälle im Verkehr ohne Zusammenstoß

E819 Kraftfahrzeugunfall im Verkehr unspezifizierter Art

KRAFTFAHRZEUGUNFÄLLE AUSSERHALB DES VERKEHRS (E820-E825)

E820 Unfall außerhalb des Verkehrs mit Beteiligung eines motorgetriebenen Schneefahrzeuges

E821 Unfall außerhalb des Verkehrs mit Beteiligung sonstiger Kraftfahrzeuge, die keine Straßenfahrzeuge sind

E822 Sonstige Kraftfahrzeugunfälle außerhalb des Verkehrs mit Zusammenstoß mit beweglichem Gegenstand

E823 Sonstige Kraftfahrzeugunfälle außerhalb des Verkehrs mit Zusammenstoß mit feststehendem Gegenstand

E824 Sonstige Kraftfahrzeugunfälle außerhalb des Verkehrs beim Ein- und Aussteigen

E825 Sonstige Kraftfahrzeugunfälle außerhalb des Verkehrs sonstiger und unspezifizierter Art

Unfälle von sonstigen Strassenfahrzeugen (E826-E829)

E826 Fahrradunfall

E827 Unfall eines tiergezogenen Fahrzeugs

E828 Unfall mit Beteiligung eines gerittenen Tieres

E829 Sonstige Straßenfahrzeugunfälle

Wasserverkehrsunfälle (E830-E838)

E830 Wasserfahrzeugunfall mit nachfolgendem Untertauchen

E831 Wasserfahrzeugunfall mit sonstigen Verletzungen

E832 Sonstige Unfälle durch Untertauchen oder Ertrinken im Wasserverkehr

E833 Sturz auf Treppen oder Leitern in Wasserfahrzeugen

E834 Sonstige Stürze auf nicht gleicher Ebene in Wasserfahrzeugen

E835 Sonstige und n.n.bez. Stürze in Wasserfahrzeugen

E836 Maschinenunfall in Wasserfahrzeugen

E837 Explosion, Feuer oder Brand in Wasserfahrzeugen

E838 Sonstige und unspezifizierte Wasserverkehrsunfälle

Verkehrsunfälle in der Luft- und Raumschiffahrt (E840-E845)

E840 Unfall eines Luftfahrzeuges mit Kraftantrieb beim Starten oder Landen

E841 Sonstige und n.n.bez. Unfälle von Luftfahrzeugen mit Kraftantrieb

E842 Unfall eines Luftfahrzeuges ohne Kraftantrieb

E843 Sturz in, auf oder aus Luftfahrzeug

E844 Sonstige näher bez. Luftverkehrsunfälle

E845 Weltraumflugunfall

Fahrzeugunfälle, anderweitig nicht klassifizierbar (E846-E848)

E846 Unfälle mit Beteiligung von Fahrzeugen mit Kraftantrieb, die ausschließlich in Gebäuden und auf Grundstücken von Industrie- oder Handelsunternehmen eingesetzt werden

E847 Unfälle nicht schienengebundener Seilbahnen

E848 Unfälle mit Beteiligung sonstiger Fahrzeuge, anderweitig nicht klassifizierbar

Ort des Ereignisses

Die folgende fünfstellige Unterteilung ist, falls gewünscht, bei den Schlüssel-Nrn. E850-E869 und E880-E928 zur Kennzeichnung des Unfall- oder Vergiftungsortes zu verwenden:
.0 Zu Hause
.1 Landwirtschaftlicher Betrieb
.2 Bergbau u. Steinbruch
.3 Wirtschaftsunternehmen und deren Bereiche
.4 Anlagen für Freizeitgestaltung und Sport
.5 Öffentliche Straßen und Wege
.6 Öffentliche Bauten
.7 Wohnheime oder -anstalten
.8 Sonstige spezifizierte Orte
.9 Unspezifizierter Ort

Vergiftungen (Unfälle) durch Drogen, Arzneimittel und biologische Präparate (E850-E858)

Schließt ein: Unfälle durch die Anwendung von Drogen und biologischen Präparaten bei medizinischer und chirurgischer Behandlung. Versehentliche Überdosis von Medikamenten, versehentliche Verabreichung oder Einnahme falscher Medikamente und versehentlich eingenommene Arzneimittel

Schließt aus: Ordnungsgemäß verabreichte richtige Medikamente in therapeutischer oder prophylaktischer Dosierung, als Ursache jeder schädlichen Wirkung (E930-E949)
Mit Selbstmord- oder Tötungsabsicht eingenommen, mit Absicht einer Schädigung unter Umständen, die mit E980-E989 (E950.0 bis E950.5, E962.0, E980.0 bis E980.5) klassifizierbar sind

E850 **Vergiftung (Unfall) durch Analgetika, Antipyretika, Antirheumatika**

    E850.0   *Opiate und verwandte Narkotika*

                Codein (Methylmorphin)
                Heroin (Diacetylmorphin)

	Methadon
	Morphin
	Opium (Alkaloide)
	Pethidin (Meperidin)
E850.1	*Salicylate*

Acetylsalicylsäure
Aminoderivate der Salicylsäure
Salicylsaure Salze

E850.2 *Aromatische Analgetika, anderweitig nicht klassifiziert*

Acetanilid
Paracetamol (Acetaminophen)
Phenacetin

E850.3 *Pyrazolderivate*

Aminophenazon (Amidopyrin)
Phenylbutazon

E850.4 *Antirheumatika*

Indometacin
Goldsalze
Schließt aus: Salicylate (E850.1)
Steroide (E858.0)

E850.5 *Sonstige nichtnarkotische Analgetika*

Pyrabital

E850.8 *Sonstige*

Pentazocin

E850.9 Unspezifiziert

E851 Vergiftung (Unfall) durch Barbiturate

Schließt aus: Thiobarbiturate (E855.1)

Amobarbital
Barbital
Pentobarbital
Phenobarbital
Secobarbital

E852 Vergiftung (Unfall) durch sonstige Sedativa und Hypnotika

E852.0	*Gruppe der Chloralhydrate*
E852.1	*Paraldehyd*
E852.2	*Bromidverbindungen*

Bromide
Carbaminsäureester
Carbromal

	E852.3	*Methaqualonverbindungen*
	E852.4	*Gruppe der Glutethimide*
	E852.5	*Mischformen von Sedativa, anderweitig nicht klassifiziert*
	E852.8	*Sonstige*
	E852.9	*Unspezifiziert*

                      Schlaf:
                          Mittel
                          Tabletten   NAS
                          Trunk

E853 **Vergiftung (Unfall) durch Tranquilizer und Neuroleptika**

       E853.0   *Neuroleptika auf Phenothiazinbasis*

                    Chlorpromazin
                    Fluphenazin
                    Prochlorperazin
                    Promazin

       E853.1   *Neuroleptika auf Butyrophenonbasis*

                    Haloperidol
                    Spiperone
                    Trifluperidol

       E853.2   *Tranquilizer auf Benzodiazepinbasis*

                    Chlordiazepoxid
                    Diazepam
                    Flurazepam
                    Lorazepam
                    Medazepam
                    Nitrazepam

       E853.8   *Sonstige*

       E853.9   *Unspezifiziert*

E854 **Vergiftung (Unfall) durch sonstige psychotrope Mittel**

       E854.0   *Antidepressiva*

                    Amitriptylin
                    Imipramin
                    Monoaminoxydase-Hemmer

       E854.1   *Halluzinogene*

                    Cannabis (-Derivate)
                    Lysergid (LSD)
                    Marihuana (-Derivate)
                    Meskalin
                    Psilocybin

E854.2 *Psychostimulantien*

Amphetamin
Coffein
Schließt aus: zentrale Appetithemmer (E858.8)

E854.3 *ZNS-Stimulantien*

Analeptika
Opiat-Antagonisten

E855 Vergiftung (Unfall) durch sonstige Medikamente, die auf das zentrale und autonome Nervensystem wirken

E855.0 *Antiepileptika- und Anti-Parkinson-Mittel*

Amantadin
Hydantoin-Derivate
Levodopa
Oxazolidine
  (Paramethadion)
  (Trimethadion)
Succinimide

E855.1 *Sonstige das ZNS hemmende Mittel*

Äther
Gasförmige Anaesthetika
Halogenierte Kohlenwasserstoff-Derivate
Intravenöse Anaesthetika
Thiobarbiturate wie z.B.: Thiopental

E855.2 *Lokalanaesthetika*

Kokain
Lidocain (Lignocain)
Procain
Tetracain

E855.3 *Parasympathomimetika*

Acetylcholin
Cholinesterase-Inhibitoren
Pilocarpin

E855.4 *Parasympathikolytika und Spasmolytika*

Atropin
Homatropin
Hyoscin
Quartäre Ammoniumderivate
Scopolamin

E855.5 *Sympathikomimetika (Adrenergika)*

Epinephrin (Adrenalin)
Levarterenol (Noradrenalin)

E855.6 *Sympathikolytika (Antiadrenergika)*
Phenoxybenzamin
Tolazolin-Hydrochlorid

E855.8 *Sonstige*

E855.9 *Unspezifiziert*

E856 Vergiftung (Unfall) durch Antibiotika

E857 Vergiftung (Unfall) durch antiinfektiöse Medikamente

E858 Vergiftung (Unfall) durch sonstige Medikamente

E858.0 *Hormone und deren Substitute*

E858.1 *Primär auf den Gesamtorganismus wirkende Mittel*

E858.2 *Primär auf die Blutbestandteile wirkende Mittel*

E858.3 *Primär auf das kardiovaskuläre System wirkende Mittel*

E858.4 *Primär auf den Magen-Darm-Trakt wirkende Mittel*

E858.5 *Den Wasser-, Mineral- und Harnsäure-Stoffwechsel regulierende Mittel*

E858.6 *Primär auf die glatte Muskulatur, das Muskel- und Skelettsystem und auf die Atmungsorgane wirkende Mittel*

E858.7 *Primär auf die Haut und Schleimhäute, die Augen, Ohren, Kehlkopf und Zähne wirkende Mittel*

E858.8 *Sonstige*

E858.9 *Unspezifiziert*

VERGIFTUNGEN (UNFÄLLE) DURCH SONSTIGE FESTE UND FLÜSSIGE SUBSTANZEN, GASE UND DÄMPFE (E860-E869)

Beachte: die Schlüssel-Nrn. dieses Abschnittes dienen primär der Kennzeichnung der äußeren Ursache von Vergiftungen, die in 980-989 klassifiziert sind. Sie können auch zur Kennzeichnung von lokalisierten Schädigungen angewendet werden, die in 001-799 klassifiziert sind.

E860 Vergiftung (Unfall) durch Alkohol, anderweitig nicht klassifiziert

E860.0 *Alkoholische Getränke*
Für den Genuß zubereiteter Alkohol

E860.1 *Sonstige und unspezifizierte Äthylalkohole und deren Produkte*
Äthanol NAS
Trester NAS
Vergällter Alkohol

	E860.2	*Methylalkohol*
		Holzgeist
		Methanol
	E860.3	*Isopropylalkohol*
		Dimethylcarbinol
		Isopropanol
		Sekundärer Propylalkohol
	E860.4	*Fusel*
		Amyl
		Butyl
		Propyl
	E860.8	*Sonstige*
	E860.9	*Unspezifiziert*

E861 Vergiftung (Unfall) durch Reinigungs- und Poliermittel, Desinfektionsmittel, Farben und Lacke

- E861.0 *Synthetische Detergentien und Shampoos*
- E861.1 *Seifenprodukte*
- E861.2 *Poliermittel*
- E861.3 *Sonstige Reinigungs- und Poliermittel*

  Putzmittelpulver

- E861.4 *Desinfektionsmittel*

  Haushalts- und sonstige Desinfektionsmittel, die üblicherweise nicht an Personen angewendet werden
  Schließt aus: Karbolsäure oder Phenol (E864.1)

- E861.5 *Bleifarben*
- E861.6 *Sonstige Farben und Lacke*

  Anstreichfarben außer Bleifarben
  Kalktünche
  Lacke
  Ölfarben

- E861.9 *Unspezifiziert*

E862 Vergiftung (Unfall) durch Erdölprodukte, sonstige Lösungsmittel und deren Dämpfe, anderweitig nicht klassifiziert

- E862.0 *Petroleumhaltige Lösungsmittel*

  Petroleum:
          Äther
          Benzin
          Naphta

E862.1 *Petroleum-Brennstoffe und Reinigungsmittel*

Antiklopfmittel für Petroleumkraftstoffe
Benzin
Gasolin
Kerosin
Paraffin

Schließt aus: Kerosinhaltige Insektizide (E863.4)

E862.2 *Schmieröle*

E862.3 *Petroleumhaltige Feststoffe*
Paraffinwachs

E862.4 *Sonstige Lösungsmittel*

Benzol
Waschbenzin

E862.9 *Unspezifiziert*

E863 Vergiftung (Unfall) durch in Landwirtschaft und Gartenbau verwendete chemische und pharmazeutische Mittel außer Pflanzennährstoffen und Düngemitteln

Schließt aus: Pflanzennährstoffe und Düngemittel

E863.0 *Schädlingsbekämpfungsmittel (Insektizid) aus organischen Chlorverbindungen*

Chlordane
DDT
Dieldrin
Endrin
Hexachlorbenzol
Toxaphen

E863.1 *Schädlingsbekämpfungsmittel (Insektizid) aus organischen Phosphorverbindungen*

Demeton
Diazinon
Dichlorvos
Malathion
Parathion(-methyl)
Phorat

E863.2 *Carbamate*

Aldicart
Carbaryl
Propoxur

E863.3 *Mischformen von Schädlingsbekämpfungsmitteln (Insektizide)*

E863.4 *Sonstige und unspezifizierte Schädlingsbekämpfungsmittel (Insektizide)*

E863.5 *Unkrautvertilgungsmittel (Herbizide)*

Chlorate
Deiquat
Mischung aus Pflanzennährstoffen und Düngemitteln mit Unkraut-Vertilgungsmittel
Paraquat
2,4-D
2,4,5-T

E863.6 *Pilzvertilgungsmittel (Fungizide)*

Organische Quecksilberverbindungen (als Saatgutbehandlungsmittel)
Pentachlorphenol

E863.7 *Rattenvertilgungsmittel (Rodentizide)*

Fluorazetat
Meerzwiebel (Bulbus scillae)
Thallium
Warfarin
Zink(phosphid)

E863.8 *Vernebelungs- und Begasungsmittel*

Cyanide
Methylbromid
Phosphine

E863.9 *Sonstige und unspezifizierte*

E864 Vergiftung (Unfall) durch Korrosiv- und Ätzstoffe, anderenorts nicht klassifiziert

Schließt aus: Wenn Bestandteil von Desinfektionsmittel (E861.4)

E864.0 *Korrosive Aromastoffe*

E864.1 *Säuren*

Karbolsäure oder Phenol

E864.2 *Ätzalkalien*

E864.3 *Sonstige*

E864.4 *Unspezifiziert*

E865 Vergiftung (Unfall) durch schädliche Nahrungsmittel und giftige Pflanzen

Schließt ein: Fleisch jeder Art, Fisch oder Muscheln (Schalentiere)
Nahrungsmittelzusätze und Kontaminationen
Pflanzen, Beeren und Pilze irrtümlich als Nahrungsmittel oder von Kindern gegessen

Schließt aus: Lebensmittelvergiftung (bakterielle) (005.-)
Vergiftung und toxische Reaktion durch giftige
Pflanzen (E905.6, E905.7)

E865.0	*Fleisch*
E865.1	*Schalentiere*
E865.2	*Fische*
E865.3	*Beeren und Kernobst*
E865.4	*Sonstige Pflanzen*
E865.5	*Eßbare Pilze*
E865.8	*Sonstige Nahrungsmittel*
E865.9	*Unspezifiziert*

E866 Vergiftung (Unfall) durch sonstige und unspezifizierte feste und flüssige Stoffe

Schließt aus: Diese Stoffe als Bestandteil von:
Farben (E861.5, E861.6)
Medikamenten (E850-E858)
mineralölhaltigen Reinigungsmitteln (E862.1)
Nahrungsmittelzusätzen (E865.-)
Schädlingsbekämpfungsmitteln (E863.-)

E866.0	*Blei, -verbindungen und -dämpfe*
E866.1	*Quecksilber, -verbindungen und -dämpfe*
E866.2	*Antimon, -verbindungen und -dämpfe*
E866.3	*Arsen, -verbindungen und -dämpfe*
E866.4	*Sonstige Metalle, deren Verbindungen und Dämpfe*

        Beryllium
        Cadmium
        Eisen
        Kupfersalze
        Mangan
        Messing
        Nickel
        Thallium

E866.5	*Pflanzennährstoffe und Düngemittel*

        Schließt aus: Mischung mit Pflanzenvertilgungsmitteln (E863.5)

E866.6	*Klebstoffe und Bindemittel*
E866.7	*Kosmetika*
E866.8	*Sonstige*
E866.9	*Unspezifiziert*

E867 **Vergiftung (Unfall) durch Leitungsgase**

Schließt ein: Kohlenmonoxyd aus unvollständiger Verbrennung von Leitungsgas
Leitungsgas (Naturgas) (industriell hergestelltes Gas)
Leuchtgas NAS
Verflüssigtes Petroleumgas aus Leitungen (rein oder mit Luft vermischt)

E868 **Vergiftung (Unfall) durch sonstige Gebrauchsgase und sonstige Kohlenmonoxyde**

E868.0 *Verflüssigtes Petroleumgas aus Behältern*

Butan
Propan
Verflüssigtes Kohlenwasserstoffgas NAS
Kohlenmonoxyd aus unvollständiger Verbrennung obiger Gase

E868.1 *Sonstige und unspezifizierte Gebrauchsgase*

Azetylen
Gas NAS für Beleuchtung, Heizung, Kochen
Wassergas
Kohlenmonoxyd aus unvollständiger Verbrennung obiger Gase

E868.2 *Kraftfahrzeugabgase*

Schließt aus: Vergiftung (Unfall) durch Kohlenmonoxyd aus:
Kraftfahrzeug während der Fahrt (E818)
Luftfahrzeug während des Fluges (E844)
Wasserfahrzeug, fahrend oder stehend (E838)

Abgase aus:
Gasmotor
Kraftfahrzeuge, nicht fahrend
landwirtschaftlichem Traktor, nicht fahrend
Motorpumpe
Verbrennungsmotor jeder Art, ausgen. im Wasserfahrzeug

E868.3 *Kohlenmonoxyd aus unvollständiger Verbrennung von sonstigen Hausbrennstoffen*

Schließt aus: Kohlenmonoxyd durch Rauch und Dämpfe bei Bränden (E890-E893)
Kohlenmonoxyd aus unvollständiger Verbrennung von:
Holz

                Kerosin oder Paraffin in häuslichen
                Öfen oder offenem Kamin
                Kohle
                Koks

E868.8   *Kohlenmonoxyd sonstiger Herkunft*

            Kohlenmonoxyd aus:
            Hochofengas
            Industrieofendämpfen
            unvollständiger Verbrennung von Industrie-
              brennstoffen

E868.9   *Kohlenmonoxyd, unspezifiziert*

E869   **Vergiftung (Unfall) durch sonstige Gase und Dämpfe**

          Schließt aus: Auswirkungen von Gasen, die als Anästhetika ver-
                    wendet werden (E855.1, E938.2)
                    Dämpfe von Schwermetallen (E866.0-E866.4)
                    Rauch und Dämpfe von Bränden oder Explosionen
                    (E890-E899)

E869.0   *Stickstoffdioxyd*

E869.1   *Schwefeldioxyd*

E869.2   *Freon*

E869.3   *Tränengas*

            Brombenzylcyamid
            Chlorazetophenon

E869.8   *Sonstige spezifizierte Gase und Dämpfe*

            Chlor
            Zyanwasserstoffsäuregas

E869.9   *Gase und Dämpfe, unspezifiziert*

ZWISCHENFÄLLE BEI PATIENTEN WÄHREND CHIRURGISCHER UND
MEDIZINISCHER BEHANDLUNG (E870-E876)

E870   **Unbeabsichtigte(r) Einstich, Perforation, Schnitt oder Blutung während medizinischer Versorgung**

E871   **Im Körper während der Behandlung zurückgelassener Fremdkörper**

E872   **Fehler bei der Sterilität während der Behandlung**

E873   **Fehler bei der Dosierung**

E874   **Mechanische Fehler bei Instrumenten oder Apparaten während der Behandlung**

E875 Verunreinigte(s) oder infizierte(s) Blut, sonstige Flüssigkeiten, Drogen oder biologische Substanzen

E876 Sonstiger und unspezifizierter Unglücksfall während medizinischer Behandlung

SCHÄDLICHE WIRKUNG DURCH DROGEN, ARZNEIMITTEL UND BIOLOGISCHE SUBSTANZEN BEI THERAPEUTISCHER ANWENDUNG (E930-E949)

Schließt ein: Richtige Medikamente ordnungsgemäß verabreicht in therapeutischer oder prophylaktischer Dosierung als Ursache jeder schädlichen Wirkung

Schließt aus: Verabreichung in selbstmörderischer oder Tötungsabsicht, in übler Absicht oder bei Umständen, die in E980-E989 (E950.0-E950.5, E962.0, E980.0-E980.5) klassifizierbar sind

Versehentliche Überdosis oder falsches Medikament verabreicht oder irrtümlich eingenommen (E850-E858)

Technisches Versagen bei der Verabreichung von Medikamenten oder biologischen Substanzen wie z.b. falscher Einstich bei Injektion oder Verunreinigung (Kontamination) von Medikamenten (E870-E876)

E930 Antibiotika

Schließt aus: In Anwendung bei Hals, Nase, Ohren, Augen und bei lokalen Infektionen (E946.-)

E930.0 *Penicilline*

Natürliche
Synthetische
Halbsynthetische, z.B.:
 Ampicillin
 Cloxacillin
 Nafcillin
 Oxacillin

E930.1 *Antibiotika gegen Pilzkrankheiten*

Amphotericin B
Griseofulvin
Nystatin
Trichomycin

E930.2 *Chloramphenicol-Gruppe*

Chloramphenicol
Thiamphenicol

E930.3 *Erythromycin und sonstige Makrolide*

Oleandomycin
Spiramycin

E930.4 *Tetrazyklin-Gruppe*

Doxycyclin
Minocyclin
Oxytetracyclin

E930.5 *Cephalosporin-Gruppe*

Cefalexin
Cefaloglycin
Cefaloridin
Cefalotin

E930.6 *Antimykobakterielle Antibiotika*

Cycloserin
Kanamycin
Rifampicin
Streptomycin

E930.7 *Zytostatische Antibiotika*

Schließt aus: Sonstige antineoplastische Medikamente

Actinomycine, wie z.B.
  Cactinomycin
  Dactinomycin
Daunorubicin
Mitomycin

E930.8 *Sonstige spezifizierte Antibiotika*

E930.9 *Antibiotika, unspezifiziert*

E931 Sonstige antiinfektiöse Medikamente

Schließt aus: Für Hals, Nase, Ohren und lokale Anwendung (E946.-)

E931.0 *Sulfonamide*

Sulfadiazin
Sulfadimethoxine
Sulfafurazol
Sulfamethoxazol
Sulfamethoxypyridazin

E931.1 *Arsenhaltige antiinfektiöse Medikamente*

E931.2 *Schwermetallhaltige antiinfektiöse Medikamente*

Schließt aus: Quecksilberdiuretika (E944.0)

Verbindungen von: Antimon
Blei
Quecksilber
Wismut

177

E931.3	*Chinolin und Hydroxylchinolinderivate*

Schließt aus: Medikamente gegen Malaria (E931.4)

Chiniofon
Dijodhydroxychinolin

E931.4	*Medikamente gegen Malaria und sonstige Protozoen im Blut*

Chinin
Chloroquin
Cycloguanil
Primaquin
Proguanil
Pyrimethamin

E931.5	*Medikamente gegen sonstige Protozoen*

Emetin

E931.6	*Wurmmittel (Anthelmintica)*

Hexylresorcin
Piperazin
Thiabendazol

E931.7	*Medikamente gegen Viren*

Schließt aus: Amantadin (E936.4)
Cytarabin (E933.1)
Idoxuridin (E946.5)

Metisazone

E931.8	*Andere Medikamente gegen Mykobakterien*

Ethambutol
Ethionamid
Isoniazid
Paraaminosalicylsäure-Derivate
Sulfone

E931.9	*Sonstige und unspezifizierte antiinfektiöse Mittel*

Fluzytosin
Nitrofuran-Derivate

E932 Hormone und deren synthetischer Ersatz

E932.0	*Hormone der Nebennierenrinde*

Cortison-Derivate
Desoxycorton-Derivate
Fluorkortikosteroide

E932.1	*Androgene und Anabolica*

Methandienon
Nandrolonphenylpropionat

Norethandrolon
Oxymetholon
Testosteron und Derivate

E932.2 *Hormone der Ovarien und deren synthetischer Ersatz*

Orale Kontrazeptiva
Östrogene
Progesteron
Progesteron und Östrogen kombiniert

E932.3 *Insuline und Antidiabetika*

Schließt aus: Schädliche Wirkung durch Insulin bei Schock-Therapie (E879.3)

Acetohexamid
Biguanide, oral
Chlorpropamid
Glucagon
Insulin
Orale Sulfonylharnstoff-Derivate
Phenformin
Tolbutamid

E932.4 *Hormone des Hypophysenvorderlappens*

Adrenocorticotropin
Gonadotropin
Somatotropin

E932.5 *Hormone des Hypophysenhinterlappens*

Schließt aus: Wehenanregende Mittel (Oxitotica) (E945.0)

Vasopressin

E932.6 *Hormone der Nebenschilddrüse und deren Derivate*

E932.7 *Thyroxin und deren Derivate*

Dextrothyroxin
Liothyronin
Levothyroxin
Thyreoglobulin

E932.8 *Antithyreotrope Substanzen*

Jodide
Thiouracil
Thiourea

E932.9 *Sonstige und unspezifizierte Hormone und deren synthetischer Ersatz*

E933 Primär auf bestimmte Organsysteme wirkende Mittel

E933.0 *Antiallergika und Antiemetika*

Schließt aus: Neuroleptika auf Phenothiazinbasis
(E939.1)

Antihistaminika
Chlorphenamin
Diphenhydramin
Diphenylpyralin
Thonzylamin
Tripelennamin

E933.1 *Zytostatika und Immunsuppressiva*

Schließt aus: Zytostatische Antibiotika (E930.7)

Azathioprin
Busulfan
Chlorambucil
Chlormethin
Cyclophosphamid
Cytarabin
Fluorouracil
Mercaptopurin
Thio-Tepa

E933.2 *Säurebildende Mittel*

E933.3 *Alkalisierende Mittel*

E933.4 *Enzyme, anderenorts nicht klassifiziert*

Penicillinase

E933.5 *Vitamine, anderenorts nicht klassifiziert*

Schließt aus: Nikotinsäure (E942.5)
Vitamin K (E934.3)

E933.8 *Sonstige auf bestimmte Organsysteme wirkende Mittel, anderenorts nicht klassifiziert*

Schwermetall-Antagonisten

E933.9 *Unspezifierte auf bestimmte Organsysteme wirkende Mittel*

E934 Primär auf Blutbestandteile wirkende Mittel

E934.0 *Eisen und Eisenverbindungen*

Ferrisalze
Eisenhaltige Sulfate und sonstige
eisenhaltige Salze

E934.1 *Leberpräparate und sonstige antianämische Mittel*

Folsäure

E934.2 *Antikoagulantien*

Antithrombotica

          Cumarine
          Heparin
          Phenindion
          Warfarin

E934.3   *Vitamin K (Phytomenadion)*

E934.4   *Fibrinolytica*

          Aminocapronsäure
          Streptodornase
          Streptokinase
          Urokinase

E934.5   *Antikoagulantien-Antagonisten und sonstige Koagulantien*

          Hexadimethrin (bromid)
          Protaminsulfat

E934.6   *Gamma-Globulin*

E934.7   *Natürliches Blut und Blutprodukte*

          Blutplasma
          Menschliches Fibrinogen
          Trockenblutkonserve
          Vollständiger Blutersatz

E934.8   *Sonstige primär auf Blutbestandteile wirkende Mittel*

          Makromolekuläre Blutsubstitute

E934.9   *Unspezifizierte primär auf Blutbestandteile wirkende Mittel*

E935   **Analgetika, Antipyretika und Antirheumatika**

E935.0   *Opiate und verwandte Narkotika*

          Codein (Methylmorphin)
          Heroin (Diacetylmorphin)
          Methadon
          Morphin
          Opium(alkaloide)
          Pethidin (Meperidin)

E935.1   *Salicylate*

          Acetylsalicylsäure
          Aminoderivate der Salicylsäure
          Salicylsaure Salze

E935.2   *Aromatische Analgetika, anderenorts nicht klassifiziert*

          Acetanilid
          Paracetamol
          Phenacetin

E935.3 *Pyrazolonderivate*

Amidopyrin
Aminophenazon
Phenylbutazon

E935.4 *Antirheumatika (Antiphlogistika)*

Schließt aus: Salicylate (E935.1)
Steroide (E932.0)

Goldsalze
Indometacin

E935.5 *Sonstige nichtnarkotische Analgetika*

Pyrabital

E935.8 *Sonstige Analgetika, Antipyretika und Antirheumatika*

Pentazocin

E935.9 *Unspezifizierte Analgetika, Antipyretika und Antirheumatika*

E936 Antiepileptika und Anti-Parkinsonmittel

E936.0 *Oxazolidin-Derivate*

Paramethadion
Trimethadion

E936.1 *Hydantoin-Derivate*

Phenytoin

E936.2 *Succinimide*

Ethosuximid
Phensuximid

E936.3 *Sonstige und unspezifizierte Antiepileptika*

Beclamid
Primidon

E936.4 *Parkinsonmedikamente*

Amantadin
Levodopa
Profenamin

E937 Sedativa und Hypnotika

E937.0 *Barbiturate*

Schließt aus: Thiobarbiturate (E938.3)

               Amobarbital
               Barbital,
               Butobarbital
               Pentobarbital
               Phenobarbital
               Secobarbital

E937.1   *Chloralhydrat-Gruppe*

E937.2   *Paraldehyd*

E937.3   *Bromverbindungen*

               Bromide
               Carbaminsäureester
               Carbromal(-Derivate)

E937.4   *Methaqualon und Derivate*

E937.5   *Glutethimid und Derivate*

E937.6   *Mischformen von Sedativa, anderenorts nicht klassifiziert*

E937.8   *Sonstige Sedativa und Hypnotika*

               Methyprylon

E937.9   *Unspezifizierte Sedativa und Hypnotika*

               Schlafmittel
               Schlaftabletten NAS

E938   **Sonstige das Zentralnervensystem dämpfende Mittel**

E938.0   *Zentrale Muskelrelaxantien*

               Chlorphenesin (Carbamat)
               Mephenesin
               Methocarbamol

E938.1   *Halothan*

E938.2   *Sonstige gasförmige Anästhetika*

               Äther
               Halogenisierte Kohlenwasserstoff-Derivate,
                  ausgen. Halothan
               Lachgas (Distickstoffoxid)

E938.3   *Intravenöse Anästhetika*

               Ketamine
               Methohexital
               Thiobarbiturate, z.B. Thiopental

E938.4   *Sonstige und unspezifizierte allgemeine Anästhetika*

	E938.5	*Oberflächen- und Infiltrations-Anästhetika*

                Cocain
                Lidocain
                Procain
                Tetracain

E938.6   *Leitungsanästhetika*

E938.7   *Spinale Anästhetika*

E938.8   *Sonstige und unspezifizierte Lokalanästhetika*

E939   **Psychopharmaka**

E939.0   *Antidepressiva*

        Amitriptylin
        Imipramin
        Monoaminoxydasehemmer

E939.1   *Neuroleptika auf Phenothiazinbasis*

        Chlorpromazin
        Fluphenazin
        Prochlorperazin
        Promazin

E939.2   *Neuroleptika auf Butyrophenonbasis*

        Haloperidol
        Trifluperidol

E939.3   *Sonstige Antipsychotika, Neuroleptika und Verwandte*

E939.4   *Tranquilizer auf Benzodiazepinbasis*

        Chlordiazepoxid
        Diazepam
        Flurazepam
        Lorazepam
        Medazepam
        Nitrazepam

E939.5   *Sonstige Tranquilizer*

        Hydroxyzin
        Meprobamat

E939.6   *Psychodysleptika (Halluzinogene)*

        Cannabis (Derivate)
        Lysergid (LSD)
        Marihuana (Derivate)
        Meskalin
        Psilocybin

	E939.7	*Psychostimulantien*
		Schließt aus: Zentrale Appetithemmer (E947.8)
		Amphetamin Coffein
	E939.8	*Sonstige Psychopharmaka*
	E939.9	*Unspezifizierte Psychopharmaka*

E940 Das Zentralnervensystem stimulierende Mittel

	E940.0	*Analeptika*
		Lobelin Nicethamid
	E940.1	*Opium-Antagonisten*
		Levallorphan Nalorphin Naloxon
	E940.8	*Sonstige*
	E940.9	*Unspezifizierte*

E941 Medikamente, die primär das autonome Nervensystem beeinflussen

	E941.0	*Parasympathomimetika (Cholinergika)*
		Acetylcholin Cholinesterase-Inhibitoren I und II Pilocarpin
	E941.1	*Parasympathikolytika (Anticholinergika) und Spasmolytika*
		Schließt aus: Papaverin (E942.5)
		Atropin Homatropin Hyoscin (Scopolamin) Quarternäre Ammoniumderivate
	E941.2	*Sympathikomimetika (Adrenergika)*
		Epinephrin (Adrenalin) Levarterenol (Noradrenalin)
	E941.3	*Sympathikolytika (Antiadrenergika)*
		Phenoxybenzamin Tolazolin
	E941.9	*Unspezifizierte Medikamente, die primär das autonome Nervensystem beeinflussen*

E942 Mittel, die primär das Herz- und Kreislaufsystem beeinflussen

E942.0 *Antiarrhythmica, Betablocker*

Chinidin
Procainamid
Propanolol

E942.1 *Herzglykoside und Medikamente mit ähnlicher Wirkung*

Digitalis-Gruppe
Digoxin
Strophanthin

E942.2 *Lipidsenkende Medikamente*

Schließt aus: Dextrothyroxin (E 932.7)

Cholestyramin
Clofibrat
Nikotinsäure-Derivate
Sitosterin

E942.3 *Ganglienblocker*

Pentamethonium

E942.4 *Koronartherapeutika*

Dipyridamol
Nitrite
Nitroglycerin
Prenylamin

E942.5 *Sonstiger Vasodilatatoren*

Cyclandelat
Diazoxid
Hydralazin
Nikotinsäure
Papaverin

E942.6 *Sonstige blutdrucksenkende Mittel (Antihypertensiva)*

Clonidin
Guanethidin
Rauwolfia-Alkaloide

E942.7 *Antivariköse Mittel, einschließlich sklerosierende*

Monoaethanolamin
Zinksalze

E942.8 *Auf die Kapillargefäße wirkende Medikamente*

Adenochrom-Derivate
Bioflavonoide
Metaraminol

E942.9 *Sonstige und unspezifizierte Mittel, die primär das Herz- und Kreislaufsystem beeinflussen*

E943 Mittel, die primär den Magen-Darm-Trakt beeinflussen

E943.0 *Antacida und Medikamente gegen Magensekretion*

Aluminium-Hydroxid
Magnesium-Trisilikat

E943.1 *Irritante Abführmittel*

Bisacodyl
Castoröl
Phenolphthalein

E943.2 *Erweichende Abführmittel*

Natrium-dioctyl-sulfosuccinat

E943.3 *Sonstige Abführmittel*

Magnesium-Sulfat

E943.4 *Die Verdauung anregende Mittel*

Pankreatin
Papain
Pepsin

E943.5 *Antidiarrhoica*

Schließt aus: Chemotherapeutika (E930-E931)

Kaolin
Karbonat auf Wismutbasis
Pectin

E943.6 *Brechmittel (Emetica)*

E943.8 *Sonstige Mittel, die primär den Magen-Darm-Trakt beeinflussen*

E943.9 *Unspezifizierte Mittel, die primär den Magen-Darm-Trakt beeinflussen*

E944 Den Wasser-, Mineral- und Harnsäure-Haushalt regulierende Mittel

E944.0 *Quecksilberdiuretika*

Chlormerodrin
Mercaptomerin
Mercurophyllin
Mersalyl

E944.1 *Purinderivate-Diuretika*

Schließt aus: Aminophyllin (E945.7)

Theobromin
Theophyllin

E944.2 *Carboanhydrasehemmer*

Acetazolamid

E944.3 *Saluretika*

Chlorothiazid-Gruppe

E944.4 *Sonstige Diuretika*

Etacrynsäure
Furosemid

E944.5 *Den Elektrolyt-, Kalorien- sowie Flüssigkeitshaushalt regulierende Mittel*

E944.6 *Sonstige Mineralsalze, anderenorts nicht klassifiziert*

E944.7 *Auf den Harnsäurehaushalt wirkende Mittel*

Cinchophen und verwandte Mittel
Colchicin
Phenoquin
Probenecid

E945 Mittel, die auf die glatte Muskulatur, das Skelettmuskelsystem und die Atmungsorgane wirken

E945.0 *Wehenanregende Mittel (Oxitotica)*

Mutterkorn-Alkaloide

E945.1 *Muskelrelaxantien für die glatte Muskulatur*

Schließt aus: Papaverin (E942.5)

Adiphenin
Orciprenalin (Metaproterenol)

E945.2 *Skelettmuskelrelaxantien*

Alcuroniumchlorid
Suxamethonium(chlorid)

E945.3 *Sonstige und unspezifizierte auf Muskeln wirkende Mittel*

E945.4 *Antitussiva*

Dextromethorphan
Pipazetat

E945.5 *Expektorantien*

Acetylcystein
Glycerin-Guaiacolate
Ipecacuanha
Terpinhydrat

E945.6 *Mittel gegen Schnupfen*

	E945.7	*Antiasthmatika*
		Aminophyllin
	E945.8	*Sonstige und unspezifizierte Medikamente, die auf die Atmungsorgane wirken*

E946 Mittel, die auf Haut und Schleimhäute wirken, sowie Mittel gegen Augen-, HNO- und Zahnaffektionen

	E946.0	*Medikamente gegen lokale Infektionen und Entzündungen*
	E946.1	*Medikamente gegen Hautjucken (Antipruriginosa)*
	E946.2	*Lokale Adstringentien und lokale Detergentien*
	E946.3	*Emollienta, Demulcentia und Schutzstoffe*
	E946.4	*Keratolytica, Keratoplastica und Haarbehandlungsmittel*
	E946.5	*Antiinfektiöse und sonstige Augenpräparate*
		Idoxuridin
	E946.6	*Antiinfektiöse und sonstige Medikamente und Präparate für Hals, Nase, Ohren*
	E946.7	*Medikamente für örtliche Anwendung bei Zahnbehandlung*
	E946.8	*Sonstige*
		Spermizide
	E946.9	*Unspezifiziert*

E947 Sonstige und unspezifizierte Drogen und Arzneimittel

	E947.0	*Diätmittel*
	E947.1	*Lipotrope Medikamente*
	E947.2	*Antidote und Chelat-Bildner, anderenorts nicht klassifiziert*
	E947.3	*Alkohol-Entwöhnungsmittel*
	E947.4	*Pharmazeutische Corrigentien*
	E947.8	*Sonstige Drogen und Arzneimittel*
		Diagnosehilfsmittel
		Kontrastmittel zur diagnostischen Röntgenuntersuchung
	E947.9	*Unspezifizierte Drogen oder Arzneimittel*

E948 **Bakterielle Impfstoffe**

    E948.0   *BCG-Vakzine*

    E948.1   *Impfstoff gegen Typhus und Paratyphus*

    E948.2   *Impfstoff gegen Cholera*

    E948.3   *Impfstoff gegen Pest*

    E948.4   *Impfstoff gegen Tetanus*

    E948.5   *Impfstoff gegen Diphtherie*

    E948.6   *Impfstoff gegen Keuchhusten, einschließlich Kombinationen mit einer Keuchhusten-Komponente*

    E948.8   *Sonstige und unspezifizierte bakterielle Impfstoffe*

    E948.9   *Kombinierte bakterielle Impfstoffe, ausgen. Kombinationen mit einer Keuchhusten-Komponente*

E949 **Sonstige Impfstoffe und biologische Substanzen**

    Schließt aus: Gamma-Globulin (E934.6)

    E949.0   *Impfstoff gegen Pocken*

    E949.1   *Impfstoff gegen Tollwut*

    E949.2   *Impfstoff gegen Fleckfieber*

    E949.3   *Impfstoff gegen Gelbfieber*

    E949.4   *Impfstoff gegen Masern*

    E949.5   *Impfstoff gegen Poliomyelitis*

    E949.6   *Sonstige und unspezifizierte Impfstoffe gegen Viren und Rickettsien*

    E949.7   *Kombinierte Impfstoffe gegen Viren, Rickettsien und Bakterien, ausgen. Kombinationen mit einer Keuchhusten-Komponente*

    E949.9   *Sonstige und unspezifizierte Impfstoffe und biologische Substanzen*

MORD, TODSCHLAG UND VORSÄTZLICHE VERLETZUNGEN DURCH EINE ANDERE PERSON (E960-E969)

E960   **Schlägerei, Rauferei, Vergewaltigung**

E961   **Überfall mit korrosiven oder ätzenden Stoffen, ausgen. Vergiftung**

E962   **Vorsätzliche Vergiftung durch eine andere Person**

E963   **Erhängen und Erdrosseln durch eine andere Person**

E964	Ertränken durch eine andere Person
E965	Überfall mit Feuerwaffen und Sprengstoffen
E966	Überfall mit schneidenden und stechenden Gegenständen
E967	Schlagen von Kindern und sonstige Kindesmißhandlung
E968	Überfall auf sonstige und unspezifizierte Art und Weise
E969	Spätfolgen von vorsätzlich durch eine andere Person zugefügten Verletzungen

Schadensfälle bei Kriegshandlungen (E990-E999)

E990	Kriegsverletzung durch Feuer und Brände
E991	Kriegsverletzung durch Geschosse und Geschoßsplitter
E992	Kriegsverletzung durch Explosion von Seewaffen
E993	Kriegsverletzung aufgrund sonstiger Explosionen
E994	Kriegsverletzung durch Luftfahrzeugzerstörung
E995	Kriegsverletzung auf sonstige und unspezifizierte Art und Weise bei konventioneller Kriegsführung
E996	Kriegsverletzung durch Kernwaffen
E997	Kriegsverletzung durch sonstige Formen unkonventioneller Kriegsführung
E998	Kriegsverletzung nach Einstellung der Kampfhandlungen
E999	Spätfolgen von Kriegsverletzungen

INDEX

Benutzerhinweise für den Index befinden sich auf S. XV–XVII

Abblassung, temporale 377.1
Abnormalität
　Abnorme Hörwahrnehmung 388.4
　Abnorme retinale Korrespondenz 368.3
　Abnorme unwillkürliche Bewegungen 781.0
　Chromosomenanomalien beim Feten 655.1
　Dentofaziale funktionelle Anomalien 524.5
　Gangabnormalität 781.2
Abszeß
　Amoebenhirnabszeß 006.5
　epidural 324.00
　extradural oder subdural NAS 324.9
　der Hypophyse 253.80
　intrakraniell 324.0
　　intraspinal 324.1
　　(embolisch) 324.1
　　Leberabszeß und Folgen der chronischen Lebererkrankung 572
　　Spätfolgen 326
　　tuberkulös 013.8†, 324.-1*
　zerebellär 324.02
　zerebral 324.03
Accessorische Muskeln 756.8
Achondroplasie 756.4
Achromatopsie 368.5
Addison-Erkrankung
　Myopathie bei Addison-Erkrankung 255.4†, 359.50*
　tuberkulös, NAS 017.6†, 255.4*
Adenom
　Hypophyse 227.3
Adie-Pupille 379.40
Adrenoleukodystrophie 330.02
Adrenomyeloneuropathie 330.02
Aerocele, intrakraniell 349.23

Agenese
　eines Hirnteiles 742.2
　von Nerven 742.8
　von Schädel- und Gesichtsknochen 756.0
Agnosie 784.60
Agraphie 784.62
Agyrie 742.2
Akathisie 333.91
　medikamenteninduziert 333.92
Akinese
　bei Parkinson 781.9
Akkomodation
　Störungen der Akkomodation 367.5
Akranie 740.0
Akromegalie 253.0
Akroparästhesien 443.8
Akrozephalie 756.0
Aktinomykose 039
Albright-Syndrom 756.5
Alexie ohne Agraphie 784.62
Algoneurodystrophie 733.7
Alkalkulie 784.63
Alkalose 276.3
Alkohol
　Alkoholabhängigkeitssyndrom 303
　Alkoholentzugssyndrom 291.8
　alkoholische Demenz NAS 291.2
　alkoholischer Eifersuchtswahn 291.5
　andere 291.8
　andere alkoholische Halluzinosen 291.3
　Delirium tremens 291.0
　Korsakov-Psychose 291.1
　Psychosen 291
　toxischer Effekt von Alkohol 980
Allergie 995.3
Alper-Erkrankung 330.8
Alzheimer-Erkrankung 331.0
Amblyopie und Anopsie 368.0

Amnesie
 amnestische Aphasie 784.33
 retrograde 780.90
 transitorische globale 780.91
Amoebiasis 006
Amphetamin
 Abhängigkeit 304.4
 Amyelencephalus 740.0
 Nebenwirkungen 969.7
 toxischer Effekt 969.7
Amyelie 742.5
Amyloidose 277.3
 gemischt 277.33
 myopathisch 277.3†, 359.6
 neuropathisch 277.3
 zerebral 277.32
Amyotonia congenita 358.8
Amyotrophie
 amyotrophische
  Lateralsklerose 335.20
 kongenitale 756.5
Analgetika, ungünstige Wirkung 965, 970.0
Anämie
 andere Mangelanämien 281
 Folatmangelanämie 281.2
 hereditäre, hämolytische 282
 perniziöse 281.0
 Sichelzell-Anämie 282.6
 Vitamin B12-Mangelanämie 281.1
Anarthrie 784.5
Anästhetika
 intravenöse 968.3
 Komplikationen während Geburt und Schwangerschaft 668
 spinale 968.7
 Störungen der Hautempfindung 782.0
 ungünstige Wirkung
Anderson-Erkrankung 272.708
Anencephalus 740.0
 fetal 655.0
Aneurysma
 Aortenaneurysma 441
 arteriosklerotisch, rupturiert 430.-4
 beerenförmig, rupturiert 430.-1
 dissoziierend 441.0
 Herzwandaneurysma 414.1
 infektbedingt 421.0
 zerebral, nicht rupturiert 437.3
 rupturiert NAS 430.-5
Anfall
 NAS 780.3
 Neugeborenen 779.0
 Salaam-Krämpfe 345.6
 vasovagale Attacke 780.2
Angina pectoris 413
Angiom
 intrakraniell 228.00
 intraspinal 228.01
 multipel oder disseminiert 228.02
 NAS 228.0
Angst 300.0
 Traumangst 307.47
Anisokorie 379.41
Anomalien
 Ausbleiben der Menstruation 626.0
 Chromosomenanomalie 758
 dentofaziale 524
 Entwicklungsanomalien des Gehirns 742.2
 des Gesichtes 744
 der Gliedmaßen 755
 des Halses 744
 des harnführenden Systems, kongenital 753
 kongenitale 744
 unspezifiziert 759.9
 kongenitale des Auges 743
 von Muskeln (pectoralis) 756.8
 multiple Anomalien des Gehirns, NAS 742.4
 des Ohres mit Hörbeeinträchtigung 744.0
 der Pupillenfunktion 379.4
 von Schädel und Gesichtsknochen 756.0
 von Sehnen 756.8
 spinale Meningen, kongenital 742.5
 des Verhältnisses von Kiefer zu Schädelbasis 524.1
 der Wirbelsäure 756.1
 kongenital 756.1
 der Zahnposition 524.3
Anophthalmie 743.0
Anorexie 307.1
 nervosa 781.1
Anosmie, traumatische, NAS 951.81
Anoxie

nach Abort 639.8
anoxische Hirnschädigung 348.1
nach geburtshilflichen chirurgischen Maßnahmen 639.8
nach Kaiserschnitt 669.4
spezifizierte Komplikationen 639.8
während oder nach einer medizinischen Maßnahme 997.0
Anthrax 022
septikämie 022.3
Antiadrenergika 971.2
Antibiotika, toxischer Effekt 960
Anticholinergika 971.2
Antidepressiva 969.0
Antikoagulantien 964.2
Antikonvulsiva 966
Antimongolismus Syndrom 758.3
Antineoplastische Medikamente 963.1
Antipyretika 965
Antirheumatika 965
Aorta
Erkrankungen der Aortaklappe 395
Aortitis
syphilitische 093.1†, 447.7*
Apathie 780.7
Aphasie 784.3
amnestische 784.33
aphasische Migräne 346.00
entwicklungsbedingte 315.3
globale 784.32
Wernicke-Aphasie 784.3
Aphonie 784.4
Aphthen, orale 528.2
Aplasie
eines Hirnteiles 742.2
Apoplexie 436
Appetitverlust 783.0
Apraxie 784.6
Arachnodaktylie 759.8
Arachnoiditis 321
Chiasma-Arachnoiditis 322.90
spinale NAS 322.92
zerebrale NAS 322.91
Argyll-Robertson-Phänomen oder syphilitische Pupille 379.42*, 094.84†
Arhinenzephalie 742.2
Arnold-Chiari-Syndrom 741.0

Arsen und seine Zusammensetzungen 985.1
Arteriitis
Aortenbogenkrankheit 446.7
cranialis 446.5
Riesenzellarteriits 446.5
temporalis 446.5
unspezifizierte 447.6
zerebrale 437.4
Arteriosklerose 440
Aneurysma 437.3
der Aorta 440.0
der Extremitätenarterien 440.2
Koronarsklerose 414.0
Multiinfarkt-Demenz 290.4
zerebrale 437.0
Arthritis
neuropathische 713.5*
rheumatoide 714
Arthrogryposis 728.3
Arthropathie 710–719
kristalline 712
Tabes 094.0†, 713.5*
in Verbindung mit
Akromegalie 253.0†, 713.0*
Infektionen 711
neurologischen Erkrankungen 713.5*
Askorbinsäuremangel 267
Aspartiglukosaminurie 272.713
Asphyxie 994.7
Geburtsaphyxie 768
Asthenie 780.7
Asthenopie 368.1
Asthma 493
Astroblastom 191
Astrozytom
bösartig 191
gutartig 225
unklarer Dignität 237
Asymbolie 784.68
Asymmetrie
des Gesichtes 754.0
Asynergie 781.3
Ataxie
ataktische Kinderlähmung 343.81
Ataxia teleangiectatica 334.80
Friedreich'sche 334.0
Hemiparese mit Ataxie 434.904
Holmes-Typ 334.2

Ataxie
 hysterische 300.1
 NAS 781.3
 Pierre-Marie-Ataxie 334.2
 progressive, spinale 094.0
 Sanger-Brown 334.2
 zerebelläre 334.2
  bei Alkoholismus 303†, 334.4*
  bei Myxoedem 244.-†, 334.41*
  bei Schädelhirntrauma 334.45*,
   800-804, 850-854†
  bei Tumoren 140-239†, 334.42*
  bei vaskulären Erkrankungen
   334.44*, 430-437†
  bei Zystizerkose 123.1†, 334.43*
 zerebrale 331.88
Atelomyelie 742.5
Atemstörung 786.0
 apneustische Atmung 786.0
 Kussmaul-Atmung 786.0
Atherom der Hirngefäße
 (ohne Infarkt) 437.0
Athetose double 333.71
Atresie der Foramina von Magendi
 und Luschka 742.31
atrioventrikuläre (er)
 anomale Erregung 426.7
 Block 426
Atrophie
 des Nervus opticus 377.1
 Muskelatrophie 728.2
  dominant vererbte 356.80
  peroneale, neuronale
   Typ 356.810
  progressive (reine Form) 335.21
  spinale infantile 335.0
  spinale 335.1
 syphilitische 094.8, 377.1*
 zerebelläre 334.2
 zerebrale 331.2
Attacken von Traumängsten 307.47
Auffassungsstörung nicht anderswo
 klassifiziert 312
Augenliderkrankungen 374
Aura ohne Kopfschmerz 346.03
Autoimmunerkrankung 279
Autotopagnosie 780.9
Azidose 276.2
 späte metabolische des
  Neugeborenen 775.7

Barbiturate 967.0
Barotrauma
 otititsches 993.0†, 381.0*
 Sinus 993.1
Barre-Lieou-Syndrom 723.2
Basiläre Impression 756.0
Batten-Erkrankung 330.1
Becker-Typ, muskulär
 (Dystrophie) 359.1
Behçet-Krankheit 136.1
Benedikt-Syndrom 344.8
Benzol und Homologe 982.0
Beriberi 265.0
Bernard-Horner-Syndrom 337.9
Besnier-Boeck-Schaumann-
 Krankheit 135
Bewegungen, wiederholt,
 stereotyp 307.3
Bewegungskrankheit 994.6
Bewußtlosigkeit 780.0
Bing-Horton-Kopfschmerz 346.2
Blackout 780.2
Blastomykose 116.0
Blei (Zusammensetzungen)
 Enzephalitis 984.-†, 323.7*
 Polyneuropathie 357.7
 toxischer Effekt 984
Blepharospasmus 333.80
Blindheit 369
 Nachtblindheit 368.6
 traumatische NAS 950.9
Blitzeffekte 994.0
Blutung
 extradural
  nicht traumatisch 432.0
  traumatisch 852
 fetale und Neugeborenen-B. 772
  intraventrikuläre 772.1
  subarachnoidale 772.2
  subdurales und zerebrales 767.0
 gastrointestinale 578
 germinale Matrix 772.10
 intrakraniell, unspezifiziert 432.9
  traumatisch 853
 intrazerebrale 431
 als Komplikation einer
  medizinischen Maßnahme 998.1
 nicht traumatisch, extradural 432.0
 Pocken (pustulöse) 050.0
 subarachnoidale 430

fetale und Neugeborenenb. 772.2
traumatische 852
subdurale 432.1
traumatische 852
Teleangiektasien, hereditär 448.0
durch zirkulierende
Antikoagulantien 286.5
Boeck-Krankheit 135
Van Bogaert-Bertrand-
Erkrankung 330.03
Van Bogaert Leukoenzephalitis,
sklerosierend 046.2†, 323.1*
Bornholm-Krankheit 074.1
Boston Exanthem 048
Botulismus 005.1
Bouchut'sche Hügel 377.2
Bourneville-Erkrankung 759.5
Broca-Aphasie 784.3
Bronchiektasien 494
Bronchitis
chronische 491
nicht spezifiziert 490
Bronchopneumonie-Erreger nicht
spezifiziert 485
Brown'sches Scheidensyndrom 378.6
Brown-Sèquard-Syndrom 344.8
Brucellose
Brucella abortus 023.1
Brucella melitensis 023.0
Brucella suis 023.2
Buchstabierschwierigkeit,
spezielle 315.0
Buerger'sche Erkrankung 443.1
Bündel-Block, unspezifiziert 426.5
Buphthalmus 743.2
Burkitt-Tumor M975, 200.2
Burning
feet-Syndrom 266.2†, 357.414*
Sensation 782.0

Caisson-Krankheit 993.3
Candidiasis 112
Cannabis
Gewöhnung 304.3
toxischer Effekt 969.6
Carcinomatose 199.0
Chagas-Krankheit 086.1
Charcot-Marie-Tooth-
Erkrankung 356.1
neuronaler Typ 356.811

Charcot'sche Arthropathie
diabetisch 250.5†, 713.5*
NAS 094.0†, 713*
bei Syringomyelie 336.0†, 713.5*
bei Tabes dorsalis 094.0†, 713.5*
Charcot'sche
Gelenkerkrankung 094.0†, 713.5*
Cheyne-Stokes-Atmung 786.0
Cholera 001
Cholesteatome des Mittelohrs und
des Mastoids 385.3
Cholinerge Krise 358.0
Chondrodystrophie 756.4
Chorea
Chorea acanthocytotica 333.53
gutartige, familiäre 333.51
Huntington'sche Chorea 333.4,
333.50
medikamenteninduzierte 333.56
NAS 333.59
rheumatische 392
senile 333.55
durch spezifische metabolische,
toxische oder strukturelle
Veränderungen 333.57
Sydenhams Chorea 392
Choreoathetose, familiäre,
paroxysmale 333.5
Chronische Lebererkrankung und
Zirrhose 571
Claudicatio spinalis der Cauda
equina 336.9
Coccidioidomykose 113
Colobom 377.2
Compartment-Syndrom 728.3
Conn-Syndrom 255.1
Conus medullaris-Syndrom 344.6
Costen-Syndrom 524.6
Coxsackie-Viren
Erkrankungen durch 074
Infektion durch 079.2
Meningitis durch 047.0†, 321.1*
Craniorachischisis 740.1
Crohn'sche Erkrankung 555
Crouzon-Krankheit 756.0
Cushing-Syndrom 255.0
Cysticerciasis 123.1

Dandy-Walker-Syndrom
742.3

Dawson-Einschlußkörper-
Enzephalitis 046.2†, 323.1*
Deformität (siehe Anomalien)
mit defekter Stereopsie 368.3
erworbene 730–739
erworbene Deformität des
  Nackens 738.2
Fehlen eines Hirnteiles 742.2
fehlender Schädelknochen 756.0
von Gesicht 754.0
von Kiefer 754.0
kongenitale des
  Vorderhauptes 756.0
lumbosacrale, kongenital (Gelenk,
  Region) 756.1
muskuloskelettale 754–756
des Musculus
  sternocleidomastoideus 754.1
von Schädel 754.0
der Wirbelsäule 754.2
kongenital 756.1
Degeneration
retinale, bei subakuter
  Panenzephalitis 361.1
strionigrale 332.03
Degenerative Erkrankungen
der Bandscheibe 722
der Basalganglien 333.0
der grauen Substanz 330.8
hepatolentikuläre 275.1
der Hörnerven 388.5
des Ohres 388.0
olivopontozerebelläre 333.04
primäre zerebelläre 334.2
progressive Pallidum-
  Atrophie 333.00
Spondylolisthesis 738.4
subakute kombinierte des
  Rückenmarks 266.2, 281.0,
  281.1†, 336.2*
zerebrale 330, 331
  bei Alkoholismus 303†, 331.70*
  bei Beriberi 265.0†, 331.71*
  bei Hunter-Erkrankung 277.5†,
    330.3*
  in der Kindheit bei anderen
    Erkrankungen 330.3*
  bei kongenitalem
    Hydrocephalus 741.0, 742.3†,
    331.73*

bei Lipidosen 272.7†, 330.2*
bei Mukopolysaccharidosen
  277.5†, 330.3*
bei Myxoedem 244.-†, 331.75*
bei neoplastischen Erkrankungen
  140–239†, 331.74*
senile 331.2
bei Vitamin B12-Mangel 266.2†,
  331.76*
bei zerebrovaskulären
  Erkrankungen 430–438†
zerebromakuläre 330.10
Dehydration 276.5
Dejerine'sche Aphasie 784.3
Dejerine-Sottas-Erkrankung 356.0
Dekompressionskrankheit 993.3
Delir 293
Delirium tremens 291.0
Demenz 298.9
alkoholische NAS 291.2
bei Alzheimer'scher
  Erkrankung 290.1
arteriosklerotische 290.4
bei Chorea Huntington 294.1
Dementia paralytica 094.1
bei Epilepsie 294.1
bei hepatolentikulärer
  Degeneration 294.1
juvenile 090.4
bei Multipler Sklerose 294.1
bei Pick-Erkrankung 290.1
bei Polyarteriitis nodosa 294.1
präsenile 290.1
bei progressiver Parese 294.1
senile 290
bei zerebraler Lipidose 294.1
Dengue-Fieber 061
Denny-Brown-Erkrankung 356.20
Depersonalisationssyndrome
  300.6
Depression
endogene 296.1
monopolare 296.1
neurotische 300.4
Dermatomyositis 710.3
Deuteranomalie 368.5
Deuteranopie 368.5
Deviation
dissoziierte Störung der
  Augenbewegungen 378.8

Nasenseptumdeviation,
  kongenital 754.0
sexuelle 302
Devic-Erkrankung 341.0
Diabetes
  Amyotrophie 250.5†, 358.1*
  Koma 250.2
  mit ophthalmologischen
    Manifestationen 250.4†
  Mononeuropathie 250.5†, 355.9*
  mütterlicher 775.0
  mit neurologischen
    Manifestationen 250.5†
  neonataler 755.1
  Neuropathie 357.2*
  Retinopathie 250.4†, 362.0*
Diabetes insipidus 253.5
  nephrogener 588
Dicephalus 759.4
Di Ferante-Syndrom 277.58
Diphtherie 032
  neurologische
    Komplikationen 032.8
Diplegie
  atonische 343.01
  obere 344.2
  spastische 343.00
Diplopie 368.2
Dislokation 830-839
  Coccyx 839.4
  Halswirbelkörper 839.0, 839.1
  Sakroiliakalgelenk 839.4
  Wirbelkörper 839
    dorsale 839.2
    thorakal und lumbal 839.2
    zusammengesetzt 839.3
  Wirbelsäule
    NAS 839.4
    zervikal 839.1
Dissektion
  hirnversorgender Arterien 434.9
Dissoziale Reaktion 300.1
Divry van Bogaert
  Hamartome 759.68
Dolichozephalie 754.0
Doppelbilder 368.2
Doppelmonster 759.4
Double
  Athetose double 333.71
Down-Syndrom 758.0

Dracontiasis 125
Drogen
  Abhängigkeit
    (siehe Abhängigkeit) 304
  Abusus ohne Abhängigkeit 305
  Entzugssyndrom 292.0
  Psychosen 292
    unspezifizierte
      Nebenwirkung 995.2
    pathologisch 292.2
Drogenabhängigkeit
  Amphetamin-Typ 304.4
  Barbiturat-Typ 304.1
  Halluzinogene 304.5
  Kannabis 304.3
  Kokain 304.2
  Morphin-Typ 304.0
  Psychostimulantien 304.4
Drop attacks 435.8
Drusenpapille 377.2
Duane-Syndrom 378.7
Duchenne-Aran'sche
  Muskelatrophie 335.1, 335.21
Ductus craniopharyngealis 237.0
Duodenitis 535
Durst
  exzessiv 783.5
Dysarthria-, clumsy hand 434.905
Dysautonomie, familiäre 356.22,
  742.8
Dyschondroplasie 756.4
Dyschromatopsie 368.5
Dysfunktion 784.6
  Alkalkulie 784.6
  der Hoden 257
  Kleine-Levin-Syndrom 349.8
  labyrinthäre 386.5
  des Ovars 256
  polyglandulär 258
  symbolische 784.6
  der Zirbeldrüse 259.8
Dyskalkulie 315.1
Dyskinesie 781.3
  idiopathisch, orofazial 333.82
  Kinderlähmung 343.8
  medikamenteninduzierte 333.84
Dyslalie 315.3
Dyslexie, entwicklungsbedingt 315.0
Dysphagie 787.2
Dyspituitarismus 253.9

Dyspnoe 786.0
Dyspraxie-Syndrom 315.4
Dysrhythmie, kardiale 427
Dyssynergia cerebellaris
   myoclonia 333.2
Dystonie
   Dystonia musculorum
      deformans 333.60
   idiopathische 333.6
   idiopathische
      familiäre 333.60
   nicht familiäre 333.61
   medikamenteninduzierte 333.73
   durch metabolische, toxische oder
      strukturelle Ursachen 333.74
   NAS 333.79
   tardive 333.72
Dystrophia myotonica 359.20
Dystrophie
   adiposogenitale 253.81
   Pseudo-Hurler 272.715
   retinale, hereditäre 362.7
Dysurie 788.1

Eaton-agens-Infektion 014.8
Echinococciasis 122
   im Nervensystem 122.9
   spinal 122.91
   zerebral 122.90
Echinococcus
   granulosus
      Infektion 122.3
   multilocularis, Infektion 122.6
Echinokokkose 122
Echolalie 784.5
von Economo-Erkrankung 049.8†,
   323.4*
Edward-Syndrom 758.2
Effekte großer Höhe 993.2
Effekte von Luftdruck 933
   durch Explosion 933.4
Ehlers-Danlos-Syndrom 756.8
Einkoten 307.7
Einnässen 307.6
Eiweißerhöhung 792.00
Ekbom-Syndrom 3339
Eklampsie 642.6
Ektopisches ACTH-Syndrom 255.0
Elektrisierung 994.8

Elektrolyt- und Flüssigkeitsstörungen
   NAS 276.9
Embolie
   arterielle 444
   Fett 958.1
   Komplikationen nach
      Schwangerschaft 639.6
   Luft 958.0, 999.1
   zerebrale 434.1
Emery-Dreifuss,
   Muskeldystrophie 359.12
Emphysem 492
Endokarditis
   akute und subakute 421
   bakterielle 421.0
   Klappe unspezifiziert 424.9
   rheumatische, akute 391.1
Endokrine und metabolische Störungen des Feten und Neugeborenen 775
Enophthalmus 376.5
Entbindung (siehe Schwangerschaft
   und Geburt)
   durch Kaiserschnitt 763.4
   Komplikationen 669.4
   aus Steißlage 763.0
   durch Vacuumextraktor 763.3
   Zangengeburt 763.2
Enthesopathie, peripher 726
Entwicklung(s)
   Ausbleiben der erwarteten
      Entwicklung 783.4
   defiziente der Cauda equina
      742.5
   Störung nach
      Mangelernährung 263.2
   Verzögerung in der sexuellen Entwicklung NAS 259.0
   vorzeitige sexuelle NAS 259.1
Entzündung
   chorioretinale 363
   Neuropathie 357
   der Orbita, chronisch 376.1
Enzephalitis 323
   arthropodenübertragene,
      virale 062–064†, 323.3*
   australische 062.4†, 323.3*
   Blei- 984.-†, 323.7*
   Dawson 046.2†, 323.1*
   Einschlußkörper 046.2†, 323.1*

Einschlußkörper, akut 049.8†,
  323.4*
 epidemisch 049.8†, 323.4*
 Herpes simplex 054.3†, 323.4*
 durch Ilheus-Virus 062.8†, 323.3*
 nach Immunisierungs-
  maßnahmen 323.5
 japanische 062.0†, 323.3*
 kalifornische 062.5†, 323.3*
 La Crosse 062.5†, 323.3*
 Langat 063.8†, 323.3*
 lethargica 049.8†, 323,4*
 nach Masern 055.0†, 323.6*
 durch Meningokokken 036.1†,
  323.41*
 durch Mosquitos übertragene,
  viral 062†, 323.3*
 Mumps 072.2†, 323.42*
 Negishivirus 064†, 323.3*
 nekrotisierend, akut 049.8†, 323.4*
 östliche Pferde- 062.2†, 323.3*
 periaxiale 341.11
 postinfektiöse 323.6*
 Powassan 063.8†, 323.3*
 Rio Bravo 049.8†, 323.4*
 Rubella 056.0†, 323.43*
 russische Frühlings-
  Sommer 063.0†, 323.3*
 St. Louis 062.3†, 323.3*
 syphilitische 094.8†, 323.44*
  kongenital 090.4†, 323.44*
 toxische 323.7*, 989.9†
 Toxoplasmose 130†, 323.47*
 Trypanosomiasis 086.-†, 323.45*
 tuberkulöse 013.8†, 323.46*
 Varicella 052
 venezuleanische 066.2
 viral
  NAS 049.9†, 323.48*
  Spätfolgen von 139.0
 westliche Pferde- 062.1†, 323.3*
 nach Windpocken 052†, 323.6*
 zeckenübertragene 063†, 323.3*
 zentraleuropäische 063.2†, 323.3*
Enzephalomyelitis 323
 akute disseminierte 323
Enzephalomyelozele 742.0
Enzephalopathie
 hepatische 572.2
 hypertensive 437.2

pugilistische 348.8
 subakute nekrotisierende 330.8
 subakute paraneoplastische 233.9
 subakute spongiforme 046.1,
  331.5*
 toxische 349.81
 unspezifizierte 348.3
 Wernicke's 265.10
Enzephalozele 742.0
Ependymom 225
 (Siehe Tumor)
Epilepsia partialis continua 345.7
Epilepsie
 Absencen 345.0
 Adversivanfälle 345.4
 atonische 345.02
 Automatismen 345.44
 Bravais-Jackson NAS 345.5
 generalisierte
  konvulsive 345.1
  nicht konvulsive 345.0
 Grand mal 345.1
 Jackson-Anfälle 345.5
 klonische 345.12
 Kojewnikoff's 345.70
 Konvulsionen 345.9
 major 345.1
 myoklonische (impulsiv) 345.13
 partielle
  ohne Angabe von
   Bewußtseinsstörung 345.5
  mit Beeinträchtigung des
   Bewußtseins 345.4
 posttraumatische 345.9
 Psychose NAS 294.8
 Status
  Grand mal 345.3
  komplexer partieller 345.71
  Petit mal 345.2
  tonisch-klonisch 345.30
 Temporallappen- 345.8
 tonische 345.11
 tonisch-klonische 345.10
 Verwirrtheitszustand 293.0
Epipolie 759.6
Erbrechen 787.0
 während der Schwangerschaft
  643
Erb'sche Muskeldystrophie
 359.1

Ereignis
  Zerebrovaskuläres Ereignis
    NAS 436
Erinnerungsstörungen 780.9
Erkrankung
  abnorme Bewegungsstörungen 333
  der Aortenklappe 424.1
    rheumatisch 395
  der Arterien, Arteriolen und
    Kapillaren 440–448
  Augenbewegungen 378
  der Augenlider 374
  des Auges 360–379
  des autonomen Nervensystems 337
  von Bändern 728
  der Bandscheibe 722
    mit Myelopathie 722.7†, 336.3*
  Bewegung 307.3
  biphasische
    jetzt Depression 296.3
    jetzt manisch 296.2
  Brust 611
  des Bulbus 360
  des Chiasma opticum 377.5
  depressive, NAS 311
  des extrapyramidalen Systems 333
  der Faszien 728
  des Gedächtnisses 780.9
  die aus gestörter Nierenfunktion
    resultieren 588
  der Hypophyse 253
  der Immunmechanismen 279
  der Iris 364
  des Kalziumstoffwechsels 275.4
  die sich auf eine zu kurze
    Schwangerschaft zurückführen
    lassen 765
  die sich auf eine zu lange Schwan-
    gerschaft zurückführen
    lassen 766
  der Magenfunktion 536
  des Mastoids 385
  der Meningen NAS 349.2
  der Menopause 627
  der Menstruation 626
  metabolische
    nach Abort 639.4
    Aminosäurentransport 270
    Fettstoffwechsel 272
    Harnstoffzyklus 270.6

  Kalziumstoffwechsel 275.4
  Kohlenhydrate 271
  Kupferstoffwechsel 275.1
  Magnesiumstoffwechsel 275.2
  Mineralstoffwechsel 275
    neonatale 775.8
  Phosphor 275.3
  Plasmaprotein 273
  Purinstoffwechsel 277.2
  Pyrimidinstoffwechsel 277.2
  Mitralklappenerkrankung 424.0
  von Muskeln 728
  myotone 359.2
  Nebenschilddrüse 252
  von Nerven
    1. Hirnnerv 352.0
    5. Hirnnerv 350.9
    7. Hirnnerv 351.9
    9. Hirnnerv 352.2
    10. Hirnnerv 352.3
    11. Hirnnerv 352.4
    12. Hirnnerv 352.5
    N. accessorius 352.4
    N. acusticus 388.5
    N. cranialis 352
  Nervenwurzeln 353
  N. glossopharyngeus 352.2
  N. hypoglossus 352.5
  N. olfactorius 352.0
  N. opticus 377
  N. pneumogastricus 352.3
  N. trigeminus 350.9
  N. vagus 352.3
  Neurohypophyse 253.6
  neuromuskuläre 358
  neuromuskulär
    toxisch 358.2
  neurotisch 300
  obsessiv-kompulsiv 300.3
  Ohr 380–389
  orale Weichteile 528
  Orbita 376
  Os coccygeum 724.7
  Os sacrum 724.6
  Penis 607
  Plexus 353
  Postmenopause 627
  psychische während
    Schwangerschaft 648.4
  Refraktionsanomalien 367

Retina 362
Rückens 720–724
Sehbahnen 377.6
Sehrinde 377.7
Sehstrahlung 377.62
sexuelle 302
Temporomandibular-
 gelenk 524.6
Transport
 von Aminosäure 270
 von Kohlehydraten 271
Tractus opticus 377.60
Trommelfell 384
Tuba eustachii 381
urogenitales System 580–589
vaskulär, Ohr 388
verwandte 710–719
Vestibularsystem 386
Visusminderung 369.9
zerebrovaskuläre im
 Wochenbett 674.0
Zervikalregion 723
Ziliarkörper 364
Zwerchfell 519.4
Ermüdbarkeit 780.7
Ernährungsbedingte
 Mangelsyndrome 260–269
Ertrinken 994.1
Erweiterter blinder Fleck 368.4
Essen
 exzessives 783.6
 Störungen 307.3
Exophthalmus 376.3
 endokriner 376.2†
Extrasystolen 427.6

Fabry-Erkrankung 272.700
Fahr-Krankheit 252.1
Familiäre periodische
 Lähmung 359.3
Farber'sche Granulomatose 272.703
Faszikulieren 781.0
Fettsucht 278
 NAS 783.6
Fetus
 (siehe Schwangerschaft und
 Geburt)
 Abnormalität, die die Betreuung
  der Mutter beeinflußt 655

Affektion durch
 chirurgischen Eingriff bei der
  Mutter 760.6
 Komplikationen von seiten der
  Nabelschnur 762
 Komplikationen der Pla-
  zenta 762
 Komplikationen von seiten Pla-
  zenta und Entbindung 760, 763
 mütterliche
  Ernährungstörungen 760.4
 mütterliche Komplikationen
  während der Schwanger-
  schaft 761
 mütterliche Veränderungen 760
 mütterliche Verletzung 760.5
 schädliche Substanzen 760.7
Anenzephalie 655.0
Asphyxie 768
Chromosomenanomalien 655.1
Hydrozephalus 655.0
langsames Wachstum 764
Mangelernährung 764
Spina bifida 655.0
vermutete Schädigung durch
 Medikamente 655.5
Fibrinoide Leukodystrophie
 (Alexander) 330.04
Fieber
 Canicola 100.8
 Dengue-Fieber 061
 epidemischer Typhus 080, 081
 Febris uveoparotidis 135
 Gelbfieber 060
 haemoglobinurisches (biliär) 084.8
 Malta 023
 Mittelmeer 023
 rheumatisches
  mit Herzbeteiligung 392.0
  ohne Herzbeteiligung 390
 Tahyna 062.5†, 323.3*
 Typhus 002
 undulierendes 023
 zerebrospinal (durch Meningokok-
  ken) 036.0†, 320.5*
Filiarien-Infektion 125
Fistel
 arteriovenöse, erworben 447.0
 Carotis-Cavernosus 437.8
 posttraumatische 907.0

Flimmern
　Ventrikelflimmern 427.4
　Vorhofflimmern 427.3
Floppy-infant 781.9
Flüssigkeit
　Elektrolyt-, Säure-Basen-
　　Haushaltstörungen 276
　Intoxikation 276.6
　Liquor cerebrospinalis 792.0
Foix-Alajouanine-Myelopathie 336.1
Foster-Kennedy-Syndrom 377.4
Fraktur
　der Gesichtsknochen 802
　multiple, die Schädel oder Gesicht
　　und andere Knochen
　　betreffen 804
　pathologische 733.1
　Schädel 803
　　Basis 801
　　Gewölbe 800
　spinaler Prozess 805
　transverser Prozess 805
　Wirbel 805
　　dorsal (thorakal),
　　　geschlossen 805.2, 806.2
　　dorsal (thorakal),
　　　offen 805.3, 806.3
　　lumbal, geschlossen 805.4, 806.4
　　lumbal, offen 805.5, 806.5
　　Sacrum und Coccyx,
　　　geschlossen 805.6, 806.6
　　　offen 805.7, 806.7
　　zervikal geschlossen 805.0, 806.0
　　zervikal offen 805.1, 806.1
　Wirbelsäule 805
　　mit Rückenmarksläsion 806
　　ohne Rückenmarksläsion 805
Fridrichsen-Waterhouse-
　Syndrom 036.3†, 255.5*
Friedländer-Bakterien
　Infektion 041.3
　Meningitis 320.8
Friedreich'sche Ataxie 334.0
Frigidität 302.7
Fröhlich-Syndrom 253.83
Frontalhirn
　Syndrom 310.0
　Tumor 239.6
Fukayama Erkrankung 359.01
Fukosidose 272.711

Funktionsstörung
　der Hoden 257
　des Ovars 256
Fütterschwierigkeiten und
　Betreuungsprobleme 783.3

Galaktorrhoe (ohne Verbindung zur
　Geburt eines Kindes) 611.6
Galaktosämie 271.1
Gammopathie, monoklonal,
　gutartig 273.12
Gangabnormität 781.2
Ganglionitis geniculate 351.1
　Herpes zoster 053.1†, 351.1*
Gangliosidose
　GM1, kindlich 330.11
　GM2 330.10
Ganser-Syndrom, hysterisch 300.1
Gas, toxischer Effekt 986, 987
Gastritis 535
Gaucher-Erkrankung 272.701
Geburtstrauma 767
　subdurale Blutung 767.00
　Verletzung des Armplexus 767.6
　Verletzung des Nervus
　　facialis 767.5
　Verletzungen von Wirbelsäule und
　　Rückenmark 767.4
　zerebrale Blutung 767.01
Gefühlsstörung
　neurotische Erkrankungen 300.8
　Störungen spezifisch für Kindheit
　　und Adoleszenz 313
Gehirnerschütterung 850
Gehschwierigkeiten 719.7
Generalisierte Einengung des
　Gesichtsfeldes 368.4
Germinom 194.41
Geschlagenes Baby oder
　Kindsyndrom NAS 995.5
Gesichtsfelddefekte 368.4
Gewicht
　Abnahme (abnormal) 783.2
　Zunahme (abnormal) 783.1
Giftsubstanzen, die mit der Nahrung
　gegessen werden 003–005, 988
　(siehe Vergiftung)
Gigantismus 253.0
Gilles de la Tourette-Syndrom 307.2
Glaukom 365

Glioblastoma multiforme 191
Gliom (siehe unter Tumor)
bösartig 191
Gehirn mit Ausnahme von Hirnlappen und Ventrikeln 191.0
Glomerulonephritis
akute 580
chronische 582
Glossopharyngeus (9. Hirnnerv)-Erkrankungen 352.2
Glykogenosen 271.0
Goldberg-Syndrom 272.710
Gonadendysgenesie 758.6
Gougerot-Sjögren-Syndrom 710.2
Guillain-Barre-Syndrom 357.0
Gumma (syphilitisch) 094.9

Haematemesis 578.0
Hallervorden-Spatz-Erkrankung 333.00
Halluzinationen 780.1
drogeninduzierte 292.1
visuelle 368.1
Halluzinogene
Abhängigkeit 304.5
Vergiftung 969.6
Halluzinose 298.9
alkoholische 291.3
Halothan 968.1
Haltung, anormale 781.9
Hämangiom 228.0
jeder Sitz 228.0
Hamartom, intrakraniell 759.6
NAS 759.6
Hämatom
intrakraniell
extradural, traumatisch 852
nicht traumatisch, NAS 432.9
spontan, nicht traumatisch 431
traumatisch 853
als Komplikation einer Maßnahme 998.1
subdural, nicht traumatisch 432.1
Hämatomyelie 336.12
Hansen-Krankheit 030
Hemianenzephalie 740.0
Hemianopsie 368.4
Hemiatrophie
faziale 349.8

Hemiballismus 333.54
Hemiplegie 342
infantile 343.4
kongenitale 343.1
schlaffe 342.0
spastische 342.1
Hemivertebra 756.1
Hemizephalie 740.0
Herniation des Hirnstammes 348.4
Herpes
kongenital 771.2
Meningoenzephalitis 054.3†, 323.4*
simplex 054
Enzephalitis 054.3†, 323.4*
Meningitis 054.7†, 321.4*
zoster 053
Ganglionitis geniculate 053.1†, 351.1*
Meningitis 053.0†, 321.3*
Herzarrest 427.5
von Hippel-Lindau-Syndrom 759.61
Hippus 379.43
Histiocytosis 277.8
Histioplasmose 115
Hitze
Effekte 992
Erschöpfung, anhydrotische 992.3
Hitzschlag 992.0
Synkope 992.1
Verkrampfungen 992.2
Hodgkin-Erkrankung 201
Hormonbedingte Struma 246.1
Hormone, Vergiftungen 962
Horner-Syndrom 337.9
Horton-Erkrankung 446.5
Hörverlust
Hörsturz, unspezifiziert 388.2
NAS 389.9
Hunter-Syndrom 277.53
Huntington'sche Chorea
negative Familienanamnese 333.50
positive Familienanamnese 333.4
Hurler-Scheie-Kombination 277.51
Hurler-Syndrom 277.50
Hyaline Membrankrankheit (der Lunge) 769
Hydantoinderivate 966.1
Hydatidose 122

Hydrocephalus
  erworben 331.4
  durch Hirntumor 191†, 225†,
    237.5†, 239.6†, 331.40*
  durch idiopathische Stenose des
    Sylvischen Aquädukts 331.41*
  bei Zystizerkose 123.1†, 331.42*
  fetal 655.0
  kommunizierender 331.3
    nach Meningitis 320–322†,
      331.31*
    mit normalen
      Druckverhältnissen 331.33*
    nach Schädelhirntrauma
      800–804, 850–854†, 331.32*
    nach Subarachnoidalblutung
      430†, 331.30*
    nach Zystizerkose 123.1†,
      331.34*
  kongenital 742.3
    Spina bifida 741.0
    Verschluß des Sylvischen
      Aquädukts 742.30
    der Foramina 742.31
    mit zerebraler
      Degeneration 741.0, 742.3†,
        331.73*
  Verschlußhydrocephalus 331.4
Hydroenzephalozele 742.0
Hydrohachis 742.5
Hydromeningozele
  kranial 742.0
  spinal 741.9
Hydromikrozephalie 742.1
Hydromyelie 742.5
Hydrophobie 071
Hydrops,
  endolympathisch 386.0
Hymenolepiasis 123.6
Hypästhesie 782.0
Hyperakusis 388.4
Hyperaldosteronismus 255.1
Hyperästhesie 782.0
Hypercholesterinämie, reine 272.0
Hyperchylomikronämie 272.3
Hypergammaglobulinämie,
  polyklonale 273.0
Hyperkaliämie 276.7
Hyperkalzämie 275.4
Hyperkalzinurie 275.4

Hyperkinesie
  Auffassungsstörung 314.2
  mit Entwicklungs-
    verzögerung 314.1
  Syndrom des Kindesalters 314
Hyperlipidämie, gemischte 272.2
Hypermagnesiämie 275.2
Hypernatriämie 276.0
Hypernephrom 189.0
Hyperosmolalität 276.0
Hyperparathyreoidismus 252.0
Hyperpathie 782.0
Hyperplasie
  fibromuskulär, arteriell 447.8
  Thymus 254
Hyperpyrexie 780.6
Hypersexualität 307.9
Hypersensitivitätsangiitis 446.2
Hypersplenismus 289.4
Hypertelorismus 756.0
Hypertension, hypertensiv
  Enzephalopathie 437.2
  essentiell 401
  Herz- und Nierenerkrankung 402
  intrakraniell 348.2
  als Komplikation von Schwanger-
    schaft, Geburt und Wochen-
    bett 642
  Nierenerkrankung 403
  retinale Erkrankung 362.1
  sekundär 405
Hypertriglyzeridämie, reine 272.1
Hyperventilation 786.0
Hypnotika, Vergiftung 967
Hypochondrie 300.7
Hypoglossus-(12. Hirnnerv)
  Erkrankungen 352.5
Hypoglykämie
  hypoglykämisches Koma 251.0
  iatrogen 251.01
  neonatal 775.6
Hypokalzämie
  Kuhmilch 775.4
  neonatal 775.4
Hypomagnesiämie 275.2
  neonatal 775.4
Hypomanie NAS 296.0
Hyponatriämie 276.1, 276.8
Hypoosmolalität 276.1
Hypoostose des Schädels 733.3

Hypoparathyreoidismus 252.1
　Myopathie 252.1†, 359.55*
　neonatal 775.4
　Verkalkung der
　　Basalganglien 252.1
Hypophosphatämie, familiäre 275.3
Hypophosphatasie 275.3
Hypophysen-Kachexie 253.22
Hypopituitarismus
　hormoninduziert 253.7
　durch Hypophysektomie 253.7
　myopathisch 253.2†, 359.52*
　durch Radiotherapie 253.7
Hypoplasie
　eines Hirnteiles 742.2
　von Muskeln, kongenital 756.8
　des Rückenmarkes 742.5
Hypothermie 991.6
Hypothyreoidismus
　nach Behandlungsmaßnahmen wie
　　Bestrahlung 244.1
　erworbener 244
　iatrogen 244.3
　jodbedingt 244.2
　kongenital 243
　postablativ 244.1
　postoperativ 244.0
　nach Verabreichung von
　　Phenylbutazon 244.3
Hypotonie 458, 728.9
　chronische 458.1
　intrakranielle 348.8
　orthostatische 458.0
Hypoxie
　Hirnschädigung während oder
　　nach einer medizinischen
　　Maßnahme 997.0
　intrauterine 768
Hypsarrhythmie 345.6
Hysterie 300.1

Idiopathische Fazialisparese,
　Bell's palsy 351.0
Idiotie 318.2
Ikterus, perinatal 774
Imbezillität 318.0
Immunsuppressive
　Medikamente 963.1
Impotenz 302.7
Infantiler Autismus 299.0

Infantilismus 259.9
Infarkt
　akuter Herzinfarkt 410
　alter Myokardinfarkt 412
　Hirninfarkt 434
　　durch Embolie 434.1
　　thrombotisch 434.0
　　zerebral, NAS 434.98
　des Rückenmarks 336.11
Infektion
　Adenoviren 079.0
　Aerobacter aerogenes 041.8
　Amoeben 136.2
　durch Cysticercus cellulosae 123.1
　durch Corynebacterium
　　diphteriae 032
　durch Coxsackie-Viren 079.2
　durch Echoviren 079.1
　eitrig (Spätfolgen) 326
　durch Escherichia coli 041.4
　Filarien 125
　durch Friedländer-Bakterien 041.3
　durch Gonokokken 098
　durch Haemophilus
　　influenzae 041.5
　durch Meningokokken 036
　Mima polymorpha 041.8
　durch Mycobakterien 031
　durch Mycobacterium leprae 030
　durch Mykoplasmen 041.8
　durch Pneumokokken 038.2, 041.2
　postoperativ 998.5
　durch Proteus 041.6
　durch Pseudomonas 041.7
　durch Rhinoviren 079.3
　durch Salmonellen 003
　slow virus, zentrales
　　Nervensystem 046
　spezifische der perinatalen
　　Periode 771.8
　durch Staphylokokken 038.1, 041.1
　durch Streptokokken 038.0, 041.0
　durch Zytomegalievirus,
　　kongenital 771.1
Infertilität, weiblich 628
　hypophysär-hypothalamischer
　　Genese 253.-†, 628.1*
Influenza 487
　mit anderen Manifestationen 487.8
Inienzephalie 740.2

Inkontinenz
  Blasen 788.3
  Stuhl 787.6
Insuffizienz
  akute zerebrovaskuläre,
    NAS 437.1
  von Arteria basilaris, carotis,
    vertebralis 435
  kortikoadrenale 255.4
  rheumatische
    Mitralinsuffizienz 394.1
Intoleranz
  Fruktose, hereditär 271.2
Intoxikation
  Drogen 995.2
  pathologisch 292.2
Intrakranielle Verletzung anderer
  oder unspezifizierter Natur 854
Involutionsdepression 296.1
Iridozyklitis 364
Iritis bei Behçet-Krankheit 136.1
Irritabilität des Neugeborenen,
  zerebral 779.1
Ischämie
  Herzerkrankung 410–414
  spinal 336.1
  zerebral (chronisch) 437.1
    intermittierend 435
Ischialgie 724.3
  durch Verlagerung einer
    Bandscheibe 722.1

Jackson-Anfälle 345.5
Jakob-Creutzfeldt-
  Erkrankung 046.1†, 331.5*

Kalzinose 275.4
Kardiomyopathie 425
Karzinom
  embryonal, NAS 191
Kataplexie 347
Katarakt 366
Katatonie 295
Katzenschrei-Syndrom 758.3
Kausalgie 354.4
Keratitis 370
Keratoconjunctivitis sicca 710.2†,
  370.3*

Kernikterus
  durch Isoimmunisierung 773.4
  nicht hervorgerufen durch
    Isoimmunisierung 774.7
Keuchhusten 033
Kindsmißhandlungssyndrom 995.5
Kleine-Levin-Syndrom 349.82
Klinefelter-Syndrom 758.7
Klippel-Feil-Syndrom 756.1
Klippel-Trenaunay-Syndrom 759.8
Klumpke-Dejerine-Paralyse 767.61
Koagulopathien 286
Kohlendioxidvergiftung 987.8
Kojewnikoff'sche Epilepsie 345.70
Koma 780.0
  hepatisches Koma 572.2
Kompensationsneurose 300.1
Komplikationen
  nach Abort 639
  nach Abort und ektopischer oder
    molarer Schwangerschaft 639
  Entbindung (siehe Schwangerschaft
    und Geburt)
  der Gabe von Anästhetika 668
    von seiten des zentralen
      Nervensystems 668.2
  der geburtshilflichen
    Chirurgie 669.4
  nach Lumbalpunktion 349.0
  von medizinischen Maßnahmen
    akzidentelle Punktion oder
      Zerreißung 998.2
    von seiten des Nervensystems
      durch chirurgisch implantierte
        Hilfsmittel 349.1
  des Wochenbettes 670–676
  des zentralen Nervensystems 997.0
Kompression
  des Gehirns 348.4
  am Handgelenk
    (Loge de Guyon) 354.21
  Herniation des Gehirns
    (Hirnstammes) 348.4
  Nervenkompression der
    Wirbelsäule 015.00
  des Rückenmarkes NAS 336.9
  des Sehnerven 377.40
  spondylogene des zervikalen
    Rückenmarkes 721.1†, 721.4†,
      336.3*

der Arteria vertebralis 721.1†
der vorderen
  Spinalarterie 721.1†
Konjugierte Blickparese 759.4
Kontraktur
  des Musculus
  sternocleidomastoideus 754.1
Volkmann'sche ischämische 958.6
Kontusion 851
  des Gehirns 851
Konvergenz
  Schwäche 378.8
  Überschuß 378.8
Konversionsreaktion 300.1
Konvulsionen 780.3
  Fieberanfälle 780.30
  Neugeborenen-Anfälle 779.0
  Singulärer Anfall 780.31
Konzentrischer Sklerose
  (Balo) 341.12
Kopfschmerzen 784.0
  cluster headache 346.24
  nach Lumbalpunktion 349.0
  psychogen 307.8
  Spannungs- 307.80
  vaskulär 346.88, 784.0
Korsakoff-Psychose
  alkoholische 291.1
  (Syndrom) nicht alkoholisch 294.0
Kortikosteroide 962.0
Krabbe-Erkrankung 330.0
Kraniopagus 759.4
Kraniosynostose 756.0
Krankheit
  Addison-Krankheit 255.4
  Addison
    mit Myopathie 255.4†, 359.50*
    tuberkulös, NAS 017.6†, 255.4*
  akute rheumatische Herzerkrankung, unspezifiziert 391.9
  Alper-Erkrankung 330.8
  Alzheimer-Erkrankung 331.0
  Anderson-Erkrankung 272.708
  der Arterien 440-447
  Autoimmunerkrankung 279
  Batten- 330.1
  Besnier-Boeck-Schaumann-
    Erkrankung 135
  van Bogaert-Bertrand 330.03
  Bornholm-Krankheit 074.1
  Bourneville-Erkrankung 759.5
  Buerger'sche Erkrankung 443.1
  Caisson-Krankheit 993.3
  Chaga-Krankheit 086.1
  Charcot-Marie-Tooth-
    Erkrankung 356.1
    neuronaler Typ 356.811
  Cholesterol-Ester-Speicher 272.704
  chronische Lebererkrankung 571
    durch Coxsackie-Virus 074
  Creutzfeldt-Jakob-
    Erkrankung 046.1†, 331.5*
  Crohn'sche Erkrankung 555
  Crouzon-Krankheit 756.0
  Déjérine-Sottas-Erkrankung 356.0
  Denny-Brown-Erkrankung 356.20
  diffuse des Bindegewebes 710
  Duchenne-Aran-Erkrankung 335.21
  von Economo 049.8†, 323.4*
  Enteroviruserkrankung des
    zentralen Nervensystems 048
  Fahr-Krankheit 252.1
  Fabry-Krankheit 272.700
  Gaucher-Erkrankung 272.701
  Hallervorden-Spatz 333.00
  hämolytische des Feten oder
    Neugeborenen durch
    Isoimmunisierung 773
  Hand-Schüller-Christian 277.8
  Hansen 030
  der Harnleiter 593
  Hartnup- 270.0
  Heine-Medin- 045.9†, 323.2*
  Hodgkin M965-M966 201
  Horton-Erkrankung 446.5
  Hydatidose 122
  hyaline Membranenkrankheit 796
  I-Zell-Erkrankung 272.71
  Jakob-Creutzfeldt-Erkrankung
    046.1†, 331.5*
  der Kapillaren 448
  Krabbe-Erkrankung 330.0
  Kugelberg-Welander 335.11
  Landry- 357.0
  Leigh 330.8
  Levy-Roussy 334.3
  Little-Erkrankung 343
  Marchiafava-Bignami-
    Erkrankung 341.80
  Maple syrup 270.3

Krankheit
McArdle-Erkrankung 271.00
Menière-Krankheit 386.0
Minamata 985.0
der Mitralklappen 396
Motor-Neuron-Erkrankung 335.2
Moyamoya-Erkrankung 437.5
Niemann-Pick-Erkrankung 272.702
Ollier-Krankheit 756.4
Osler-Krankheit 421.0
des Ösophagus 530
Paget-Erkrankung
  extramammäres M8542/3
  des Knochens 731.0
  maligner Tumor der weiblichen Brust 174.0
  Osteosarkom M9184/3
des Pankreas 577
Pelizaeus-Merzbacher 330.0
des periapikalen Gewebes 522
Pick-Krankheit 331.1
Pompe-Erkrankung 271.01
Pott-Krankheit 015.0†, 730.4*
Pulseless disease 446.7
Ramsay-Hunt 333.22
von Recklinghausen 237.7
Refsum 356.3
Rendu-Osler-Weber 448.0
des respiratorischen Systems 460–519
rheumatische
  des Endokards, Klappe unspezifiziert 397.9
  der Pulmonalklappe 397.1
Sandhof 272.708
Schilder 341.1
Schwalbe-Ziehen-Oppenheim 333.61
Sezary 202.2
Simian B-Erkrankung 054.3†, 323.4*
Sinus cavernosus-Syndrom 437.6
Sjögren 710.2
spinozerebelläre 334
Steele-Richardson-Olszewsky 332.01
Steinert 359.2
Takayasu 446.7
Tangier-Krankheit 272.50
Tay-Sachs-Krankheit 330.10
Thomsen 359.21
der Thymusdrüse 254
Tricuspidalklappe 397.0
Trousseau 350.10
Unverricht-Lundborg 333.21
Vogt 333.7
Vorderhornerkrankung 335
Weil 100.0
der weißen Blutkörperchen 288
Werdnig-Hoffmann 335.0
Whipple 040.2
von Willebrand-Jurgen 286
Wilson 275.1
Wolmann 272.704
des Zahnfleisches 522
zerebrovaskuläre 430–438
Ziehen-Oppenheim 333.6
Zytomegalie 078.5
Kretinismus 243
  myxoedematöser, endemischer 243.01
Kryoglobulinämie 273.2
  Polyneuropathie 357.800
  Purpura, Vaskulitis 273.2
Kryptokokkose 117.5
Kugelberg-Welander-Erkrankung 335.11
Kuru 046.0†, 323.0*
Kurzer Bewußtseinsverlust 850
Kussmaul-Atmung 786.0
Kwashiorkor 260
Kyphose
  adoleszente, haltungsbedingt 737.0
  (erworben) 737.1
Kyphoskoliose 737.3

Labyrinthäre Dysfunktion 386.5
La Crosse (Enzephalitis) 062.5†, 323.3*
Lähmung
  Bell'sche 351.0
  bulbäre, progressiv 335.22
  Erb'sche 767.6
  Hirnnerven, multipel 352.6
  hyperkaliämisch, periodisch 359.31
  hypokaliämisch, periodisch 359.30
  konjugierte Blickparese 378.8
  in lakunärem Status 434.9
  Nervus facialis 351.0
    sekundär durch
      Kompression 351.80
      systemische Erkrankung 351.81

normokaliämisch,
  periodisch 359.32
periodisch, familiär 359.3
pseudobulbär 335.23
Stimmband oder Larynx 478.3
Sulcus ulnaris 354.20
zerebral
  ataktisch 343.81
  athetoid 333.70
  Diplegie 343.0
  dyskinetisch 343.80
  Hemiplegie 343.1
  Kinder- 343
  Mischbild 343.82
  Monoplegie 343.3
  Quadriplegie 343.2
  Tetraparese 343.2
Lakune NAS 434.900
Lambert-Eaton-Syndrom 358.11*
Landouzy-Dejerine
  (Muskeldystrophie) 359.14
Landry-Paralyse 357.0
Langat-Enzephalitis 063.8†, 323.3*
Läsion
  Armplexus 353.0
  lumbosakral
    Plexus- 353.1
    Wurzel-, NAS 353.4
  N. femoralis 355.2
  N. ischiadicus 355.0
  N. peronaeus 355.3
  N. radialis 354.3
  N. tibialis 355.4
  N. ulnaris 354.2
  Plantarnerven 355.6
  Rückenmark ohne Hinweis auf
    knöcherne Verletzung 952
  sonstiger spezifizierter Nerv 955.7
  thorakale Wurzel-, NAS 353.3
  zervikale Wurzel-, NAS 353.2
Lathyrismus 988.2†, 336.83*
Laurence-Moon
  (Biedl)-Syndrom 759.8
Lebererkrankung
  chronische 571
  virale 070†, 573.1
Leigh'sche Erkrankung 330.8
Leitungserkrankungen
  anomale atrioventrikuläre
    Erregung 426

Bündel-Block 426.5
Lennox-Gastaut-Syndrom 345.18
Lepra 030
  Borderline 030.3
  lepromatös 030.0
  tuberkulös 030.1
Leptomeningitis 321, 322
Leptospirose 100
  Gelbsucht 100.0
  Meningitis 100.8†, 321.8*
Lermoyez-Syndrom 386.0
Lernschwierigkeiten 315
Lesch-Nyhan-Syndrom 277.2
Lethargie 780.7
Letterer-Siwe-Krankheit 277.8
Leukämie
  lymphatische 204
  monozytäre 206
  myeloische 205
Leukodystrophien 330.0
  Alexander 330.04
  fibrinoide 330.04
  metachromatische 330.00
  spongiforme 330.03
  X-rezessive 330.02
Leukoenzephalitis
  van Bogaert'sche 046.2†, 323.1*
  NAS 323.9
Leukoenzephalopathie, multifokal,
  progressiv 046.3†, 331.6*
Leukomalazie, periventrikulär 772.10
Lichteffekte 992
Lindau-(von Hippel)-Syndrom 759.6
Lipidosen 272.7
  generalisiert 272.70
  Sulfatase 330.0
  zerebral 330.1
Lipodystrophie, intestinal 040.2
Lipofuszinose, zeroid,
  neuronal 330.12
Lipom 214
Lipoproteinmangel 272.5
Lissenzephalie 742.4
Listeriose 027.0
  kongenital 771.2
  Meningitis 027.0†, 320.7*
Little-Erkrankung 343
Lorain-Levy-Zwergwuchs 253.3
Lordose
  erworben 737.2

Lordose
  kongenital 754.2
Louis-Bar-Syndrom 334.8
Louping ill 063.1†, 323.3*
Lumbago 724.2
  durch Verlagerung einer
    Bandscheibe 722.1
Lupus
  erythematodes
    myopathisch 710.0†, 359.61*
    Neuropathie 710.0†, 357.10*
    systemisch 710.0
  pernio 135
Lyme-Krankheit 134.8†, 320.76*
Lymphangiom, kongenital 228.1
Lymphogranulomatose, benigne 135
Lymphom, maligne
  des zentralen Nervensystems 202.8
Lymphosarkom 200.1
Lymphozytäre
Choriomeningitis 049.0†, 321.6*
Lyssa 071

Magnesiumstoffwechselerkrankungen 275.2
Makroglobulinämie 273.3
  Polyneuropathie 357.801
Makrogyrie 742.4
  intestinale 579
    Disaccharide 271.3
  Myelopathie 336.3
Malaria 084
  falciparum 084.0
  gemischte 084.5
  induzierte 084.7
  kongenitale 771.2
  ovale 084.3
  quartana 084.2
  vivax 084.1
  zerebrale 084.90
Malokklusion 524.4
Maltafieber 023
Mangan (Zusammensetzungen),
  toxischer Effekt (siehe unter
    Parkinson) 985.2
Mangel
  Askorbinsäuremangel 267
  asymptomatischer Sulfatase-A-
    Mangel 330.0
  Farbsinn-Störungen 368.5
  Folsäuremangel 266.20
  geistige Retardierung NAS 319
  Hexosaminidasemangel 330.10
  intestinaler Disaccharidasemangel
    und Disaccharidmalabsorption
    271.3
  isolierter Mangel des
    Wachstumshormons 253.3
  Jodmangel 269.30
  Lipoproteinmangel 272.5
  Mineralienmangelzustand, nicht
    anderenorts klassifiziert 269.3
  multipler Sulfatase-Mangel 330.0
  Niazin-Mangel 265
  Thiaminmangel 265.1
  Vitamin
    A 264
    B6 266.1
    B12 266.21
    B-Komplex 266
    D 268
Mangelernährung, Protein-
  Kalorien 262, 263
Manie (monopolar) NAS 296.0
Mannosidose 272.712
Marasmus, ernährungsbedingt 261
Marchiafava-Bignami-
  Erkrankung 341.80
Marfan-Syndrom 759.8
Marie-Piere-Ataxie 334.2
Maroteaux-Lamy-Syndrom 277.56
Masern 055
Mastoiditis 383
McArdle-Erkrankung 271.00
Medulloadrenale Überfunktion 255.6
Medulloblastom 191
Megalenzephalie 742.4
Meige-Syndrom 333.82
Melaena 578.1
Melanom der Haut, malignes 172
Melkersson-Rosenthal-
  Syndrom 351.82
Meningeale Adhäsionen 349.20
Meningiom
  Keilbeinflügel 225.2
  spinal 225.4
  zerebral 225.2
Meningismus 781.6
Meningitis
  durch Adenoviren 049.1†, 321.7*

durch Arboviren 060–066†, 321.70*
aseptische NAS 047.9†, 321.71*
bakterielle 320
bei Behçet-Syndrom 136.1
chronische 322.2
durch Coxsackie-Viren 047.0†, 321.1*
durch Echo-Viren 047.1†, 321.2*
eitrig NAS 320.9
 subdurale Effusion als Komplikation 349.22
durch Enteroviren 047.0†, 321.7*
eosinophile 322.1
Escherichia coli 320.8
Friedländer-Bakterien 320.8
Gonokokken 098.8†, 320.7*
Haemophilus- 320.0
Herpes zoster-Virus 053.0†, 321.3*
karzinomatöse 198.4
mit klarem Liquor 322.0
Kryptokokken 117.5†, 321.00*
bei Leptospirosen 100.8†, 321.80*
bei Listeriose 027.0†, 320.71*
Meningokokken 036.0†, 320.5*
Mumps-Virus 072.1†, 321.5*
Neurosyphilis 094.2†, 320.72*
nicht eitrige 322.0
durch Organismen ausschließlich Bakterien 321*
Pilz- 110–118†, 321.0*
Pneumokokken 320.1
Salmonellose 003.2†, 320.73*
Staphylokokken 320.3
Streptokokken 320.2
suppurativ NAS 320.9
syphilitisch
 kongenital 090.4†, 320.74*
 sekundär 091.8†, 320.74*
Torula 117.5†, 321.01*
Trypanosomiasis 086.-†, 321.81*
Tuberkulose 013.0†, 320.4*
Typhus 002.0†, 320.75*
unspezifiziert 322.9
Varicella 052
viral NAS 047.9†, 321.79*
durch Virus der lymphozytären Choriomeningitis 049.0†, 321.6*
Windpocken 052
zerebrospinal, epidemisch 036.0†, 320.5*
Meningoenzephalitis
 Amoeben 136.2†, 323.49*
 diphasisch 063†, 323.3*
 lymphozytisch 049.0†, 321.6*
 Naegleria 136.2†, 323.4*
 Simian-B-Erkrankung 054.3†, 323.3*
 Toxoplasmose 130†, 323.4*
 viral NAS 049.4†, 323.4*
Meningoenzephalozele 742.0
Meningomyelitis, nicht bakteriell 323
Meningomyelozele 741.9
Meningoradikulitis 134.8†, 320.76*
Meningozele
 spinal 741.9
 zerebral 742.0
Ménière-Krankheit 386.0
Menopause
 artefiziell 627.4
 (Symptome) 627.2
Menstruation, Erkrankungen 626
Meralgia paraesthetica 355.1
Metall (Zusammensetzungen), toxischer Effekt 985, 984
Metamorphopsie 368.1
Metastasen
 Gehirn 198.3
 Knochen und Knochenmark 198.5
 Lymphknoten 196
 Nervensystem 198.4
 Respirationssystem 197
 Rückenmark 198.33
 Verdauungssystem 197
Metatarsalgie, Morton'sche 355.6
Methämoglobinämie 289.7
Migräne 346
 abdominelle 346.21
 aphasische 346.00
 mit Aura 346.0
 basiläre 346.20
 einfache 346.1
 hemianopische 346.01
 hemiparästhetische 346.02
 hemiplegische 346.81
 klassische 346.0
 neuralgische 346.2
 ophthalmoplegische 346.80

Migräne
  retinale 346.22
  „untere Hälfte" 346.2
  mit Verwirrtheitszustand 346.82
  zervikale 346.28
Mikroenzephalon 742.1
Mikrogyrie 742.2
Mikroophthalmus 743.1
Mikrozephalus 742.1
Millard-Gubler-Syndrom 344.8
Minamata-Krankheit 985.0
Miose (persistierend) 379.44
Mißbildung
  des zentralen Nervensystems
    (siehe Anomalie) 655.0
Mittelmeerfieber 023
Mittelohrentzündung
  eitrig 382
  nicht eitrig 381
Moebius-Syndrom 352.6
Mongolismus 758.0
Mononeuritis
  multiplex 354.5
  N. axillaris 354.80
  N. gluteus inferior 355.71
  N. gluteus superior 355.70
  N. musculocutaneus 354.82
  N. obturatorius 355.72
  obere Extremität 354
  untere Extremität 355
Monoplegie 344.5
  obere Extremität 344.4
  transiente NAS 781.4
  untere Extremität 344.3
  zerebral 343.3
Morbilli 055
Morphin
  Abhängigkeit 304.0
  toxischer Effekt 965.0
Morquio-Syndrom 277.55
Morton'sche Metatarsalgie 355.6
Moyamoya-Erkrankung 437.5
Mukolipidosen 272.71
Mukopolysaccharidosen 277.5
Mukozele 478
Mumps 072
  Enzephalitis 072.2†, 323.4*
  Meningitis 072.1†, 321.5*
Muskeldystrophie
  distale 359.18
  Duchenne-Typ 359.10
  Emery-Dreifuss 359.12
  Erb'sche Erkrankung 359.1
  fazioskapulohumerale 359.14
  Gliedmaßengürtel 359.15
  hereditär, progressiv 359.1
  kongenitale, mit Beteiligung des
    zentralen Nervensystems 359.01
  Landouzy-Dejerine 359.14
  NAS 359.1
  okuläre 359.16
  okulopharyngeale 359.17
  Pseudohypertrophie 359.1
  skapuloperoneal 359.13
  Typ Becker 359.1
Muskelinkoordination 781.3
Muskelrelaxantien, toxischer
  Effekt 975.2
Myalgie
  unspezifiziert 729.1
  zervikal, epidemisch 078.8
Myasthenia gravis 358.0
  neonatal, kongenital 775.2
Mydriasis (persistierend) 379.45
Myelatelie 742.5
Myelinolyse, zentrale
  pontine 341.81
Myelitis 323
  Querschnitts-, akute, NAS 323.90
  tuberkulös 013.8†, 323.4*
Myelodysplasie 742.5
Myelographie 793
Myelom
  multiples 203
  mit Polyneuropathie durch
    Kryoglobulinämie 357.36*
  solitäre 238.6
Myelomalazie 336.8
Myelopathie 336
  bei Bandscheiben-
    erkrankungen 722.7†, 336.3*
  durch Cassava-Einnahme 988.2†,
    336.82*
  Foix-Alajouanine 336.1
  medikamenteninduziert 336.80
  Querschnittsmyelopathie 323.90
  Rückenmarkskompression
    NAS 336.9
  Strahlenmyelopathie 336.81
  vaskulär 336.1

zervikale 336.9
zervikale Spondylose 721.0
Myelozele 741.9
Myelozystozele 741.9
Myiasis 134.0
Myofibrose 728.2
Myoklonus 333.2
  familiär, essentiell 333.20
  Gaumensegel 333.24
  medikamenteninduziert 333.26
  bei Myoklonusepilepsie 333.21
  posthypoxisch 333.23
  sekundär, nach metabolischen oder toxischen Ursachen 333.25
Myokymien 333.29
Myopathie
  Addison-Erkrankung 255.4†, 359.5*
  adenine, nukleotid dysmetabolisch 359.803
  alkoholische 359.4
  Amyloidose 277.3†, 359.6*
  bösartige Tumoren 140–208†, 359.62*
  Cushing-Syndrom 255.0†, 359.51*
  endokrine 359.5*
  Faser-Typen-Disproportion 359.024
  Glykogen-Metabolismus 271.0†, 359.800*
  Hypoparathyreoidismus 252.1†, 359.55*
  Hypopituitarismus 253.2†, 359.52*
  kongenital, morphologisch definierte 359.02
  Lipid-Metabolismus 272†, 359.801*
  Lupus erythematodes disseminatus 710.0†, 359.61*
  metabolisch 359.80
  mitochondrial 359.802
  multicore disease 359.021
  myotubulär 359.023
  Myxoedem 244.9†, 359.53*
  Nemaline 359.022
  parasitäre 124†, 359.68*
  Polyarteriitis nodosa 446.0†, 359.63*
  rheumatoide Arthritis 714.0†, 359.64*
  Sarkoidose 135†, 359.65*
  Sjögren-Erkrankung 710.2†, 359.67*
  Sklerodermie 710.1†, 359.66*
  symptomatisch, entzündlich 359.6*
  Thyreotoxikose 242.9†, 359.54*
  toxische 359.4
  zentrale Fibrillen- 359.020
Myositis
  eitrige (suppurativ) (tropisch) 040.8†, 728.0*
  epidemisch 074.1
  ossificans 728.1
  unspezifiziert 729.1
Myotonie
  chondrodystrophisch 359.23
  congenita 359.2
Myxoedem 244
  mit Myopathie 244.9†, 359.53*

Nachtblindheit 368.6
Naevus
  cavernös 228.0
  lymphozytärer 228.1
  vaskulär 228.0
Narkolepsie 347
Nase, platte oder gebogene, kongenital 754.0
Nausea 787.0
Nebenwirkungen
  Goldsalze 965
Nekrose
  Hypophysen- (post partum) 253.23
  Leber-, akute und subakute 570
Nelson-Tumor 237.0
Neoplasmen (siehe unter Tumoren)
  benigne 210–229
    Auge 224
    Becken, Os sacrum und Os coccygeum 213.6
      autonome Ganglien 215.93
    Bindegewebe und sonstige Weichteile 215
    endokrine Drüsen 227
    Frontallappen 225.01
    Gehirn mit Ausnahme von Hirnlappen und Ventrikeln 225.00
    Hirnnerven
    Hirnstamm 225.07
    Hypophyse und Ductus craniopharyngealis 227.3

Neoplasmen (siehe unter Tumoren)
benigne
   Karotissinus 227.5
   Kleinhirn 225.06
   Knochen und
      Gelenkknorpel 213
   Kopf, Gesicht und Hals 215.0
   Nebenschilddrüse 227.1
   Nervensystem 225
   Occipitallappen 25.04
   parasympathische Nerven 215.92
   Parietallappen 225.03
   periphere Nerven 215.90
   Rückenmark 225.3
   Schädel- und
      Gesichtsknochen 213.0
   spinale Meningen 225.4
   sympathische Nerven 215.91
   Temporallappen 225.02
   Ventrikelsystem 25.05
   Wirbelsäule mit Ausnahme von
      Os sacrum und Os coccygeum
      213.2
   zerebrale Meningen 225.2
   Zirbeldrüse 227.4
maligne 140–149, 160–208
   Aortensinus 194.6
   Auge 190
   autonome Ganglien 171.93
   Becken, Os sacrum und
      Os coccygeum 170.6
   Bindegewebe und Weichteile 171
   Blase 188
   cavernöse Angiome 171.00
   Cervix uteri 180
   Colon 153
   Corpus uteri 182
   disseminiert 199.0
   Dünndarm, einschließlich
      Duodenum 152
   Frontallappen 191.1
   Gallenblase und extrahepatische
      Gallengänge 156
   Gehirn mit Ausnahme von Hirn-
      lappen und Ventrikeln 191.0
   Gehirn
      sekundär 198.3
   große Speicheldrüsen 142
   Haut 173
   Hirn- und Gesichtsschädel 170.0
   Hirnnerven 192.0
   Hirnstamm 191.7
   Hoden 186
   Hypophyse und Ductus
      craniopharyngealis 194.3
   immunproliferativ 203
   Karotissinus 194.5
   Kleinhirn 191.6
   Knochen und
      Gelenkknorpel 170
   Knochen der oberen Extremität
      und Scapula 170.4
   Knochen der unteren
      Extremität 170.7
   Kopf, Gesicht und Hals 171.0,
      195.0
   Larynx 161
   Leber und intrahepatische
      Gallengänge 155
   lymphatisches und histiozytäres
      Gewebe 202
   Magen 151
   Mediastinum 164
   Nervensystem 192
   Nasenhöhle, Mittelohr,
      Nasennebenhöhlen 160
   Nasopharynx 147
   Niere und harnableitende
      Organe 189
   Occipitallappen 191.4
   Oesophagus 150
   ohne Spezifikation des
      Sitzes 199
   Oropharynx 146
   Ovar und Adnexe 183
   Pankreas 157
   Paraganglien 194.6
   parasympathische Nerven 171.92
   Parietallappen 191.3
   Parotis 142.0
   Penis und männliche
      Geschlechtsorgane 187
   periphere Nerven 171.90
   Peritoneum und
      Retroperitoneum 158
   Pleura 163
   Prostata 185
   Rektum, rektosigmoidaler
      Übergang und Anus 154
   Rippen, Sternum und

Clavikula 170.3
Rückenmark 192.2
Rückenmark
  sekundär 198.33
Schilddrüse 193
Sinus ethmoidalis 160.3
Sinus frontalis 160.4
Sinus sphenoidalis 160.5
spinale Meningen 192.3
sympathische Nerven 171.91
Temporallappen 191.2
Thorax 171.4
Thymus 164.0
Trachea 162
Unterkiefer 170.1
Uterus ohne genauere
  Lokalisation 179
Ventrikelsystem 191.5
weibliche Brust 174
Wirbelsäule außer Os sacrum
  und Kokkzygeum 170.2
zerebrale Meningen 192.1
Zirbeldrüse 194.4
unklarer Natur 239
  autonome Ganglien 239.23
  Frontallappen 239.61
  Gehirn 239.6
  Gehirn mit Ausnahme der
    Hirnlappen und der
    Ventrikel 239.60
  Hirnstamm 239.67
  Kleinhirn 239.66
  Knochen, Weichteile und
    Haut 239.2
  kraniale Nerven 239.7
  Occipitallappen 239.64
  parasympathische Nerven 239.22
  Parietallappen 239.63
  periphere Nerven 239.20
  Rückenmark 239.72
  spinale Meningen 239.73
  sympathische Nerven 239.21
  Temporallappen 239.62
  Ventrikelsystem 239.65
  zerebrale Meningen 239.71
unsicher ob benigne oder
  maligne 235–238
  endokrine Drüsen 237
  Gehirn 237.5
  Hirnnerven 237.90

Hirnstamm 237.53
Hypophyse 237.0
Kleinhirn 237.52
Knochen und
  Gelenkknorpel 238.0
Meningen 237.6
  kranial 237.60
  multipel oder
    disseminiert 237.62
  spinal 237.61
Nebenniere 237.2
Nervensystem 237
Paraganglien 237.3
periphere Nerven 237.91
Plasmazellen 238.6
Rückenmark 237.5
sympathische Ganglien 237.92
Ventrikelsystem 237.51
Zirbeldrüse 237.1
Nephritis 583
Nephrokalzinose 275.4
Nephropathie 583
Nephrosialosidose 272.710
Nervenverletzung 957.9
  NAS 957.9
Nervus vagus-Erkrankungen 352.3
Neuralgie 729.2
  Amyotrophie 353.5
  Glossopharyngeus 352.1
  intercostal 353.3
  migränös 346.24
  Trigeminus- 350
Neurasthenie 300.5
Neurinom
  Akustikus-
    benigne 225.1
    maligne 192.0
Neuritis 729.2
  acusticus 388.5
  acusticus
    syphilitisch 094.8†, 388.5*
  Arm 723.4
  lumbosakral 724.4
  Meningokokken 036.8†, 377.3*
  Nervus opticus 036.8†, 377.3*
  peripher in der
    Schwangerschaft 646.4
  retrobulbär 377.3
  retrobulbär
    syphilitisch 094.8†, 377.3*

Neuritis
  Schultergürtel 907.4
  Thorax 724.4
Neuroblastom
  bösartig, Nervensystem 192.9
Neurofibromatose 237.7
Neurogene Blasenstörung 344.6
Neuromyelitis optica 341.0
Neuronitis vestibularis 386.14
Neuropathie
  Arthritis 094.0†, 713.5*
  autonom (peripher)
    Amyloidose 277.3†, 337.1*
    Diabetes 250.5†, 337.1*
    idiopathisch 337.0
  axonal 356.9
  entzündlich 357.8
  hypertrophe
    Kindheit 356.82
    mit Überschuß an
      Phytansäure 356.83
  Lupus erythematodes,
    systemisch 710.0†, 357.10*
  peripher, hereditär 356.0
  progressiv, idiopathisch 356.0
  Schnüffler- 357.71
  Sehnerven-
    ischämisch 377.42
    nicht ischämisch 377.31
  sensibel, hereditär 356.2
  sensibel und motorisch,
    hereditär 356.8
  toxisch 357.8
Neurose
  Kompensation 300.1
  obsessiv 300.3
Neurosyphilis 094
  asymptomatisch 094.3
  kongenital (juvenil) 090.4
  Meningitis 094.2†, 320.7*
  Paralyse 094.1
  Tabes 094.0
Niemann-Pick-Erkrankung 272.702
Nightmare 307.47
Nystagmus
  paroxysmal, gutartig 386.11
  zentral, Lage- 386.2

Obsessive Krankheitsbilder 300.3
Obsessive-kompulsive
  Krankheitsbilder 300.3
Oculogyre Krise 378.8
Oedem
  akutes Lungenoedem,
    unspezifiziert 518.4
  angioneurotisch 995.1
  Hirn- 348.5
Ohrschmerzen 388.7
Oligodendrogliom
  bösartig 191.X1
  gutartig 225.0X1
  (siehe unter Tumor)
Oligophrenie 319
  bei Phenylketonurie 270.1
Ollier-Krankheit 756.4
Omphalitis, neonatal 771.4
Onchocerciasis 125.3
Ophthalmoplegie
  extern, progressiv 378.7
  internukleär 378.8
  Migräne 346.8
  NAS 378.9
  total, extern 378.5
Ophthalmozele 743
Opiate 965.0
Opiatantagonisten 970.1
Organischer Schreibkrampf 333.81
Organophosphate 989.3
  und Karbamat 989.3
Osler-Erkrankung 421.0
Osteitis deformans 731
Osteoarthrose und verwandte
  Erkrankung 715
Osteodystrophie 756.5
Osteomalazie, Vitamin D-
  resistent 275.3
Osteopathie 730-739
  Chondropathien und erworbene
    Deformitäten des
    Halteapparates 730-739
  Myelitis 045.-†, 730.7*
Osteoporose 733.0
Otalgie 388.7
Otorrhagie 388.6
Otorrhoe 388.6
Oxazolidinderivate 966.0
Oxyzephalie 756.0

Pachymeningitis 321, 322
Paget-Erkrankung

Knochen 731.0
Panarteriitis nodosa 437.4
Pancoast-Tumor, Syndrom des 162
Panenzephaltis subakut,
　sklerosierend 046.2†, 323.1*
Panhypopituitarismus 253.2
Panik 300.0
Pankreatitis 577
Papillenoedem 377.0
Papillitis optici 377.32
Papillom
　Plexus choroideus
　　bösartig 191.8
　　gutartig 225.0
Paracoccidioidomykose 116.1
Paralyse
　Extremitäten
　　beider Arme 344.2
　　beider Beine 344.1
　　eines Armes 344.4
　　eines Beines 344.3
　　transient 781.4
　familiär, periodisch 359.3
　Hirnnerven bei Diphtherie 032.8
　kindlich, akut 045.0†, 323.2*
　　atrophisch 045.1†, 323.2*
　Klumpke-Dejerine 767.61
　Paralysis agitans 332.0
　progressiv 094.1
　spastisch
　　intrakranielle
　　　Geburtsverletzung 343
　　kongenital (zerebral) 343
　　spinal 335.24
　spinal, kindlich 045.1†, 323.2*
　Stimmbänder oder Larynx 478.3
　Strabismus 378.5
Paramyotonia congenita 359.22
Paranoid(e) (er)
　Drogenintoxikation 292.1
　Reaktion, akute 298.3
　Zustand 297
Paraphasie 784.3
Paraplegie 344.1
　kongenital 343.02
　spastisch, hereditär 334.1
　Strümpell-Lorrain 334.1
Paraproteinämie, monoklonal 273.1
Parasomnie 307.47
Parästhesie 782.0

Parasympatholytika 971.1
Parasympathomimetika 971.0
　(Cholinergika) 971.0
Parese
　funktionelle okuläre 378.8
　juvenil 090.4
　N. oculomotorius 378.9
Parinaud-Syndrom 378.8
Parkinson(ismus)
　durch Basalganglien
　　Infarzierung 332.13
　　Tumoren 332.12
　mit Basalganglienverkal-
　　kung 332.14
　durch Enzephalitis 332.11
　Krankheit 332
　durch Kohlenmonoxyd-
　　vergiftung 332.16
　medikamenteninduziert 332.10
　P. Demenz-Syndrom 332.0
　sekundär 332.1
　durch Syphilis 094.8†, 332.17*
Parkinsonmedikamente 966.0
Parosmie 781.1
Parry-Romberg-Syndrom 349.88
Parsonage-Aldren-Turner-
　Syndrom 353.5
Patau-Syndrom 758.1
Pelizaeus-Merzbacher-Syndrom 330.0
Pellagra 265.2
Periarthritis humero-scapularis 726
Periarteriitis nodosa 446.0
Periostitis 730
Peritonealfibrose 593.4
Peritonitis 567
Persönlichkeit(s)
　multiple 300.1
　Störung 301
Pest 020
Petrositis 383.2
Peutz-Jeghers-Syndrom 759.62
Phaeochromozytom
　Katecholamin-Sekretion 255.6
Phantom-Gliedmaßensyndrom 353.6
Phenylbutazon, Nebeneffekte 965
　(siehe auch unter Hypothyreose)
Phenylketonurie 270.1
Phlebitis 451
　der intrakraniellen venösen
　　Sinus 325

Phlebitis
  Komplikationen während der
    Schwangerschaft 671.5
Phobischer Zustand 300.2
Photophobie 368.1
Pick-Krankheit 331.1
Pickwick-Syndrom 278.8
Pinealozytom 227.40
Pineoblastom 194.40
Plagiozephalie 754.0
Plasmozytom NAS 238.6
Platybasie 756.0
Pleuritis 511
Pleurodynie, epidemisch 074.1
Pleuropneumonie
  ähnlicher Organismus
  (PPLO) 041.8
Pneumenzephalon 348.8
Pneumonie 480-487
  Erreger unspezifiziert 486
  Pneumokokken 481
  viral 480
Pneumonitis durch feste Substanzen
  und Flüssigkeiten 507
Pneumothorax 512
Pocken 050
  maligne 050.0
  postulös 050.0
Polioenzephalomyelitis 045.0†, 323.2*
Polioenzephalopathie
  degenerativ, hypoxisch 348.1
  idiopathisch, sporadisch 330.8
Poliomyelitis 045†, 323.2*
  akut 045.2†, 323.2*
  mit Paralyse (bulbär) 045.1†,
    323.2*
Poliomyelitis (akut) (bulbär) 045.0†,
  323.2*
Polyarteriitis nodosa 446.0
Polyarthropathie, entzündlich 714
Polydipsie 783.5
Polyglanduläre Aktivität bei
  multiplen endokrinen
  Adenomen 258.0
Polymyalgia rheumatica 725
Polymyositis 710.4
  mit Hautbeteiligung 710.3
  ossificans 728.1
Polyneuritis
  akut, idiopathisch 357.0

  cranialis 352.6
  postinfektiös 357.0
Psychose, alkoholisch 291.1
Polyneuropathie
  bei Akromegalie 253.0†, 357.415*
  bei allergischer
    Granulomatose 446.4†, 357.14*
  Amyloid
    hereditär 356.84
    nicht hereditär 277.3†, 357.412†
  bei benigner monoklonaler
    Gammapathie 357.802
  bei Beriberi 265.0, 265.1†,
    357.413*
  bei Diabetes 250.5†, 357.2*
  bei Diphtherie 032.-†, 357.401*
  Dysproteinämie 357.80
  bei entzündlichen
    Erkrankungen 357.40*
  bei Herpes zoster 053.1†,
    357.402*
  bei
    Hypersensitivitätsangiitis 446.2†,
    357.13*
  bei Hypoglykämie 251.2†,
    357.417*
  bei Hypothyreose 244.-†,
    357.416*
  idiopathisch, progressiv 356.4
  bei infektiösen
    Erkrankungen 357.40*
  karzinomatös,
    sensomotorisch 357.3
  bei Kollagenerkrankungen 357.1
  bei Lepra 030.-†, 357.404*
  bei Lupus erythematodes
    disseminiert 710.0†, 357.10*
  mit lymphomatöser
    Infiltration 357.3*
  bei Malignomen 357.3*
  durch Medikamente 357.6
  bei metabolischen
    Erkrankungen 357.41
  bei Mumps 072.7†, 357.403*
  mit myelomatöser
    Infiltration 357.3*
  bei Pellagra 265.2†, 357.410*
  bei Polyarteriitis nodosa 446.0†,
    357.11*
  bei Porphyrie 277.1, 357.411*

bei rheumatoider Arthritis 714.0†, 357.12*
bei Sarkoidose 135†, 357.400*
durch toxische Substanzen 357.7
bei Urämie 585†, 357.418*
bei Vitamin B-Mangel 265.0, 265.1†, 357.414*
Polyphagie 783.6
Polyurie 788.4
Polyzytämie
 familiär 289.6
 sekundär 289.0
 vera 238.4
Pompe-Erkrankung 271.01
Porenzephalie 742.4
 zystisch 348.01
Porphyrie 277.1
Posttraumatische Rückenmarkshöhlenbildung 907.2
Potter-Gesicht 754.0
Pott-Erkrankung 015.0†, 730.4*
Präeklampsie 642.5
Presbyakusis 388.0
Priapismus 607.3
Prickelnde Sensationen 782.0
Progerie 259.8
Proktokolitis, idiopathisch 556
Prolaktinom, chromophob (Sekretion) 227.331
Protanomalie 368.5
Protanopie 368.5
Pseudomyotonie 244†, 359.5*
Pseudopapillenoedem 377.2
Pseudopseudohypoparathyreoidismus 275.4
Pseudotumor
 der Orbita 376.1
 zerebri 348.2
Psychische Störungen während Schwangerschaft 648.4
Psychotrope Substanzen, toxischer Effekt 969
Psychodysleptika 969.6
Psychogener Schmerz 307.8
Psychopathie 301
Psychose 298.9
 affektive 296
 akuter Verwirrtheitszustand 293.0
 alkoholische 291
 depressive 296.1
 desintegrative 299.1
 Drogen-292
 mit endokrinen Krankheitsbildern 293
 epileptisch, NAS 294.8, 345.-
 epileptischer Verwirrtheitszustand 293.0
 hypomanische 296.0
 infektiös 293
 mit kindheitsspezifischer Ursache 299
 Korsakoff'sche
  alkoholisch 291.1
  nicht alkoholisch 294.0
 manisch 296.0
 manisch-depressive 296
 mit metabolischen Krankheitsbildern 292
 nicht organische 298
 organisch
  chronisch 294
  gemischte paranoide und affektive 294.8
  vorübergehend 293
 paranoid, psychogen 298.4
 polyneuritisch, alkoholisch 291.1
 posttraumatisch, akut 293.0
 psychogene Verwirrtheit 298.2
 reaktiver Verwirrtheitszustand 298.2
 schizophren 295
 subakuter Verwirrtheitszustand 293.1
 mit zerebrovaskulären Krankheitsbildern, akut 293.0
Psychostimulantien
 Abhängigkeit 304.4
 toxischer Effekt 969.7
Ptose, Augenlid 374.3
Pulseless disease 446.7
Punktion, akzidentelle 998.2
Pupillenanomalie 379.4
Purpura
 allergisch 287.0
 Hypergammaglobulinämie, Waldenström'sche 273.0
 nicht thrombozytopenisch 287.2
 variolosa 050.0
Pyomyositis, trophisch 040.8†, 728.0*

Pygopagus 759.4
Pyrexie, unbekannter Ursache 780.6

Quadriplegie 344.0
  angeboren NAS 767.0
  embolisch 434.1
  Fraktur der Wirbelsäule
    offen 806.1
  infantil 343.2
  kongenital 343.2
  kortikal 437.8
  thrombotisch 434.0
  zerebral 437.8
Quecksilber und seine Zusammensetzungen, toxischer Effekt 985.0

Rabies 071
Rachischisis 741.9
Rachitis, Vitamin D-resistent 275.3
Radiatio
  akute Strahlenfolgen am
    Gehirn 349.88
Radikulitis siehe Neuritis
Raeder-Syndrom 350.2
Ramsay-Hunt-Erkrankung 333.22
Ramsay-Hunt-Syndrom 351.1
Raynaud-Syndrom 443.0
Reaktion
  paranoide, akute 298.3
  Streß, akute 308
  Umstellungs- 309
  von Recklinghausen-
    Erkrankung 237.7
Reflexanomalien 796.1
Refsum-Erkrankung 356.3
Regionale Enteritis 555
Relaxantien
  der quergestreiften Muskulatur,
    toxische Effekte 975.2
Rendu-Osler-Weber-
  Erkrankung 448.0
Restless legs
  Syndrom 333.90
Retardierung
  arithmetisch 315.1
  entwicklungsbedingt 315
  Lesestörung 315.0
  mentale
    geringe 317

  mäßige 318.0
  NAS 319
  profunde 318.2
  schwere 318.1
  psychomotorische durch
    Mangelernährung 263.2
Retikulosarkom 200.0
Retinitis pigmentosa 362.7
Retinoblastom 190
Retinochoroiditis, syphilitisch,
  disseminiert 094.8†, 363.1*
Reye-Syndrom 331.80
Rheumatismus unter Ausschluß des
  Rückens 725-729
Rhinorrhoe, nicht traumatisch 349.80
Rickettsiose 082, 083
Riley-Day-Syndrom 356.22
Rippe, zervikal 756.2
Roussy-Levy-Syndrom 334.3
Rubella 056
  Enzephalitis 056.0†, 323.4*
  kongenital 771.0
  mit neurologischen
    Komplikationen 056.0
Rubeola 055
Rückenschmerzen 724.5
  psychogene 307.81
Ruptur
  Aneurysma
    arteriosklerotisch 430.-4
    beerenförmig 430.-1
    kongenital 430.-2
    mykotisch 430.-3
    zerebral, NAS 430.-5
  Angiom 430.-6*

Salaam-Anfall 345.6
Salaam-Tic 781.0
Sandhoff-Erkrankung 272.708
San Filippo-Syndrom 277.54
Sanger-Brown-Ataxie 334.2
Sarkoid, Darier-Roussy 135
  NAS 135
Sarkoidose 135
  Meningitis 135†, 321.8*
  Myopathie 135†, 359.56*
Sarkom, intrakraniell 191
Scharlach 034
Scheie-Syndrom 277.52

Schilddrüsenvergrößerung
 auf dem Boden eines Enzymdefektes in der Synthese der
 Schilddrüsenhormone 246.1
 einfache, unspezifiziert 240
 endemische 240.90
 hormonbedingte 246.1
 kongenitale 246.1
 toxische
  diffuse 242.0
  multinoduläre 242.2
  noduläre, unspezifiziert 242.3
  uninoduläre 242.1
Schilder-Erkrankung 341.1
Schistosomiasis (Bilharziose) 120
Schlaf
 Angst 307.46
 Apnoe-Erkrankung 780.5
 Myoklonus 333.2
 Störung
  nicht organisch 307.40
  organisch 780.5
 –trunkenheit 307.47
 Unterbrechung, wiederholt 307.48
 –wachrhythmus, Störung 307.45
 –wandeln 307.47
Schlafkrankheit, NAS 086.5
Schlafmittel
 Abhängigkeit 304.1
Schlafstörungen 307.4
 mit affektiven
  Erkrankungen 307.42, 307.44
 des Ein- und
  Durchschlafens 780.51
 nicht organische 307.4
 organische 780.5
 mit Symptomen von
  Persönlichkeitsstörungen 307.42
Schlaftabletten, toxischer Effekt 967
Schlaganfall 436
 lakunärer 434.90
 motorisch 434.902
 sensibel 434.903
Schluckauf 786.8
Schmerz
 abdominell 789.0
 Brust 786.5
 Gesicht
  atypisch 350.2
  NAS 784.0

Gliedmaßen 729.5
Nacken 723.1
thorakale Wirbelsäule 724.1
in Verbindung mit den weiblichen
 Geschlechtsorganen 625
Schmorl'sche Knötchen 722.3
Schnüffler-Neuropathie 357.71
Schock
 anaphylaktischer 995.0
  durch Serum 999.4
  durch Anästhesie 995.4
 ohne Hinweis auf Trauma 785.5
 postoperativ 998.0
 traumatisch 958.4
 während Schwangerschafts-
  komplikationen 639.5
Schreibkrampf, organisch 333.81
Schwalbe-Ziehen-Oppenheim-
 Erkrankung 333.61
Schwangerschaft und Geburt
 Komplikation durch
  Eklampsie 642.6
  Embolie 642.6
  geburtshilfliche Chirurgie 669.4
  Hyperemesis gravidarum 643
  Hypertonus 642
  Kaiserschnitt 669.4
  metabolische Erkrankungen
   während Abort, ektopischer
   und molarer Schwanger-
   schaft 639.4
  Nierenversagen 639.2
  periphere Neuritis 646.4
  Phlebitis 671
  psychische Störungen 648.4
  Schock 639.5
  schwere Präeklampsie 642.5
  Thrombose 671
 Thrombose
  zerebral 671.5
 zerebrale Anoxie nach
  Abort, ektopischer und mola-
   rer Schwangerschaft 639.8
  Kaiserschnitt oder geburtshilflichen Maßnahmen 669.4
Schwannom
 gutartig 215.9
 malignes 171.9
Schwartz-Jampel-Syndrom 359.2
Schwarzwasserfieber 084.8

Schwedische Porphyrie 277.1
Schwindel 780.4
Schwindelgefühl 780.4
Sedativa, toxischer Effekt 967
Seh(en)
  Blindheit 369
  Erkrankung der
    Sehstrahlung 377.6
  Gesichtsfelddefekte 368.4
  Halluzinationen (Halos) 368.1
  -rindeerkrankungen 377.7
  -störungen 368
  Verlust, plötzlich 368.1
  Wahrnehmung, simultan ohne
    Fusion 368.3
Sehnenverkürzung, kongenital 756.8
Sekretion, hormonell, ektopisch,
  NAS 259.3
Senilität 797
  mit akutem
    Verwirrtheitszustand 290.3
  mit depressivem oder paranoidem
    Verwirrtheitszustand 290.2
  mit organischem
    Psychosyndrom 290
Sepsis 038
  durch gramnegative Keime 038
  durch Listeria
    monocytogenes 027.0
  Meningokokken 036.2
  Pest 020.2
Sheehan-Syndrom 253.20
Shigellose 004
Shy-Drager-Syndrom 333.02
Sialosidose 272.710
Siamesische Zwillinge 759.4
Sikka-Syndrom 710.2
Simmond-Syndrom 253.21
Sinusitis
  akute 461
  chronische 473
Sjögren-Erkrankung 710.2
  myopathisch 710.2†
Sklerodermie 710.1
  myopathisch 710.1†, 359.6*
Sklerose
  diffuse, Schilder 341.10
  konzentrische, Balo 341.12
  multiple 340
  primäre, laterale 335.24

syphilitische, hintere Spinal- 094.0
systemische 710.1
transitionelle 341.13
tuberöse 759.5
Skoliose 737.3
  haltungsbedingte, kongenital 754.2
Skotom 368.4
  szintillierend 368.1
Sly-Syndrom 277.57
Somnambulismus 307.47
Somnolenz 780.0
Sonnenschlag 992.0
Sopor 780.0
Spanisches Öl-Syndrom 357.70
Spasmus
  chronisch, fazialer 351.88
  Karpopedal- 781.7
  kindlicher 345.6
  konjugierte 378.8
  NAS 780.0
  Torticollis 333.83
  zerebrale Arterien 435
Spätfolgen
  nach Bestrahlung 909.2
  nach eitriger Infektion 326
  von anderen infektiösen und para-
    sitären Erkrankungen 139
  nach intrakraniellem Abszeß 326
  von Komplikationen chirurgischer
    und medizinischer Betreuung
    909.3
  Poliomyelitis, akute 138
  toxischer Effekte, nicht medizini-
    scher Substanzen 909.1
  nach Tuberkulose 137
  nach Verletzung der Haut und sub-
    kutanen Gewebe 906
    der Hirnnerven 907.1
    intrakraniell ohne Hinweis auf
      Schädelfraktur 907.0
    von Muskeln, Skelett und
      Bindegewebe 905
    Nervenwurzel(n) 907.3
    peripheren Nerven
      Beckengürtel 907.5
      Schultergürtel 907.4
    Rückenmark 907.2
    spinaler Plexus 907.3
  nach Vergiftung
    (siehe Vergiftung) 909.0

nach Virusenzephalitis 139.0
nach zerebrovaskulärer
  Erkrankung 438
Spielmeyer-Vogt-Variante der
  Lipidose 330.1
Spina bifida 741
  aperta 741.9
  fetal 655.0
  mit Hydrozephalus 741.0
  ohne Hydrozephalus 741.9
  occulta 756.1
Spinale Blasenstörung 344.6
Spondylitis ankylosierend
  720
Spondylolisthesis
  erworbene 738.4
  kongenital 756.1
Spondylopathie
  entzündliche 720
Spondylose 721
  Höhe unspezifiziert 721.9
  mit Myelopathie 721.-†, 336.3*
    lumbosakral 721.4†, 336.3*
    thorakal 721.4†, 336.3*
    zervikal 721.1†, 336.3*
  ohne Myelopathie
    lumbosakral 721.3
    thorakal 721.2
    zervikal 721.0
Spongioblastom
  bösartig 191
  gutartig 225
  unklarer Natur 239
Sprachstörung 784.5
Sprechstörung
  entwicklungsbedingt 315.3
Stammeln 307.0
Status
  Absencen- 343.2
  epilepticus, NAS 345.3
Status marmoratus des Corpus
  striatum 333.7
Steele-Richardson-Olszewsky-
  Erkrankung 332.01
Steinert-Erkrankung 359.2
Stenose
  A. carotis 433.1
  A. basilaris 433.0
  A. vertebralis 433.2
  extrakranielle Gefäße 433

Mitral- 394.0
spinal
  nicht zervikal 724.0
  Zervikalregion 723.0
Steroide, toxischer Effekt 962
des Sylvischen Aquädukts 742.3
Stimmstörungen 784.4
Stimulantien, zentrales Nervensystem,
  toxischer Effekt 970
Stokes-Adams-Syndrom 426.9
Störung
  adrenogenitale 255.2
  der Akkomodation 367
  der Aktivität 314.0
  der Auffassung 312
  der Aufmerksamkeit 314.0
  Elektrolyt-NAS 276.9
  endokrine, beim Feten und
    Neugeborenen 775
  entwicklungsbedingte Sprech- und
    Sprachstörung 315.3
  Flüssigkeitshaushalt NAS 276.9
  Gefühls-spezifisch für Kindheit
    und Adoleszenz 313
  gemischte des Säure-Basen-
    Gleichgewichtes 276.4
  von Geruch 781.1
  von Geschmack 781.1
  Gesichtsfelddefekte 368.4
  Halteapparat 730–739
  der Hautempfindung 782.0
  Koagulopathien 286
  der Koordination 781.3
  metabolisch
    für den Feten und das
      Neugeborene 775
    Histidinstoffwechsel 270.5
    Porphyrin-Stoffwechsel 277.1
  der Persönlichkeit 301
  qualitativer Plättchendefekt
    287.1
  des Sehens 368
  der Sprache 784.5
    entwicklungsbedingt 315.3
  der Stimme 784.4
Stottern 307.0
Strabismus
  aufgrund von Adhäsionen 378.6
  durch Lähmung 378.5
  mechanischer 378.6

Strabismus
  NAS 378.9
  paralytisch 378.5
Strangulation 994.7
Streß
  akute Reaktion 308
Struma ovarii M9090/0
Strümpell-Lorrain-Paraplegie 334.1
Strychnin, toxischer Effekt 989.1
Sturge-Weber (-Dimitri) (-Krabbe)-
  Syndrom 759.60
Succinimide, toxischer Effekt 966.2
Suicidtendenzen 300.9
Suppression 368.3
Sydenham'sche Chorea 392
Sympatholytika, toxischer
  Effekt 971.3
Sympathomimetika
  (Adrenergika) toxischer
  Effekt 971.2
Symptom
  unter Miteinbeziehung von
    Ernährung 783
    harnableitendes System 788
    Haut und Anhangsgebilde 782
    kardiovaskuläres System 785
    Kopf und Hals 784
    Metabolismus 783
    Nervensystem 781
    Respirationstrakt und andere
      Brustsymptome 786
    Skelettsystem 781
    Verdauungstrakt 787
Syndrome
  Adams-Stokes 426.9
  Albright's 756.5
  Antimongolismus 758.3
  Alkoholentzug 291.8
  apallisches 348.1
  Arnold-Chiari 741.0
  Arteria basilaris 435
  Arteria vertebralis 435
    Kompression 336.3†, 721.1*
  autosomales Mangel- 758.3
  Barré-Liéou 723.2
  Behçet 136.1
  Benedikt 344.8
  Bernard-Horner 337.9
  Bing-Horton 346.2
  Brown'sches Scheiden- 378.6
  Brown-Sequard 344.8
  burning feet 266.2†, 357.4*
  Cauda equina 344.6
  clumsy-hand 434.905
  Compartment 355.9, 728.3
  Conn 255.1
  Conus medullaris 344.6
  Costen 524.6
  Costoclavicular-Syndrom 353
  Cushing 255.0
  Dandy-Walker 742.3
  Depersonalisations- 300.6
  Down 758.0
  Drogenentzugs- 292.0
  Duane 378.7
  Dyspraxie 315.4
  Edward 758.2
  Ehlers-Danlos 756.8
  Ekbom 333.9
  ektopisches ACTH 255.0
  erworbene Immunschwäche
    (AIDS) 279.5
  di Ferante 277.58
  Foster-Kennedy 377.4
  Foville 344.8
  Friderichsen-Waterhouse 036.3†,
    255.5*
  Fröhlich 253.83
  Froin 336.8
  Frontalhirn 310.0
  Ganser- hysterisch 300.1
  Garcin 253.6, 352.6
  Gelineau 347
  Gerstmann 784.6
  geschlagenes Baby- oder Kind-
    995.5
  Gilles de la Tourette 307.2
  Goldberg 272.710
  Gougeror-Sjögren 710.2
  Gradenigo 382
  Guillain-Barre 357.0
  Hemiparkinson-Hemiatrophie
    332.011
  von Hippel-Lindau 759.61
  Horner 337.9
  Hunter 277.53
  Hurler 277.50
  idiopathisches Atemnot
    (neonatal) 769
  Immobilität 728.3

der inadäquaten Sekretion des
  ADH 253.6
Karpaltunnel 354.0
Karotissinus 337.0
Karzinoid- 259.2
Katzenschrei 758.3
Kearns-Sayre 378.7
„Kind einer diabetischen
  Mutter" 775.0
Kindsmißhandlung 995.5
kirschroter Fleck-
  Myoklonus 272.710
Kleine-Levin 349.82
Klinefelter 758.7
Klippel-Feil 756.1
Klippel-Trenaunay 759.8
Krokodilstränen 351.8
Lambert-Eaton 358.11
Laurence-Moon (Biedl) 759.8
Lennox-Gastaut 345.18
Lermoyez 386.0
Lesch-Nyhan 277.2
Lindau (von, Hippel) 759.6
Lobotomie- 310.0
Louis-Bar 334.8
Lyme 134.8†, 320.76*
Marfan 759.8
Marteux-Lamy 277.56
Meige 333.82
Melkersson-Rosenthal 351.82
Meningo-eruptives 047.1†,
  321.2*
Millard-Grubler 344.8
Moebius 352.6
Morquio 277.55
nephrotisches 581
Nervus cutaneus femoris
  lateralis 355.1
Parinaud 378.8
Parry-Romberg 349.88
Parsonage-Aldren-Turner 353.5
Patau 758.1
Peutz-Jeghers 759.62
Phantom-Gliedmaßen- 353.6
Pickwick 278.8
postkommotionell 310.2
Postlaminektomie- 722.8
Postleukotomie- 310.0
Psychoorganisches 293
Ramsay-Hunt 351.1

des „raschen Zeitzonen-
  wechsels" 307.4
Raynaud 443.0
Raeder 350.2
Restless legs 333.90
Reye 331.80
Riley-Day 356.22
Roussy-Levy 334.3
Sanfilippo 277.54
Scheie 277.52
Schwartz-Jampel 359.2
Schwindel 386
Sheehan 253.20
Shy-Drager 333.02
Sikka 710.2
Simmond 253.21
Sly 277.57
spanisches Öl 357.70
Spinalis-anterior- 336.10
Spinalis-anterior-
  Kompression 721.1†, 336.3*
Sprachstörung 784.6
Stiff man 333.93
Stokes-Adam 426.9
Sturge-Weber (-Dimitri)
  (Krabbe) 759.60
Subclavian steal 435
Sudden infant death- 798.0
Sulcus ulnaris-Sydrom 354.2
Tarsaltunnel 355.5
Tennisellbogen 726
Turner 758.6
Ungeschicklichkeit 315.4
Vernet 352.6
Vogt-Koyanagi 364.201
Waterhouse-Friderichsen 036.3†,
  255.5*
Weber 344.8
Werner 259.8
West 345.60
XO 758.6
XXY 758.7
zervikobrachial, diffus 723.3
zervikokranial 723.2
Synkope 780.2
Syphilis, syphilitisch
  Aneurysma
    Aorta 093.0†, 441.7*
    zerebral, rupturiert 094.8†, 430*
  Aortitis 093.1†, 447.7*

Syphilis, syphilitisch
Enzephalitis 090.4†, 094.8†,
323.4*
Gumma 094.9
juvenil 090.4
kongenital 090
Meningitis 090.4†, 094.2†, 320.7*
meningovaskulär 094.2†
Neuritis
Acusticus 094.8†, 388.5*
retrobulbär 094.8†, 377.3*
Optikusatrophie 094.8†, 377.1*
Parkinsonismus 094.8†, 332.1*
Retinochoroiditis,
disseminiert 363.1*
Syphilom, zentrales Nervensystem,
NAS 094.9
Syringobulbie 336.0
Syringomyelie 336.0
posttraumatische 907.2
Syringomyelozele 741.9
Systemisch
Angiomatose 228.0
Lupus erythematodes 710.0
Sklerose 710.1
Substanz, toxischer Effekt 963
Szintigraphie 794.01

Tabes
dorsalis 094.0
juvenil 090.4
Neurosyphilis 094.0
Taboparalyse 094.1
juvenil 090.4
Tachykardie, paroxysmal 427
Tahyna-Fieber 062.5†, 323.3*
Takayasu-Erkrankung 446.7
Tangier-Erkrankung 272.50
Taubheit 389.782.0
traumatische 951.5
Taubstummheit, nicht anderswo zu
klassifizieren 389.7
Tay-Sachs-Erkrankung 330.10
Teleangiektasie, hämorrhagisch,
hereditär 448.0
Temperaturreduktion 991
Teratom
gutartig 225
Tetanie 781.7
parathyreoprive 252.1

Tetanus 037
neonatorum 771.3
Tetraplegie siehe Quadriplegie
spinaler Genese NAS 336.9
Thomsen-Erkrankung 359.21
Thorakopagus 759.4
Thrombangiitis obliterans 443.1
Thrombophlebitis 451
intrakraniell, venöser Sinus 325
zerebral bei Behçet-Syndrom
136.1
Thrombose
arteriell 444
arteriell
zerebral 434.0
intrakraniell, venöser Sinus 325
bei einer Schwangerschaft 671.5
nicht eitrig 437.6
Mikroangiopathie 446.6
Sinus cavernosus 437.6
zerebral 434.0
Thrombozytopenie
primäre 287.3
sekundär 287.4
Thymom 164.0
Thyreoiditis 245
Thyreotoxikose 242
angeboren 775.2
mit myasthenischem
Syndrom 242.-†, 358.12*
Tic 307.2
medikamenteninduziert 333.30
vorübergehend, im
Kindesalter 307.21
Tinnitus 388.3
Tod 798
Sekundentod 798.1
Sudden infant death-
Syndrom 798.0
unbeachteter 798.9
Torsionsdystonie
Fragmente der 333.8
symptomatische 333.7
Torticollis 723.5
spasmodicus 333.83
Sternocleidomastoideus,
kongenital 754.1
Toxämie eklamptische mit
Konvulsion 642.6
Toxischer Effekt von aromatischen

Ätzmitteln, Säuren und
  kaustischen Laugen 983
Kohlenmonoxyd 986
Kohlenmonoxyd
  Parkinsonismus 332.16
Toxoplasmose 130
  chorioretinal 130†, 363.0*
  mit Enzephalitis 130†, 323.4*
  kongenital 771.2
  mit Meningoenzephalitis 130†,
    323.4*
Tracheotomie, Fehlfunktion 519.0
Tranquilizer, toxischer Effekt 969
Tremor
  essentiell 333.1
  essentiell
    familiär, gutartig 333.10
    nicht familiär, gutartig 333.11
  NAS 781.0
  medikamenteninduziert 333.14
  durch Störungen des Metabolismus, toxisch 333.12
  durch psycholog. Faktoren 333.13
Trichinose 124
Trigeminus-Erkrankungen 350.-
Trigonozephalie 756.0
Trisomie
  13 758.1
  18 758.2
  21 758.0
  22 758.0
  D 758.1
  E3 758.2
  G 758.0
Tritanomalie 368.5
Tritanopie 368.5
Trousseau-Erkrankung 350.10
Trunkenheit, pathologische 291.4
Trypanosomiasis 086
  afrikanische 086.5
  amerikanische 086.2
  mit Enzephalitis 086†, 321.4*
  mit Meningitis 086†, 321.8*
  mit Meningoenzephalitis 086†,
    323.4*
Tuberkulom
  Gehirn 013.8†, 348.8*
  Meningen 013.1†, 349.21*
Tuberkulose, tuberkulös
  Abszeß

Hirn 013.8†, 324.0*
  intraspinal 013.8†, 324.1*
Addison-Erkrankung, NAS 017.6†,
  255.4*
Enzephalitis 013.8†, 323.46*
Hirn 013.8†, 348.8*
Knochen und Gelenke 015
  kongenital 771.24
Leptomeningitis 013.0†, 320.4*
Meningen 013
Meningitis 013.0†, 320.4*
Myelitis 013.8†, 323.4*
Nervenkompression 015.00
Rückenmark 015.0†, 720.8*,
  730.4*
Spätfolgen 137
Spondylitis 015.0†, 720.8*
Wirbelsäule 015.0†, 730.4*
zentrales Nervensystem,
  unspezifiziert 013.9
Tumor (siehe Neoplasmen)
  bösartige 191
  Frontallappen 237.7
  Gehirn 191.X0
    bösartig
    Gliom
      bösartig 191.X0
      gutartig 225.0X0
      unklarer Dignität 237.5X0
    embryonale Zelle
      bösartig 191.X5
      gutartig 225.0X5
      unklarer Dignität 237.5X5
    Ependymom
      bösartig 191.X2
      gutartig 225.0X2
      unklarer Dignität 237.5X2
    gutartig 225.0X0
    Keimzell
      bösartig 191.X5
      gutartig 225.0X5
      unklarer Dignität 237.5X5
    neuronal
      bösartig 191.X4
      gutartig 225.0X4
      unklarer Dignität 237.5X4
    Oligodendrogliom
      bösartig 191.X1
      gutartig 225.0X1
      unklarer Dignität 237.5X1

Tumor (siehe Neoplasmen)
Gehirn
  örtliche Ausbreitung von
    regionalen Tumoren
    bösartig 191.X8
    gutartig 225.0X8
    unklarer Dignität 237.5X8
  Plexus chorioideus
    bösartig 191.X6
    gutartig 225.0X6
    unklarer Dignität 237.5X6
  unspezifiziert, unklassifiziert
    bösartig 191.X9
    gutartig 225.0X9
    unklarer Dignität 237.5X9
Glomus 228.03
  gutartig 225
Hypophyse 194.3
  basophil 227.31
  chromophob 227.33
  eosinophil 227.30
  gemischt
    eosinophil–basophil 227.32
  gutartig 227.3
intrakraniell, vaskulär 171.00
Pancoast 161
der Rathke'schen Tasche 237.0
Rückenmark
  astrozytär
    gutartig 225.30
    unklarer Dignität 237.5X0
    bösartig 191.2
  embryonal
    gutartig 225.35
    unklarer Dignität 237.5X5
  Ependymom
    gutartig 225.32
    unklarer Dignität 237.5X2
  Keimzell
    gutartig 225.35
    unklarer Dignität 237.5X5
  neuronal
    gutartig 225.34
    unklarer Dignität 237.5X4
  Oligodendrogliom
    gutartig 225.31
    unklarer Dignität 237.5X1
  örtliche Ausbreitung von
    regionalen Tumoren
    gutartig 225.38

  unklarer Dignität 237.5X8
  unspezifiziert, unklassifiziert
    gutartig 225.39
    unklare Dignität 237.5X9
Sinus cavernosus
  bösartig 192.1
  gutartig 225.2
  unklarer Dignität 237.6
Sternomastoid 754.1
Turner-Syndrom 758.6
Typhus 002

Überproduktion
  ACTH 255.3
  Kortisol 255.0
  Wachstumshormon 253.0
Überzählige
  Rippe in der Halsregion 756.2
  Wirbel 756.1
Ulegyrie 742.4
Ulkus
  chronisch 707
  Decubitus 707.0
  gastrojejunal 534
  Magen 531
  peptisch, Lokalisation
    unspezifiziert 533
  Zwölffingerdarm 532
Ungeschicklichkeitssyndrom 315.4
Unspezifiziert 300.9
  Suicidtendenzen
Unspezifizierte mentale
  Retardierung 319
Untergewicht (Kind) für das
  Gestationsalter 764.0
Unverricht-Lundborg-
  Erkrankung 333.21
Unwillkürliche Bewegungen
  abnorme 333.9
  des Kopfes 781.0
  medikamenteninduziert 333.92
Urinretention 788.2, 788.4
Urticaria, giant 995.1
Uveoneuraxitiden 364.208

Vakzine, bakteriell, toxischer
  Effekt 978
Varicella 052
Variola major 050.0

Venom, toxischer Effekt 989.5
Vergiftung 960–979
  Atmung 975
  autonomes Nervensystem 971
  durch Benzin 989.8
  Blutbestandteile 964
  durch Fisch 988.0
  Gastrointestinaltrakt 973
  kardiovaskuläres System 972
  Muskulatur 975
  durch Pflanzen 988.2
  Sedativa und Hypnotika 967
  durch Substanzen, die nicht
    medizinisch verwandt werden
    980–989
    mit Wirkung auf:
  Wasser, Mineral und
    Harnsäuremetabolismus 974
Verkalkung
  der Basalganglien in Verbindung
    mit Hypoparathyreoidismus
    252.1
  Muskelverkalkung 728.1
  zerebral 348.0
  Zystizerkose 123.1
Verknöcherung
  hinteres Längsband, zervikal 723.7
  Muskel- 728.1
Verlagerung
  des Armplexus 742.8
  einer Bandscheibe, Höhe
    unspezifiziert 722.2
  einer lumbalen oder thorakalen
    Bandscheibe 722.1
  einer zervikalen Bandscheibe 722.0
Verletzung
  des Armplexus 953.4
    (Klumpke-Dejerine) 767.6
  der Arteria carotis 900.0
  der dorsalen Wurzel 953.1
  des Ganglion- oder
    Plexus coeliacus 954.1
  Ganglion stellatum 954.1
  des Halses
    Blutgefäße, multiple 900.8
    oberflächliche Nerven 957.0
    offene Wunde 874
  der Hirnnerven 951
  des Hörnerven 951.5
  intrakranielle ohne
    Schädelfraktur 850–854
    (siehe Fraktur)
  der Jugularvenen
    äußere 900.8
    innere 900.1
  des Kopfes
    multiple Blutgefäße 900.8
    NAS 854
    oberflächliche Nerven 957.0
    offene Wunde 873
  einer lumbalen Wurzel 953.2
  Lumbosakralplexus 953.5
  von Nerven
    multiple 957.8
    NAS 957.9
  Wurzel 953
  des N. accessorius 951.6
  des N. acusticus 951.5
  des N. axillaris 955.0
  des N. digitalis 955.6
  des N. facialis 951.4
  des N. femoralis 956.1
  des N. glossopharyngeus 951.80
  des N. hypoglossus 951.7
  des N. ischiadicus 956.0
  des N. medianus 955.1
  des N. musculocutaneus 955.4
  des N. oculomotorius 951.0
  des N. olfactorius 951.0
  des N. opticus 950.0
  des N. peronaeus 956.3
  des N. radialis 955.3
  des N. splanchnicus 954.1
  des N. tibialis posterior 956.2
  des N. trigeminus 951.2
  des N. trochlearis 951.1
  des N. ulnaris 955.2
  des N. vagus 951.82
  der peripheren Nerven
    des Beckengürtels und der
      Beine 956
    des Schultergürtels und der
      Arme 955
  des Plexus mesentericus
    inferior 954.1
  pneumogastrischer Nerv 951.82
  des Rückenmarks 952
  einer sakralen Wurzel 953.3

Verletzung
  Schleudertrauma 847.0
  der Sehbahn 950.2
  der Sehnervenkreuzung 950.1
  der Sehrinde 950.3
  eines sensiblen Hautnerven
    obere Extremität 955.5
    untere Extremität 956.4
  spinaler Plexus 953
  des zervikalen Sympathicus 954.0
  einer zervikalen Wurzel 953.0
Verne-Syndrom 352.6
Versagen
  Herz 428
  Nieren 586
    nach Abort 639.3
    akutes 584
    chronisches 585
Verschluß
  extrakranielle Gefäße 433
  intrakranielle Gefäße 434
  lentikulostriäre Gefäße 434.01
  retinale Gefäße 362.3
  des Sylvischen Aquädukts 742.30
  Ureter 593.4
Verstauchung
  Atlantoaxial (Gelenk) 847.0
  Coccyx 847.4
  Hals 847.0
  lumbal 847.2
  Rücken, NAS 847.9
  Sakroiliakalregion 846
  Sakrum 847.3
  thorakal 847.1
  vorderes Längsband, zervikal 847.0
Vertigo 386
  auricularis 386.10
  epidemisch 078.8†, 386.12*
  medikamenteninduziert 386.2
  NAS 780.4
  otogen 386.13
  paroxysmal, gutartig 386.11
  peripher 386.1
  zentral 386.2
Verwirrtheitszustand
  bei Hypernatriämie 276.0
Vogt-Erkrankung 333.7
Vogt-Koyanagi-Syndrom 364.201
Volkmann'sche ischämische
  Kontraktur 958.6

Volumenmangel 276.5
Vorhofflattern 427.3

Waldenström'sche
  Hypergammaglobulinämie
    (Purpura) 273.0
  Makroglobulinämie 273.3
Waterhouse-Friedrichsen-
  Syndrom 036.3†, 255.5*
Weber-Syndrom 344.8
Wegener'sche Granulomatose 446.4
Weil-Erkrankung 100.0
Werdnig-Hoffmann-
  Erkrankung 335.0
Werner-Syndrom 259.8
Wernicke
  Aphasie 784.3
  Enzephalopathie 265.10
West-Syndrom 345.60
Whipple-Erkrankung 040.2
von Willebrand-Jurgen-
  Erkrankung 286
Wilson-Erkrankung 275.1
Windpocken 052
Wirbelsäulenverbiegungen
  in Verbindung mit
    Charcot-Marie-Tooth-Erkrankung
      356.1†, 737.4*
    Osteitis deformans 731.0†, 737.4*
    Osteitis fibrosa cystica 252.0†,
      737.4*
    Tuberkulose 015.0†, 737.4*
Wolman-Erkrankung 272.704

Xanthomatose,
  zerebrotendinös 272.705
XO-Syndrom 758.6
XXY-Syndrom 758.7
Xyphopagus 759.4

Zerebelläre Ataxie
  Typ Holmes 334.2
Zerebrale Lipidosen 330.1
Zerreißung
  akzidentell während einer
    Maßnahme 998.2
  zerebral 851
Zervikales Schmerzsyndrom 723.1
Ziehen-Oppenheim-
  Erkrankung 333.6

Zirbeldrüsentumor
  bösartig 194.4
  gutartig 237.1
Zoster 053
Zustand
  Dämmer- 293.0
  psychogener 298.2
  paranoider 297
  medikamenteninduziert 292.1
  phobischer 300.2
Zwergwuchs
  ernährungsbedingt 263.20
  Lorrain-Levy 253.3
  Panhypopituitarismus 253.2
Zwillinge, siamesische 759.4
Zygomykose 117.1
Zyklothymie 296

Zyste
  Arachnoidalzyste 348.00
  Dermoidzyste M9084/0
  kongenitale 742.4
  Porenzephalie 348.01
  Rathke-Zyste 253.82
  des 3. Ventrikels (Kolloid) 742.4
  zerebrale 348.0
Zystennieren 753.1
Zystizerkose 123.11
Zystizerkose 123.1
  granulomatöse
    des Gehirns
      intraventrikulär 123.105
      der Meningen 123.102
      des Rückenmarks 123.101
    mit Myelopathie 123.1†, 336.34*
  verkalkende 123.12
  zystische 123.11

MIX
Papier aus verantwortungsvollen Quellen
Paper from responsible sources
FSC® C105338

If you have any concerns about our products,
you can contact us on
ProductSafety@springernature.com

In case Publisher is established outside the EU,
the EU authorized representative is:
**Springer Nature Customer Service Center GmbH
Europaplatz 3, 69115 Heidelberg, Germany**

Printed by Libri Plureos GmbH
in Hamburg, Germany